Balance and Nature

婴幼儿
营养与饮食调理
全书

邹春蕾 著

中国妇女出版社

图书在版编目（CIP）数据

婴幼儿营养与饮食调理全书 / 邹春蕾著. —— 北京：
中国妇女出版社，2016.10
ISBN 978-7-5127-1323-9

Ⅰ.①婴… Ⅱ.①邹… Ⅲ.①婴幼儿—营养卫生②婴
幼儿—哺育 Ⅳ.①R153.2②R174

中国版本图书馆CIP数据核字（2016）第164151号

婴幼儿营养与饮食调理全书

作　　者：邹春蕾　著
责任编辑：宋文　袁荣
封面设计：尚世视觉
责任印制：王卫东
出版发行：中国妇女出版社
地　　址：北京市东城区史家胡同甲24号　　邮政编码：100010
电　　话：（010）65133160（发行部）　　　65133161（邮购）
网　　址：www.womenbooks.com.cn
经　　销：各地新华书店
印　　刷：北京通州皇家印刷厂
开　　本：165×235　1/16
印　　张：21
字　　数：330千字
版　　次：2016年10月第1版
印　　次：2016年10月第1次
书　　号：ISBN 978-7-5127-1323-9
定　　价：39.80元

欲戴王冠，必承其重

我与家长们在营养育儿方面的亲密接触，算起来已有10多年了。

从2004年起，我就在探索如何将中国数千年的育儿智慧和西方现代营养学体系相结合，这期间我与来自不同国家、不同地域的有着不同文化背景和专业知识的家长、老师、育儿专家进行了广泛交流。在这一过程中，我受益良多。

在这样不断求索的过程中，我完成了《宝宝常见病调养食谱》《24节气育儿新主张》等稿件的写作，对中国式育儿方法也进行了初步的总结。

在这几本书稿出版后，得到了广大父母的支持和认可，他们希望我能继续将自己的思考、实践整理成册，继续推广中国式营养育儿的理念和方法。我也在不断积累相关实例和最新理论成果，积极整理和完善中国式营养育儿有序化管理系统的内容。

2013年中国修订了《中国居民膳食营养素参考摄入量》，2016年5月13日国家卫生和计划生育委员会发布了历时两年修订的《中国居民膳食指南（2016）》，2016年初美国卫生与公共服务部、农业部联合发布了《2015~2020年美国居民膳食指南》。很多发达国家平均每5年左右修订或重新发布一次详细、准确的数据和最新研究的成果，以利于指导和提高本国民众的身体素质。

现在，中国的家长越来越重视营养和教育对孩子身心发育的影响，对营养食品和教育方式的选择也更具有多元性。仅就营养角度而言，很多家长开始反思：适合西方国家的营养理念和方法一定完全适合中国的孩子吗？

答案当然是否定的。

育儿观念也必须和教育一样，要综合考虑到文化、经济、环境等因素的影响及相互作用。对于舶来品，如果缺乏理性的思考和科学的分析、验证，就很可能会从一个极端走向另一个极端，这就需要今天的家长们不断地更新自己的育儿知识、建立自己的营养育儿模式和提升认知的层次。

我一直在寻找适合中国宝宝的营养育儿方法。这是一个不断更新和迭代的漫长过程，是在不断地重复反馈的知识与数据的结合、总结规律和寻找解决方法的修炼过程，目的就是为了更靠近我心中的理想目标和完美结果。每一次重复所得到的结果也会作为下一次迭代的初始值。

回首过去，这些真实的足迹记录并印证了我们这一代父母为后辈子孙付出的努力。支持我们的唯一理由就是——责任，延续生命的责任、培育优秀的下一代的责任。

莎士比亚著名的历史剧《亨利四世》中有一句经典对白："欲戴王冠，必承其重！"

父母一职，伟大而神圣。因为从选择成为父母的那一刻开始，我们就必须为生育和培养健康而聪明的孩子、强健一个家族的体魄做出自己的努力。要想像一国之主那样高瞻远瞩，就必须逐步规划我们的生活、约束我们的行为、磨炼我们的心性、提升我们的认知。总之，面对比祖辈育儿更加复杂的环境与选择，我们必须丰富自己，才能对孩子的成长负责！

你的内心是否有爱，是否摆正了心态，是否尊重知识和规则，比你对孩子提什么要求重要得多！为了孩子，做父母的要重新成长，只想改变孩子而不改变自己的父母，古往今来是鲜有成功的。

那么，回到呵护孩子健康的问题上来，我们又该如何去做呢？

对于孩子的健康，遗传、孕期营养状态、生活环境等是先天因素，自然气候是外因，身体素质、喂养环境、喂养方式、作息时间和病期的护理是内因——这是中国式育儿有序化管理的核心理念。因此，我们要了解自然气候的变化规律和孩子的先天、后天发育知识，这是中国育儿有序化管理系统的基础。我总结了一些通过食物引导、教育孩子的基本思路和方法，将在本书中与大家共同分享与探讨。

歌德曾经说过："孩子应当从自己父母那里得到两样东西——根与翅膀。"小宝宝其实就是一张白纸，所谓的"根"是家长在养育过程中帮助他们建立的世界观和价值观；"翅膀"，则是各种生活和生存的能力。

我们都知道，父母是孩子的第一任老师。只有当家长掌握了健康的膳食结构，以及如何在日常饮食中让孩子摄入的营养更均衡，才能给孩子健康的体魄，并将健康的理念通过孩子可以接受的方式，如讲故事、做游戏等方式将健康的饮食方式、知识和观念潜移默化地传递给孩子。那么，在孩子的成长过程中，饮食的搭配和调理便不是问题。

《汉书·贾谊传》说："少成若天性，习惯如自然。"让孩子从小养成健康的饮食习惯和生活习惯，长大后孩子不仅能很好地适应环境，而且所思所行都会有礼有节、悠然从容。

在这本书中，我详细介绍了婴幼儿的常见营养知识和育儿理念，针对因婴幼儿常见的体质属性、饮食搭配、生病护理、日常保健等问题，在具体分析其发育水平的基础上，提供了一些详细的营养基础知识、基本的应对思路和解决方案，不仅让家长知道孩子各月龄的发育指标，更让家长了解宝宝各阶段发育最合适的饮食结构和护理方法，以及这样做的科学原理等（在了解体征原因的基础上进行对症调整饮食，食疗效果会更加显著）。

了解相关的知识后，父母便可以系统地学习关于婴幼儿营养健康的知识了。

首先，建立营养认知模式，就是学习营养基础知识，建立科学、系统的营养知识体系。这不仅对后辈子孙有益，而且对自身的生活质量提高，也是大有裨益的。

其次，理清思路、不断提高自身对营养的认知层次。

中国《孙子兵法》有云："知己知彼，百战不殆。"只有我们充分了解自己的育儿水平，才能更好地去判断、去分析、去管理好我们的育儿模式。

最后，坚定地执行。养成一种良好的生活习惯，这样才能提高育儿质量和生活质量。

这一过程，也是提升新一代父母的知识结构、创意、执行力、效率、表达力、洞察力、耐力和自信心等综合能力的过程。要知道，思想和生活上成熟、稳定的父母更能养育出健康、聪明的宝贝，有责任感的父母会主动思考："我在现有条件下，能够给孩子提供什么？什么是应该接受（认可）的？什么是不应该接受（认可）的？"育儿即育己，在科学育儿的同时，你会发现自己也在不断成长。只有这样，我们才能配得上那顶"王冠"！

邹春蕾

2016年7月

目　录

Part 2　宝宝饮食的误区与原则

Part 3　宝宝饮食有讲究

Part 4　宝宝常见健康问题的饮食调养

Part 1

天然的
营养与味道

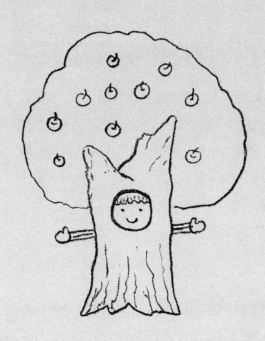

01

水（water）——每个人的必需品

水是构成细胞和体液的重要组成部分，可协助运送营养物质、排泄废物，水还有调节体温、润滑和保护人体器官和组织的作用。对于婴幼儿来说，每天保持足够的水分摄入是必不可少的健康条件。一个体重、身高比例正常的健康宝宝水分占身体比重如下：

不同年龄、性别人群身体水分占体重百分比		
年龄	身体水分占体重百分比	
	均值	范围
0~＜6个月	74%	64%~84%
6个月~＜1岁	60%	57%~64%
1~＜12岁	60%	49%~75%

注：数据源为《中国居民膳食营养素参考摄入量》（2014年版）。

由上表可知，一个健康成年人身体水分含有量占体重的50%~60%，0~6个月的婴儿可达到80%，随着年龄的增长，总体含水量会逐渐减少，12岁以上孩子的总体含水量会逐渐减少到成人水平。同时，由于婴幼儿皮肤和黏膜尚未发育成熟，水分流失速度也相对成人较快，所以，家长在保持宝宝体内水分的正确含有量上需更加重视。

影响宝宝水需求量的因素

不仅各年龄段的宝宝对水的需求量不同，不同气候、环境和个体等因素对宝宝水需要量也会有所影响。

气候、地域、环境温度和湿度因素

中国幅员辽阔、地形复杂、地势高低悬殊，也造成气候差异较大，人体水分呈现的比例也差距较大：

- 华北、东北地区冬季寒冷干燥、夏季炎热多雨。
- 西北地区冬寒夏热、干旱少雨。
- 淮河以南地区冬季低温少雨、夏季高温多雨。
- 海南岛全年高温。

外部环境的高温、高湿或低温、干燥等都会引起皮肤和黏膜（营、卫，中医认为人体有营气与卫气。营气属阴，有濡润组织的作用；卫气属阳，有卫护体表的作用）尚未成熟的宝宝身体发生一系列的应激反应，主要表现为体温调节、水电解质代谢、心血管系统、消化系统、神经内分泌系统方面的改变。

中国部分环境因素的影响及改善方法

因素	影响	改善方法
高温	机体出汗以及皮肤、黏膜水分蒸发增加，流失的水分随之增加，会导致身体的水分不足。人体接受大量外来的热量会导致整体温度升高、热量散发困难，甚至出现中暑现象。出汗是调节体温的重要方式之一，大量出汗可能引起失水，继而引发血液浓稠、循环血量减少、脉搏加快、体温增高、尿量减少以及其他一系列的生理变化，从而使人疲劳乏力，机体的耐受力明显下降等。	需根据宝宝体征额外补充缺失的水分。
高原	空气氧气含量少，空气稀薄、肺通气量增加，导致机体水分排出增加。同时湿度较低、气候寒冷、食欲下降和摄水不足，机体容易发生脱水和尿钠排泄的增加。	补充足够的营养素以及适量含有电解质（尤其是钠）的水。
干燥	空气中水分子大量减少，宝宝黏膜和皮肤厚度与紧致度不足导致水分流失较成人更多、更快。	增加室内空气湿度，居家外出时多给宝宝补充水分。
高湿	主要影响排汗、身体散热及人体水分、盐分的代谢过程。	参考8种体质关于湿的部分。

▌个体因素▐

● 运动

人在运动时体内产生大量的热，为了维持体温恒定，会大量出汗以排出热量。

体温升高到38℃以上，每增高1℃，成人每天可以多排出10%的水分，婴幼儿则高达13%。所以建议妈妈给发热的宝宝额外增加比成人多的水分摄入比例。这里按单位体重计算，以尿液不黄、无异味为标准。

出汗量和运动量、持续时间、运动环境的湿度也有关系。随着出汗量的增加，人体常发生电解质丢失和尿量减少。这个时候建议家长需要额外给宝宝增加摄水量，尤其是补充富含电解质的水分。

● 膳食

除了饮水以外，食物是获取水的主要来源。

在欧美国家的膳食结构中，从食物摄入的水分占每天水摄入的20%左右，而中国居民一般可以达到40%以上。这种差异主要是膳食习惯的不同，中国居民膳食以植物性食材为主，且烹调方式以蒸、煮、炒、炖（多与水接触的烹调方式）为主，不仅保留了食物中原有的大部分水分，在加工时也会加入水，因此，从食物中获得水分较多。另外，这种膳食结构本身也优于欧美。

食物与水的代谢关系：每克蛋白质产生的代谢水为0.42毫升，脂肪为1.07毫升，碳水化合物是0.6毫升，代谢水量与食物摄入量呈线性关系。

同时，食物中钠摄入量的增加也会大量增加水的需求量，尤其是处于肾脏功能尚未成熟的发育期的小宝宝，需严格控制钠（盐）的摄入量。

宝宝摄入水分不足与过量的危害

我们知道，水是人体组织的主要成分，它参与人体内的新陈代谢、维持体液正常渗透压以及电解质平衡（钠摄入量过多会引起渗透压失衡）、调节体温、起润滑作用（关节、消化系统的消化液，呼吸系统以及泌尿系生殖系统的黏液，对器官、关节、肌肉和组织起到缓冲、润滑和保护的作用）。

摄入不足的危害

● 水和电解质代谢紊乱：常见于宝宝腹泻、呕吐以及高温、高湿等环境下的脱水情况。

● 失水程度与相关体征见下表：

成人体液丢失量与体征表	
体液丢失量	体征
1%左右	血浆渗透压升高，人体会出现口渴感，且机能开始受到影响。
2%~<4%（轻度脱水）	口渴、尿少、尿呈深黄色、尿相对密度增加。
4%~8%（中度脱水）	除上述症状外，还可见极度口渴、皮肤干燥失去弹性、口舌干裂、声音嘶哑、全身软弱、心率加快、尿量明显减少、眼窝下陷并伴有烦躁不安等。
超过8%（重度脱水）	精神及神经系统异常，可见高热、烦躁、精神恍惚、神志不清等现象。
超过10%	烦躁、全身无力、体温升高、血压下降、皮肤失去弹性甚至危及生命。
超过20%	可引起死亡。

● 短期脱水可导致认知和体能的下降。与成人相比，幼儿更易脱水。一项研究发现轻度脱水儿童的听觉记忆广度、语义灵活能力和图像识别能力有降低的倾向。同时另外两项研究轻度脱水的儿童喝下一定量的水后，其视觉注意力和视觉追踪能力等短期记忆力都有所提高。儿童如果发生脱水（尿渗透压低于正常）并且一直处于脱水状态，可造成体力恢复困难和后续的技能受损。

● 长期脱水可导致慢性肾病。

摄入过量的危害

水摄入过量可导致急性水中毒以及低钠血症，这种情况多见于疾病状况，例如肾脏病、肝病、充血性心力衰竭等，正常人极少见水中毒。

Rayman妈妈提示

根据宝宝体内关于水分代谢的时机和需求量进行针对性补水，才是正确的饮水观念。

但有的妈妈为了避免宝宝在高温环境下中暑，在短时间内给宝宝摄入大量水分，而钠（盐）摄入不当的时候可导致低钠血症，严重时还会危及生命。建议家长可以在高温或干燥的情况下给宝宝服用专用的电解质水。

宝宝每天应该喝多少水

不同年龄段的宝宝对水的需求量不同，通常可以根据年龄和体重来计算每天的需水量，而宝宝每天的补水量等于需水量减去喂奶量。

部分主要国家（地区）0~14岁少儿适宜水摄入量（升/天）

年龄		中国	美国	澳大利亚/新西兰	欧洲
0~<6个月		0.7	0.68	0.7	100毫升/千克~190毫升/千克
6个月~<1岁		0.9	0.84	0.8	0.8~1.0
1~<2岁		1.3	1.3	1.4	1.1~1.2
2~<4岁		1.3	1.3	1.4	1.3
4~<9岁		1.6	1.7	1.6	1.6
9~≤14岁	男	1.8~2.3	2.4	2.2	2.1
	女	1.8~2.0	2.1	1.9	1.9

以上所说的适宜水摄入量包括了饮食中的水分（奶、水果、蔬菜等一切含水食物）。如果天气热，宝宝活动量大、出汗较多的话，还可以适量增加饮水量，同时注意增加钙、铁、锌及B族维生素的摄入量。

6个月以内的宝宝，无论是母乳喂养还是配方奶粉喂养，正常摄入的母乳或配方奶粉中（严格按照比例调配）含有宝宝需要的所有营养和水分，一般没有必要再增加水的摄入量。母乳初乳包含宝宝所需的全部营养素，同时初乳也是解渴饮料，高乳糖（牛奶糖）含量和脂肪含量都非常适合新生宝宝，家长不需要担心水的摄入问题。母乳妈妈要保证充足摄入量。

市面上很多育儿书上说：人工喂养的宝宝每天需要补充一定量的水，配方奶粉中的一些营养成分也需要水来代谢，如果水喝少了可能会伤到宝宝的肾脏。而有些书上又说水如果喝多了会增加肾脏的负担，建议两次喂奶中间要给宝宝适量饮水。因此，很多家长很想知道究竟宝宝每天喝多少水才算适量。

关于宝宝的每天饮水量，我觉得，关键要看自家宝宝的具体生理反应和接受能力，不要太拘泥于书本。所谓增加肾脏负担，通常是针对一次性摄入过多水分而言。所以，建议家长多次少量给宝宝饮水，以宝宝不反感为原则（渴了就想喝水是人的一种本能，有的时候宝宝不喝水证明身体并不需要额外摄入，或者说宝宝身体代谢能力已经足以应付了）。

1岁以内的宝宝，父母可以通过观察以下现象来判断宝宝是否缺水：

- 尿布：在24小时内少于6块湿尿布，6小时没有湿尿布。
- 尿液：始终是暗黄色（尿液因缺水导致其在膀胱内被反复吸收浓缩）。
- 囟门：脱水的宝宝头上的囟门可能会沉下去。
- 口：嘴唇干燥，失去天然黏性。
- 皮肤：可能会缺乏弹性。

脱水还有一些更常见的症状，包括腹部不适、发热或口腔疼痛、牙龈或咽喉疼痛。如果你担心宝宝会脱水，请咨询健康顾问、社区医生或网络育儿专家。

一般情况下不用过于担心，相信宝宝自身的系统调节一定会帮助他健康成长的。

绝对不建议用果汁或蔬菜水（会含钠等其他元素）代替白开水。建议给宝宝在餐后适量饮用大麦茶水（日本和韩国满月后即可添加），在健脾暖胃的同时还有清洁口腔的作用。韩国和日本人比较崇尚这种养生方式，妈妈们可以根据自家宝宝的情况咨询专业人士后饮用。

世界卫生组织建议，0~6个月的婴儿应该以母乳或者配方奶为主，6个月后开始添加辅食。根据这一建议，专家表示，其他液体都应在宝宝6个月后添加。但不论是母乳还是配方奶，宝宝每天摄入568毫升以上才能保持正常的新陈代谢量，身高、体重值越大的宝宝，需要量越多。

在国际营养协会、美国科学院儿科学会和英国营养基金会的支持下，多份研究结果表明：对于婴儿来说，果汁甚至是水果的大批量摄入并不是好事——如果婴儿摄入过多果汁，可能会影响母乳或配方奶的摄入，导致营养不良。因此，对于6个月以内的宝宝来说，理想的饮料是奶或水，不需要其他种类的流体食物作为替代。

对于大一些的宝宝而言，在添加果汁时建议：

● 新鲜果汁中含有天然糖分，建议您使用2~10份冷开水稀释纯果汁。越小的宝宝，需要稀释的水分越多。

● 添加了人工甘（甜）味剂的饮料、糖精等不应该给3岁以下的儿童食用。

● 密封的罐装果汁应该避免，因为它们往往含有食品添加剂，如不允许添加的人工甘（甜）味剂和色素。

● 罐装饮料的大量摄入将会影响宝宝的胃口，减少其他更有营养的食物的摄入。

● 碳酸饮料最好避免，由于其高含糖量，可腐蚀牙釉质，导致蛀牙。国家统计局的最新数字表明，患有蛀牙的学龄前儿童的比例在不断增加，甚至严重影响到换牙期的牙齿发育。英国营养基金会的建议是3岁前的婴幼儿吃正餐的时候最多只提供一杯果汁，且不建议餐前给予。

哪种水更适合宝宝饮用

有3种不同类型的瓶装水：天然矿泉水、山泉水和地表水。

天然矿泉水是来自拥有地面水源保护、没有任何污染并依法不能以任何方式处理的水源，经过多种严格的分析才能归类为天然矿泉水，它是水的最纯粹的形式。然而，一般天然矿泉水矿物质含量虽然较高，但其中一些成分却可引起宝宝的健康问题。例如，一些矿泉水中的钙含量过高，使婴儿的肾脏疲于应付。同样，许多天然矿泉水中钠水平远远高于婴幼儿需要的水平，国际上建议，给宝宝的饮用水，TDS（总溶解固体）检测值不应超过50毫克/升。我们建议1岁以下TDS值50毫克/升以内，1～3岁TDS值100毫克/升以内。

山泉水来自非污染地下水源，其矿物质含量虽然不像天然矿泉水那样丰富，但家长选择的时候也要注意其标注的矿物质含量，尽量避免给宝宝饮用矿物质含量过高（尤其是钠含量）的山泉水。

地表水是贸易名称，包括河流、湖泊、冰川、沼泽等地表水，多用于瓶装饮用水的标识。它可能来自多个水源，并可能包括公共供水。如果给宝宝准备饮料，现在国内的父母大多数使用烧开的自来水。

来自美国健康和疾病营养管理中心的约翰·维特医生比较推荐瓶装矿泉水："矿泉水是经过科学处理化学污染物后的天然饮用水，所以我相信它确实好。"同时维特医生还建议：一些在自来水中使用的化学品，包括氯和铝等与某些病症，比如宝宝的牙齿和骨骼变黑变质等有关，"最起码，我建议自来水在通过过滤饮用水罐或检测合格之前不要给宝宝饮用"。

如果认为自来水是安全的、新鲜的，比瓶装水便宜，那么最后选择权在家长手中。

> **Rayman妈妈提示**
>
> 所有的水，无论是瓶装水或自来水，都应煮沸、冷却后给1岁以内的宝宝饮用。1～3岁的宝宝饮水可视地域差别对待。

宝宝不爱喝水怎么办

许多家长都为宝宝不喝水而发愁，让宝宝喝点水真有那么难吗？在宝宝健康的情况下，您不妨尝试用游戏的方式让宝宝喝水。

场景一：家里来了客人，冬冬非要上桌子跟大人一起吃饭不可，还要学爸爸跟人喝酒。妈妈只好拿个小杯子装了白开水给冬冬，结果冬冬在与大人干杯的过程中，喝进去了很多的白开水。

场景二：依依爸带着依依去朋友家做客，依依对茶具发生了兴趣，有模有样地跟阿姨学起了茶艺，顺便也把自己泡的"茶水"（白开水）喝了不少。

场景三：妈妈带着兜兜在床上玩摔跤，兜兜用尽全身的力量终于把妈妈摔倒了。妈妈兴奋地说："哇，兜兜是个大力士哦！来，妈妈奖励大力士一杯白开水！"兜兜很高兴地接过水杯，咕咚咕咚喝了下去。

场景四：晚上妈妈给宝宝讲故事：春雨过后，小草因为喝足了水，力气攒得足足的，长得又高又漂亮。宝宝说："妈妈，我也要长高、长漂亮，给我点水喝吧！"

场景五：妈妈和爸爸当着宝宝面故意表演，当爸爸要亲妈妈的时候，妈妈说："你嘴巴好臭，喝点水清清火，变香了再来亲我！"爸爸当着宝宝的面喝了一大杯水，妈妈说："好香啊，奖励爸爸亲几下。"

02

蛋白质（protein）——生命的物质基础

物质	蛋白质	
作用	◆ 构成人体细胞和组织的重要部分。 ◆ 构成体内多种具有重要生理功能的物质。 ◆ 维持体内环境稳定及多种生命活动。 ◆ 供给能量。 ◆ 提供特殊氨基酸。	

年龄	性别	
	男	女
0~ <6个月	9［AI（适宜摄入量）］	9（AI）
6个月~<1岁	20	20
1~<3岁	25	25
3~<6岁	30	30
6~<7岁	35	35
7~<9岁	40	40
9~<10岁	45	45
10~<11岁	50	50
11~<14岁	60	55
≥14岁	75	30

（表左侧标注：RNIs（推荐摄入量）（克/天））

摄入过量

◆ 摄入量过高与宝宝的吸收能力不匹配，则会引起消化不良、积食、便秘、厌食等情况发生。长期大剂量地摄入蛋白质对肾脏压力过大。

◆ 有研究显示健康成人摄入1.9克/（千克·天）~2.2克/（千克·天）蛋白质膳食一段时间，会产生胰岛素敏感性下降、尿钙排泄量增加、肾小球滤过率增加、血浆谷氨酸浓度下降等代谢变化。有人在猪的实验中发现与正常组（蛋白质功能比15%）相比，摄入蛋白质功能35%的高蛋白膳食8个月后出现肾脏损害，表现为：

*肾小球容积增大60%~70%。

*组织性纤维化增加55%。

*肾小球硬化增加30%。

※因人文道德因素，尚未有机构发表健康婴幼儿超量食用蛋白质的跟踪数据和报告。

物质	蛋白质
摄入不足	◆蛋白质摄入不足，宝宝的身体发育就会受影响，出现生长发育停滞、贫血、智力发育差、视觉差、宝宝的免疫力下降等问题。 ◆蛋白质缺乏的临床症状：疲倦、体重减轻、贫血、免疫和应激能力下降、血浆蛋白含量下降，尤其是白蛋白降低，并出现营养性水肿。处于生长发育阶段的儿童更为敏感，易患蛋白质-能量营养不良，一般分为消瘦型、水肿型和混合型： *消瘦型：表现为消瘦、皮下脂肪消失、皮肤干燥松弛、体弱无力等。 *水肿型：能量摄入基本满足而蛋白质严重不足，全身水肿为其特点，患者虚弱、表现淡漠、生长迟缓、头发变色变脆易脱落、易感染其他疾病。 *混合型：指蛋白质和能量同时缺乏，临床表现为上述两型混合。 轻度的蛋白质缺乏主要影响儿童的体格生长，导致低体重和生长发育迟缓。
主要食物来源	◆动物性蛋白质 动物性蛋白质质量好、利用率高，但同时富含饱和脂肪酸和胆固醇。 蛋类：鸡蛋、鸭蛋、鹌鹑蛋等。 奶类：牛奶、羊奶等。 肉类：牛肉、羊肉、猪肉等。 ◆植物性蛋白质 豆类：黄豆、青豆、黑豆等。大豆可以提供丰富的优质蛋白质，蛋白质含量高于35%，具有较好的保健功能。 谷物及其他：小麦、稻米、芝麻、瓜子、核桃、松仁及其他各种粗杂粮等。
备注	◆蛋白质摄入并非越多越好，3岁前不建议家长在未经专业营养医师检测和建议下补充高纯度蛋白质粉。3岁以后也需在营养专业人士（非销售人员）的指导下摄入。

没有蛋白质就没有生命

蛋白质是荷兰科学家格里特在1838年发现的，他观察到有生命的东西离开了蛋白质就不能生存。蛋白质是构成一切生命的物质基础，是机体细胞的重要组成部分，人体的每个组织，如毛发、皮肤、肌肉、骨骼、内脏、大脑、血液、神经等都是由蛋白质组成的。因此，蛋白质对婴幼儿的生长发育有着非常重要的作用。比如，人的大脑细胞的增长有两个高峰期：第一个是胎儿3个月的时候；第二个是出生后到1岁，特别是0～6个月，是大脑细胞迅速增长的时期。1岁时大脑细胞增殖基本完成，其数量已达成人的90%，而大脑细胞分裂的动力源就是蛋白质。

蛋白质对于维持神经系统的正常功能，如味觉、视觉和记忆，也有非常重要的作用。它还是合成激素的主要原料，具有调节体内各器官的生理活性的功能。生长素是由191个氨基酸分子合成的。

蛋白质还有维持机体新陈代谢和输送各类物质的作用，比如血红蛋白输送氧（红细胞更新速率250万/秒），脂蛋白输送脂肪和细胞膜上的受体等。蛋白质还是合成抗体的主要成分，比如白细胞、淋巴细胞、巨噬细胞、抗体（免疫球蛋白）、补体、干扰素等，7天更新一次。当蛋白质充足时，这个"部队"就很强，当需要时数小时内可以增加100倍；蛋白质摄入不足，宝宝的免疫力就会下降。

氨基酸是构成蛋白质的基本单位

食物中的蛋白质必须经过胃肠道消化，分解成氨基酸才能被人体吸收利用，人体对蛋白质的需要实际就是对氨基酸的需要。吸收后的氨基酸只有在数量和种类上都能满足人体需要，身体才能利用它们合成自身的蛋白质。因此，食物蛋白质的质和量、各种氨基酸的比例，关系到人体蛋白质合成的量，尤其是婴幼儿的生长发育，与膳食中蛋白质的质和量有着密切的关系。

营养学上将氨基酸分为必需氨基酸和非必需氨基酸两类。必需氨基酸指的是人体自身不能合成或合成速度不能满足人体需要，必须从食物中摄取的氨基酸。对成人来说，这类氨基酸有8种，包括赖氨酸、蛋氨酸、亮氨酸、异亮氨酸、苏氨酸、缬氨酸、色氨酸、苯丙氨酸；对婴儿来说，有9种，增加一种组氨酸。非必需氨基酸并不是说人体不需要这些氨基酸，而是说人体可以由自身合成或由其他氨基酸转化而得到，不一定非从食物直接摄取不可。这类氨基酸包括谷氨酸、丙氨酸、甘氨酸、天门冬氨酸、胱氨酸、脯氨酸、丝氨酸和酪氨酸等，共12种。

营养学上根据食物蛋白质所含氨基酸的种类和数量将食物蛋白质分为

3类：

▌完全蛋白质 ▌

这是一类优质蛋白质，所含的必需氨基酸种类齐全，数量充足，比例适当。这一类蛋白质不但可以维持人体健康，还可以促进生长发育。奶、蛋、鱼、肉中的蛋白质都属于完全蛋白质。

▌半完全蛋白质 ▌

这类蛋白质所含氨基酸虽然种类齐全，但其中某些氨基酸的数量不能满足人体的需要。它们可以维持生命活动，但不能促进生长发育。例如，小麦中的麦胶蛋白便是半完全蛋白质，所含赖氨酸很少。

▌不完全蛋白质 ▌

这类蛋白质不能提供人体所需的全部必需氨基酸，单纯靠它们既不能促进生长发育，也不能维持生命活动。例如，肉皮中的胶原蛋白便是不完全蛋白质。

宝宝每天推荐摄入量

食物中的蛋白质主要用于机体的生长发育和组织的修复。婴幼儿生长发育迅速，所需蛋白质量也相对较多。按体重计算，新生儿期需要量最高，之后随年龄增长逐步下降。6个月以下每天需要摄入9克（AI）左右的蛋白质，6个月以上每天需摄入20克以上的蛋白质，其中必需氨基酸应占43%。母乳蛋白质的吸收率为90%。因此母乳喂养儿只需1.5克/（千克·天）蛋白质，而非母乳喂养的婴儿，考虑到配方奶粉蛋白质的质量低于母乳，因此非母

Rayman妈妈 提示

高蛋白摄入（2.9克/100卡～4.4克/100卡）会导致2岁以内婴儿的体重增长过快，而低蛋白质摄入（1.77克/100卡～2.2克/100卡）可能会降低后续肥胖和超重的风险，其他多项随机对照双盲实验也证明1.8克/100卡（非母乳喂养）蛋白质就能满足4月龄内婴儿的生长需求量显示0～6月龄的婴儿蛋白质推荐量不宜过高。

乳喂养的婴儿蛋白质（牛奶、羊奶、豆奶等）的AI应适当增加（消化吸收矫正率）。

蛋白质属于所有营养素中最不容易消化运转，需要配合其他营养素、辅酶、消化环境等辅助因素最多的营养素，摄入量过高与宝宝的吸收能力不匹配，则会引起消化不良、积食、便秘、厌食等情况发生。因此，父母一定要注意调整宝宝的饮食结构。

1岁以后宝宝的生长发育速度虽与1岁前相比有所减慢，但仍处于较快的发展阶段，对营养的需求相对较高。能量每天需要量可达5千焦，约为成人的一半，蛋白质供能占总能量的12%～15%，每天需要25克～35克，其中优质蛋白质应占1/3～1/2。

值得注意的是，尽管动物性食物中的蛋白质含量更高、营养价值更全面，但有些异体蛋白过敏的宝宝不能食用。在宝宝只能食用水解蛋白或氨基酸奶粉、植物性蛋白的时候，只要搭配合理也可以保证比较全面的营养。

部分常见食物的蛋白质含量（克/100克）

食物名称	蛋白质含量	食物名称	蛋白质含量
黄豆	35.0	紫菜（干）	26.7
花生仁	24.8	绿豆	21.6
蘑菇（干）	21.1	牛肉（肥瘦相间）	19.9
鸡	19.3	羊肉（肥瘦相间）	19.0
草鱼	16.6	鸡蛋	13.3

注：数据源为《中国食物成分表》（2009年版）。

Rayman妈妈知识小链接：蛋白质并不是越多越好

很多家长在进行营养咨询的时候告诉我，想在宝宝的奶或饮食中添加蛋白质粉，答案是：必须结合检测结果并在营养医师的指导下进行。

其实，婴幼儿的蛋白质需求量并没有家长们想象得那么大。个人建议，对于0～3岁的宝宝，特别是新生儿不宜食用高纯度蛋白质粉。母乳是最优质的蛋白质来源，妈妈在饮食摄入中可以选择优质蛋白质，经过乳汁转化给宝宝而不必担心过量的问题。母乳不足的宝宝应选择蛋白质含量较适宜的婴儿配方奶粉（非母乳喂养的过敏体质宝宝，请咨询营养师后进行饮食调整）。

在进行营养咨询的过程中，我经常发现有的宝宝总是生病、低热，或者厌食、厌奶。有经验的家长会说："我的宝宝又积食了！"这里的各种症状很可能是蛋白质摄入过多引起的。蛋白质摄入量过高会影响主食的摄取而使脑细胞新陈代谢发生能源危机，还会经常引起便秘，使得宝宝容易上火（内热），引起发热和厌食。家长在给予宝宝高蛋白食物的同时，会逐渐损害宝宝的动脉血管和肾功能，尤其是有肾病的宝宝，要严格控制蛋白质的摄入量。

婴幼儿在整个生长发育期间，蛋白质只占整个饮食结构的7%～15%。过高的蛋白质摄入量会增加婴幼儿未成熟的肾脏的负担，轻则造成消化不良、免疫力降低、腹泻、发热，重则造成酸中毒、高渗性脱水、血清尿素和氨升高等不可逆性内脏损伤。需要调整蛋白质摄入量的家长请咨询专业人士。

与蛋白质有关的饮食技巧

怎样选用既经济又能保证营养的高蛋白质食物呢?

技巧一：各种食物合理搭配是一种既经济实惠，又能有效提高蛋白质营养价值的好方法。每天食用的蛋白质最好有1/3来自动物性蛋白质，2/3来自植物性蛋白质。

技巧二：把几种营养价值较低的蛋白质混合食用，其中的氨基酸相互补充，可以显著提高营养价值。例如，谷类蛋白质含赖氨酸较少，而含蛋氨酸较多；豆类蛋白质含赖氨酸较多，而含蛋氨酸较少。这两类蛋白质混合食用时，必需氨基酸相互补充，接近人体需要，使营养价值大为提高。再比如，单独食用蛋白质的利用率玉米为60%、小麦为67%、黄豆为64%，若把这3种食物按比例混合后食用，则蛋白质的利用率可达77%。

技巧三：每餐食物都要有一定质和量的蛋白质。人体没有为蛋白质设立储存仓库，如果一次食用过量的蛋白质，势必造成浪费；相反，如果食物中蛋白质不足时，宝宝的生长发育就会受影响。

技巧四：食用蛋白质要以足够的热量供应为前提，也就是说要保证碳水化合物和脂类的供应。如果热量供应不足，机体将消耗食物中的蛋白质作为能源。用蛋白质做能源是一种浪费，是大材小用。

03

脂肪（fat）——不讨人喜欢的必需品

物质	脂肪				
作用	◆人体热量的最主要来源。 ◆促进脂溶性维生素的吸收。 ◆神经系统、免疫系统等的重要组成部分。 ◆维持体温、保护内脏。 ◆提供必需脂肪酸、合成维生素和激素的前体。 ◆缓冲外界压力。				
DRIs （参考 摄入 量）	年龄	总脂肪/%E（AMDR即宏量营养素可接受范围）	亚油酸/%E （AI）	α-亚麻酸/%E（AI）	EPA+DHA （克/天）(AI）
	0~<6个月	48（AI）	7.3 （0.15克）	0.87	0.10（DHA）
	6个月~<1岁	40（AI）	6.0	0.66	0.10（DHA）
	1~<4岁	35（AI）	4.0	0.60	0.10（DHA）
	4~<7岁	20~30	4.0	0.60	—
	7~<11岁	20~30	4.0	0.60	—
	≥11岁	20~30	4.0	0.60	—
摄入 过量	◆富含饱和脂肪酸的食物同时也富含胆固醇，故进食较多的饱和脂肪酸也必然进食较多的胆固醇。 ◆肥胖，与慢性非传染性疾病有关联。				
摄入 不足	◆如果饱和脂肪酸摄入不足，会使人的血管变脆，易引发脑出血、贫血，易患肺结核和神经障碍等疾病。 ◆导致体质差，出现脂溶性维生素缺乏症。				
主要 食物 来源	◆乳类：以母乳为最佳。 ◆食用油脂：建议选择植物性油脂，但不建议选择椰子油和棕榈油。 ◆鱼类、肉类。 ◆禽蛋类。 ◆坚果类。				
备注	◆在安排哺乳期妈妈和宝宝的饮食时，要注意饱和脂肪酸、多不饱和脂肪酸与单不饱和脂肪酸三者间的比例。				

注："/%E"为占能量的百分比；"—"为未制定参考值。

脂肪并不是越少越好

一说到脂肪，很多父母就习惯性地把它和肥胖联系在一起，觉得它除了使人长肉之外，对宝宝的生长发育没什么作用。其实这是一种误解，脂肪不仅能为人体提供能量，还是神经系统、免疫系统等的重要组成部分，是确保宝宝聪明、健康的必需营养素。

脂肪是人体热量的最主要来源，与蛋白质、碳水化合物并称为"三大产能营养素"。1克脂肪在体内分解成二氧化碳和水并产生9千卡能量，比1克蛋白质或1克碳水化合物高一倍多。它还是构成人体细胞的重要成分，如细胞膜、红细胞膜、神经髓鞘膜等，都必须有脂肪参与构成。此外，脂肪还有保护内脏、维持体温、缓冲外界压力的作用。

对于婴幼儿来说，脂肪最重要的生理功能是提供大脑和视网膜发育所必需的脂肪酸，如α-亚麻酸和亚油酸。α-亚麻酸的衍生物DHA（二十二碳六烯酸）俗称"脑黄金"，是大脑和视网膜的重要构成成分，在大脑皮层中含量高达20%，在视网膜中所占比例最大约为50%，对胎儿和婴幼儿的智力和视觉发育至关重要。亚油酸的衍生体花生四烯酸是促进人体生长的重要物质，能促进皮肤发育，有利于头发健康润泽，还涉及睡眠、热调节和疼痛反应等功能。婴儿缺乏亚油酸可出现湿疹，还可引起生长发育迟缓。

从妊娠第26周开始到2岁，宝宝大脑中的DHA和花生四烯酸持续增加，但胎龄小于28周的早产儿，大脑中的DHA和花生四烯酸均远远低于足月儿，应该注意补充。婴儿补充α-亚麻酸和亚油酸的首选食物是母乳，尤其是初乳中DHA的含量非常高。

脂肪还可提供脂溶性维生素，并促进脂溶性维生素的吸收，例如，维生素A、维生素D、维生素E、维生素K均溶于脂肪。在给宝宝做膳食的时候，脂溶性维生素与脂肪搭配在一起，能够大大促进维生素的吸收、利用。

了解脂肪的不同分类

我们通常所说的脂肪是由甘油和脂肪酸组成的，脂肪酸的种类很多，因此由不同脂肪酸组成的脂肪对人体的作用也就有所不同。脂肪酸从结构上可以分为饱和脂肪酸和不饱和脂肪酸，不饱和脂肪酸又分为单不饱和脂肪酸和多不饱和脂肪酸。膳食中饱和脂肪酸多存在于动物性脂肪及乳脂中（畜肉类含量最丰富，禽肉一般含量较低），还有热带植物油（如棕榈油、椰子油

等），其主要作用是为人体提供能量，增加人体内的胆固醇和中性脂肪。如果饱和脂肪酸摄入不足，会使人的血管变脆，易引发脑出血、贫血、肺结核和神经障碍等疾病。但富含饱和脂肪酸的食物同时也富含胆固醇，故进食较多的饱和脂肪酸也必然进食较多的胆固醇。

部分常见肉类食物的脂肪含量（克/100克）

食物名称	含量	食物名称	含量
猪肉（肥）	90.4	猪肉（颈部）	60.5
猪肉（肋条）	59.0	猪肉（肥瘦）	37.0
猪肉（胸脯）	35.3	猪肉（后臀尖）	30.8
猪肘	28.0	羊肉（冻/山羊）	24.5
猪蹄	20.0	羊肉（肥瘦）	14.1
牛肉（肥瘦）	13.4	猪肉（里脊）	7.9
猪肉（瘦）	6.2		

不饱和脂肪酸具有保证细胞的正常生理功能、降低血液黏稠度、改善血

液微循环、提高脑细胞的活性、增强记忆力和思维能力的作用。鱼类脂肪多为不饱和脂肪酸，蛋类以蛋黄含脂肪量最高，约为30%。

部分常见鱼蛋类食物的脂肪含量（克/100克）			
食物名称	含量	食物名称	含量
鸡蛋黄	28.2	鸭蛋	18.0
鸡蛋	11.1	大马哈鱼	8.6
鳊鱼	6.3	草鱼	5.2
带鱼	4.9	鲤鱼	4.1
鲅鱼	3.1	大黄鱼	2.5

除动物性食物外，植物性食物中以坚果类含脂肪量最高，最高可达50%以上，而且其脂肪组成多以亚油酸为主，是多不饱和脂肪酸的重要来源。

部分常见坚果类食物的脂肪含量（克/100克）			
食物名称	含量	食物名称	含量
核桃	58.8	松仁（炒）	58.5
葵花子（炒）	52.8	南瓜子仁	48.1
花生（炒）	48.0	西瓜子仁	45.9

常用食用油脂中主要脂肪酸的组成（食物中脂肪总量的百分比）				
食用油脂	饱和脂肪酸	不饱和脂肪酸		
		油酸	亚油酸	α-亚麻酸
菜籽油	13%	20%	16%	9%
花生油	19%	41%	38%	0.4%
葵花子油	14%	19%	63%	5%
豆油	16%	22%	52%	7%
玉米油	15%	27%	56%	0.6%

均衡摄入是关键

许多家长听说多摄入脂肪会使宝宝得肥胖症，长大了还容易得心脑血管疾病，因此就不给宝宝吃含脂肪的食物。宝宝生长发育所需要的脂肪不足，不但体质越来越差，而且还出现多种维生素缺乏症。脂肪是宝宝生长发育的必需营养素，不吃肯定不行，关键是要均衡摄入。在安排哺乳期妈妈和宝宝的饮食时，要注意饱和脂肪酸、多不饱和脂肪酸和单不饱和脂肪酸三者间的比例。

婴儿每天每千克体重约需脂肪4克，年龄越小需要量越大，第一、第二个月可高达6克~7克，6个月后降至4克。特别是对必需脂肪酸（如亚油酸和α-亚麻酸）的需要量较多，一般不应低于总能量的1%，最适宜量是7%~8%。

0~6个月的宝宝其营养来源主要是母乳或配方奶粉，正常情况下，每100克母乳可提供能量70千卡，含脂肪3.8克。母乳中含有较多的多不饱和脂肪酸，有利于婴儿的大脑发育。脂肪球较小，且有乳脂酶，可促进脂肪消化，尤其适合新生儿和早产儿。每次哺乳时，开始分泌的乳汁蛋白质含量高，而脂肪含量少；随着哺乳时间的延长，乳汁中的蛋白质渐渐减少，而脂肪增加，最后分泌的乳汁每升含有55.1克脂肪。因此，每次喂宝宝吃母乳时，应让宝宝将一侧乳房吸空后再吸另一侧，这样才能保证脂肪的充足摄入。如果只吸一半就换另一侧，乳汁中的脂肪含量少，可引起能量摄入不足，还会影响大脑的发育。

1岁以后宝宝会逐渐脱去"婴儿肥"，进入幼儿形体阶段，父母会突然感觉到宝宝变瘦了，其实并不是营养吸收出现了问题，而是宝宝身体吸收结构在进行调整，重点是由以脂肪和碳水化合物为主的饮食结构转向各种营养素均衡摄取的饮食结构，是人类机体调整的正常过程，父母并不需要为此担心。1～3岁的宝宝每天需要摄入30克～40克脂肪，可以从乳制品、食用油、肉类、鱼类、蛋黄、鱼肝油、花生、芝麻、核桃中获得。我们平日所获取的大量脂肪主要还是靠肉类补充，妈妈可以给宝宝食用一些猪肉、牛肉、羊肉的肉末，但是一定要注意摄取适度。

与脂肪有关的饮食技巧

方法一：多选择植物性油脂

植物油中亚油酸和α-亚麻酸含量比较高，营养价值比动物性脂肪高。植物性油脂包括豆油、花生油、菜籽油、红花子油等，含有较多的不饱和脂肪酸，不含胆固醇，适合婴幼儿食用。建议可以由核桃油、橄榄油开始，过敏体质的宝宝可以添加葡萄子油。

方法二：多给宝宝食用鱼类

鱼类脂肪含量较低，一般为1%～3%，主要分布在皮下和脏器周围，主要由不饱和脂肪酸组成。在烹调的时候，鱼的腹部煮熟以后呈现半透明状的物质就是鱼的脂肪了。它最明显的特点是熔点较低，通常呈液态，人体的消化吸收率为95%左右。海水鱼中不饱和脂肪酸的含量高达70%～80%，多食用鱼类对宝宝的健康大有好处。

方法三：多选择坚果

杏仁、花生、核桃、腰果、栗子等坚果含有很多不饱和脂肪酸，食用后既可以降低胆固醇，又可以维持动脉血管的健康和弹性。注意：在给宝宝食用坚果时，要注意是否有皮疹等过敏反应，要注意量的控制。应避免在宝宝玩耍或者哭闹时喂食，防止误吸入气管。最好将坚果研磨碎给宝宝吃。

方法四：与含有脂溶性维生素的食物搭配食用

例如胡萝卜尽量与含脂肪较多的各种肉类搭配在一起，能够大大促进维生素的吸收利用率。

04

碳水化合物（carbohydrate）——能量的主要来源

物质	碳水化合物		
作用	◆提供和储存能量。 ◆构成组织以及重要生命物质。 ◆能够减少蛋白质的消耗（节约蛋白质）。 ◆对脂肪的抗生酮作用。 ◆解毒作用。 ◆刺激肠道蠕动，有助于正常消化和增加排便量。		
RNIs（推荐摄入量）	年龄	EAR/（克/天）	AMDR/%E
	0～＜6个月	—	60克（AI）
	6个月～＜1岁	—	85克（AI）
	1～＜4岁	120	50 ～ 65
	4～＜7岁	120	50 ～ 65
	7～＜11岁	120	50 ～ 65
	11～＜14岁	150	50 ～ 65
	≥14岁	120	50 ～ 65
摄入量	◆当碳水化合物摄入充足时，能预防和节约膳食中蛋白质的消耗。因为机体所需的能量主要是由碳水化合物提供的，如果碳水化合物不足，机体就会动用蛋白质以产生能量（浪费蛋白质）。 ◆治疗儿童癫痫的生酮饮食，具有非常低的碳水化合物含量（4%E～10%E），长期进食会引起酸中毒、便秘和其他营养素缺乏，酮体的积累也被证实是造成血管和组织损伤的潜在因素。 ◆日常低碳饮食（以减肥人群为主）可以观察到呕吐、便秘和口疮、口臭等症状。 ◆碳水化合物摄入过量会对血脂、低密度脂蛋白有影响。		
主要食物来源	◆谷薯杂豆类。 ◆水果蔬菜类。 ◆纯碳水化合物：淀粉和糖类。		

人体能量的主要供给者

碳水化合物是人类获得能量最主要、最经济的来源，维持人体健康所需的能量中，55%～65%是由碳水化合物提供的。碳水化合物在体内释放能量较快，供能也快，是神经系统和心肌的主要能源，也是肌肉活动时的主要燃料。

主要的膳食碳水化合物分类

分类	亚组	组成
糖	单糖	葡萄糖、半乳糖、果糖
	双糖	蔗糖、乳糖、麦芽糖、海藻糖
	糖醇	山梨醇、甘露醇
寡糖	异麦芽低聚寡糖	麦芽糊精
	其他寡糖	棉籽糖、水苏糖、低聚果糖等
多糖	淀粉	直链淀粉、支链淀粉、变性淀粉
	非淀粉多糖	纤维素、半纤维素、果胶、亲水胶质物

碳水化合物还具有节约蛋白质的作用。因为机体所需的能量主要是由碳水化合物提供的，如果碳水化合物不足，机体就会动用蛋白质以产生能量；而当碳水化合物摄入充足时，能预防体内和膳食中蛋白质的消耗。

除了提供能量外，碳水化合物还参与细胞的组成和其中的多种活动。每个细胞都含有碳水化合物，一些具有重要生理功能的物质，如抗体、酶和激素的组成成分也需要碳水化合物参与。

纤维素、果胶、抗性淀粉和功能性低聚糖等抗消化的碳水化合物，虽不能在小肠消化吸收，但可刺激肠道蠕动，有助于正常消化和增加排便量。

宝宝每天推荐摄入量

6个月以内的宝宝，碳水化合物摄取主要来自母乳、牛奶或者配方奶。母乳中的碳水化合物主要以乳糖为主，此外还有少量葡萄糖、半乳糖和低聚糖等。乳糖容易被婴儿肠道系统消化吸收，在小肠中分解为葡萄糖和半乳糖，通过肝门静脉进入循环系统。

知识链接：乳糖不耐受

◆ 定义：乳糖不耐受是由于乳糖酶分泌减少，不能完全消化乳制品中的乳糖所引起的非感染性腹泻，又称为乳糖酶缺乏症。

◆ 乳糖不耐受的3种类型：

● 先天性乳糖酶缺乏：由于乳糖酶先天性缺乏或活性不足引起，症状轻重不一。

● 继发性乳糖酶缺乏：多发生在肠炎、腹泻后，需要等待小肠绒毛下端向上生长至顶端，能分泌足量乳糖酶后腹泻方止。

● 成人型乳糖酶缺乏：由于到一定年龄后（尤其是老人）乳糖酶活性逐渐下降或消失导致。

◆ 乳糖不耐受的表现：患儿以腹泻为主，可伴有易哭闹、呕吐等，偶发肠绞痛等表现。大部分患儿肠道气体较多，常带出少量粪便在尿布上。大便多为黄色或青绿色稀糊便，或呈现蛋花样，泡沫多，有奶块等。

◆ 界定方法：宝宝连续5天左右喝奶后拉奶瓣基本可判定为乳糖不耐受。

◆ 解决办法：对于婴幼儿期胃肠功能尚未健全和稳定的消化系统来说，任何原因的腹泻都会造成小肠黏膜损伤，会造成小肠黏膜上乳糖酶不同程度的减少，继而出现不同程度上的乳糖不耐受现象，加重或延长腹泻。

母乳喂养期间出现腹泻，仍然会引起乳糖不耐受现象（肠黏膜受损导

致乳糖酶产生不足），腹泻期间继续母乳喂养的情况，需在每次母乳前15分钟添加乳糖酶。其他辅食喂养前无须添加，等待腹泻好转后逐渐减量，停用外源性乳糖酶，口服外源性乳糖酶约2周时间，具体剂量请根据宝宝体重和月龄，咨询专业婴幼儿营养师或儿科医师。

在配方奶喂养时，可以选择换成无乳糖配方，或在食用正常配方奶粉前添加乳糖酶，可以缩短腹泻病程和减轻腹泻程度。

◆乳糖酶的功效：

●可以将宝宝体内的乳糖分解成葡萄糖和半乳糖。葡萄糖是人体各部分代谢的能量来源；半乳糖则是大脑和黏膜组织代谢时必需的结构糖，是婴幼儿脑发育的必需物质，与婴儿大脑的迅速发育有密切关系。

●乳糖酶还可以在人体内通过转糖苷作用形成低聚糖，是一种低分子量、不黏稠的水溶性膳食纤维，在肠道内作为增殖因子仅被双歧杆菌利用，却不会被腐败细菌利用，这样可以大大减少肠道内有害毒素的产生，对预防便秘和腹泻有很重要的作用。

6个月以内的宝宝不建议额外添加高碳水化合物食物，易导致消化功能紊乱。在消化系统尚未健全的情况下，各类消化酶及辅酶分泌数量、质量尚不能足以应对复杂的辅食结构。即使6个月后添加辅食，也应遵循少量、单次、循序渐进的辅食添加顺序，有利于各种肠道条件逐渐加强和成熟完善起来。

4～12个月的宝宝每天每千克体重需要90千卡～120千卡的能量，0～1岁的婴儿碳水化合物提供的能量应占总能量的30%～60%，除了母乳、牛奶或者配方奶外，还可以通过米粉、米糊、麦糊（1岁以下不建议食用麦类，容易引起胃肠过敏）、粥、软饭等含有淀粉的食物获得。此外，甘蔗、甜瓜、西瓜、香蕉、葡萄、胡萝卜、南瓜、土豆（1岁以上宝宝适用）、板栗等食物里也含有一定量的碳水化合物。

有些家长认为饮食要有营养，于是便挑高蛋白、高脂肪的食物给宝宝吃。其实，这样做是不合理的。如果说新生儿的能量主要来自于脂肪，那么1岁以后宝宝的能量则主要来自于碳水化合物。米饭、面包、馒头中都含有大量的碳水化合物，平衡饮食需要碳水化合物。所以，1岁左右宝宝辅食转主食的过程也就显得尤为重要了。2岁以后要逐渐增加来自淀粉类食物的能量，供能应占总能量的50%~65%，同时相应地减少来自脂肪的能量。

若是宝宝只吃高蛋白质的食物，缺乏碳水化合物，宝宝就会出现热能不足的问题，如体重不增、体质差。当然，宝宝也不能摄入过多碳水化合物，以免体重增长过快，貌似肥胖，但肌肉松弛、抵抗力差、易感染疾病，甚至造成营养不良性水肿。

食物含量排行榜

淀粉主要来源于粮谷类和薯类食物。粮谷类一般含碳水化合物60%~80%，薯类中含量为15%~29%，豆类为40%~60%。单糖和多糖主要来源于蔗糖、糖果、甜食、甘（甜）味水果、含糖饮料和蜂蜜等。母乳和牛奶中的乳糖，配方奶中的蔗糖、葡萄糖，玉米糖浆含有被人体内的淀粉酶分解后产生的麦芽糖和葡萄糖，都是宝宝可以获得和吸收的碳水化合物。

部分常见食物碳水化合物的含量（克/100克）			
食物名称	含量	食物名称	含量
粉条	83.6	粳米（标二）	77.7
籼米（标二）	77.3	挂面（标准粉）	74.4
小米	73.5	小麦粉（标准粉）	71.5
玉米	66.7	赤豆	55.7
绿豆	55.6	木耳	35.7

Rayman妈妈知识小链接：小米粥油赛人参

在宝宝可以添加的辅食中，碳水化合物的重要来源就是五谷。推荐家庭最早添加的就是小米粥油，即熬小米粥时上面的那一层米油。

另外，宝宝只要使用过抗生素或者药物，胃肠黏膜就很容易受到损伤而导致胃肠功能紊乱，胃肠功能紊乱后腹泻、便秘、呕吐等症状便有可能出现。建议注射疫苗的时候连着给宝宝喝几天小米粥油来调理宝宝的胃，一般都能顺利度过。

小米粥油含有丰富的B族维生素，可以促进胃肠蠕动，增进食欲。无论是对先天脾胃发育不足的改善，还是对后天饮食结构不合理导致的腹泻、便秘、呕吐、出牙不适等情况的缓解，都很有帮助。

05

维生素（vitamin）——量微作用大

维生素是维持人体正常生命活动所必需的一类有机化合物，在体内含量极少，但在维护机体各项功能的正常发挥、促进宝宝的正常发育的过程中起着重要的作用。维生素对人体是必需的，只有掌握各种维生素的特性，并正确应用，才能发挥它的生理作用，否则会适得其反。以下的理论知识，希望家长们根据宝宝的具体症状作为参考，寻找到对应的食物，给予宝宝有针对性的补充。

按其溶解性的不同，维生素可分为脂溶性维生素和水溶性维生素两大类。脂溶性维生素如维生素A、维生素D、维生素E、维生素K；水溶性维生素如B族维生素和维生素C等。那么它们各有什么特点呢？

脂溶性维生素能溶解于脂肪，不易被排泄，可储存于体内，故不需每天供给。脂溶性维生素缺乏时症状发展缓慢，如缺乏维生素D时，佝偻病的症状出现缓慢。打一针维生素D_3（30万单位）后可维持一个月，不需每天补充，但使用过量时可引起中毒。

水溶性维生素，顾名思义，能溶解于水，多余部分从尿中排泄，不储存于体内，故需每天供给，给予过量一般不会引起中毒。水溶性维生素缺乏时症状发展迅速，如维生素C是水溶性维生素，不能在体内储存，因此需每天从水果或新鲜蔬菜中补充。

维生素A——视黄醇（vitamin A/retinol）

维生素A的化学名是视黄醇，属于脂溶性维生素，它的消化与吸收需要矿物质和脂肪的参与，可储藏于体内，并不需要每天补充。维生素A有两种：一种是维生素A醇，是最初的维生素A形态，只存在于动物性食物中；另一种是胡萝卜素，在体内转变为维生素A的预成物质，可从植物性及动物性食物中摄取。维生素A在体内主要储存于肝脏中，占总量的90%～95%，少量储存于脂肪组织。

物质	维生素A			
作用	◆视觉功能：构成视觉细胞内的感光物质。 ◆维护皮肤黏膜层的完整性。 ◆维持和促进免疫功能。 ◆促进生长发育和维护生殖功能。 ◆与骨质代谢存在密切关系。			
DRIs/（微克RAE/天）	年龄	RNI		EAR（平均需要量）	
	0～<6个月	300（AI）		—	
	6个月～<1岁	350（AI）		—	
	1～<4岁	310		220	
	4～<7岁	360		260	
	7～<11岁	500		360	
	11～<14岁	男670	女630	男480	女450
	≥14岁	男820	女630	男590	女450
摄入过量	◆过量会在肝内积聚，急性过量表现为恶心、呕吐、头痛、眩晕、视力模糊、肌肉不协调、严重皮疹，婴儿可见囟门膨出等症状（上述症状会在超量服用6小时后出现），长期慢性过量则可导致肝脏损伤。 ◆致畸作用。 ◆骨矿物质丢失和骨质疏松症的风险。 ◆增加心血管疾病风险。			
摄入不足	◆眼部和视觉表现：最初表现为暗适应迟缓、逐渐发展为在暗光下视力减退，黄昏时视物模糊，病情较重者最后发展为夜盲症，继而发展到干眼症。 ◆其他上皮功能异常的表现：皮肤毛囊增厚、角质化、黏膜内黏蛋白生成减少、黏膜形态、功能和结构异常，可导致疼痛和黏膜屏障功能下降，累及咽喉、扁桃体、支气管、肺脏和消化的黏膜。 ◆胚胎生长和发育异常。 ◆免疫功能受损：多表现为血液淋巴细胞、自然杀伤细胞、白细胞数目减少，特异性抗体反应减弱、淋巴器官重量减轻、T细胞功能受损，对免疫原性肿瘤抵抗力降低，体液和细胞免疫功能异常。 ◆缺乏可导致感染性疾病的患病率和死亡率升高。			

物质	维生素A		
主要食物来源	◆ 动物性食物：肝脏和其他脏器类肉品、蛋黄、鱼油、奶油和乳制品。 ◆ 植物性食物：各种红、黄、绿色蔬菜水果。如：胡萝卜、红心甘薯、菠菜、水芹、羽衣甘蓝、绿芥菜、南瓜、莴苣叶、莴苣、西蓝花等。		
备注	◆ 长期对脂肪吸收不良，容易导致维生素A缺乏。 ◆ 母乳中含有较丰富的维生素A，母乳喂养儿一般不需要额外补充。		

部分常见食物中视黄醇的含量（微克/100克）

食物名称	含量	RE	RAE	食物名称	含量	RE	RAE
羊肝	20972	20972	20972	甘薯	0	1419	709
牛肝	20220	20220	20220	胡萝卜	0	1681	841
鸡肝	10414	10414	10414	芥菜	0	1050	525
猪肝	4972	4972	4972	菠菜	0	938	469
鸡心	910	910	910	莴苣叶	0	741	370
瘦猪肉	44	44	44	南瓜	0	738	369
鸡胸脯肉	16	16	16	大白菜	0	447	223
奶油	297	297	297	红辣椒	0	313	157
鸡蛋	234	234	234	韭菜	0	167	83
鸭蛋	261	261	261	番茄	0	83	42
牛奶	24	24	24	花椰菜	0	62	31
胖头鱼	34	34	34	苦瓜	0	47	24
带鱼	29	29	29	杧果	0	77	38
鲤鱼	25	25	25	柿子	0	163	81
牡蛎	27	27	27	橘子	0	68	34
蛤蜊	21	21	21	橙子	0	22	11
对虾	15	15	15				

a：杨月欣等。2012年。

b：视黄醇当量（RE）/（微克）=视黄醇（微克）+1/6β-胡萝卜素（微克）+1/12α-胡萝卜素（微克）+1/12β-隐黄质（微克）

c：视黄醇活性当量（RAE）/（微克）=视黄醇（微克）+1/12β-胡萝卜素（微克）+1/24α-胡萝卜素（微克）+1/24β-隐黄质（微克）

维生素D——钙化醇（vitamin D/calciferol）

维生素D是脂溶性维生素，目前已知的至少有10种。维生素D被称作"阳光维生素"，皮肤只要适度接受太阳光照射，人体便不会缺乏维生素D。

物质	维生素D			
作用	◆维持血液钙和磷的稳定。 ◆参与某些蛋白质的转录，增加体内特殊细胞的分化，例如破骨细胞前体物、肠细胞和角化细胞等。 ◆发挥激素样作用参与体内免疫调节。			
DRIs/（微克/天）	年龄	RNI	EAR	UL（可耐受最高量）
	0～<6个月	10（AI）	—	20
	6个月～<1岁	10（AI）	—	20
	1～<4岁	10	8	20
	4～<7岁	10	8	30
	7～<11岁	10	8	45
	11～<14岁	10	8	50
	≥14岁	10	8	50
摄入过量	◆轻度中毒症状有食欲不振、厌食、恶心、烦躁、呕吐、口渴、多尿、便秘和便秘与干燥交替。 ◆中毒症状：钙吸收增加导致的高钙血症、高钙尿症；钙沉积在心脏、血管、肺和肾小管等软组织，出现肌肉乏力、关节疼痛、弥漫性骨质脱矿化以及一般定向能量障碍等。还可能引起体重下降和心律不齐，严重的可导致心脏和肾脏软组织钙化。如不及时治疗，严重可以导致死亡。			
摄入不足	◆儿童佝偻症。 ◆骨质软化症。 ◆骨质疏松症。			
主要食物来源	◆人体维生素D的来源主要包括皮肤接触日光或膳食。大多数食物中不含有维生素D，少数天然食物中含有极微量的维生素D，但是含有脂肪多的海鱼、动物肝脏、蛋黄和奶油中相对较多，而瘦肉和奶中含量较少，强化维生素D食物中的含量变异较大。			

欧美许多国家和地区为了预防佝偻病，在鲜奶和婴儿配方食品中强化了

维生素D。我国尚缺乏食物中维生素D含量的资料，下面将美国农业部有关数据（USDA Nutrient Database）列出。

部分常见食物中维生素D的含量［微克（国际单位）/100克］

食物名称	含量	食物名称	含量
鱼干（虹鳟鱼、大马哈鱼）	15.6（623）	黄油	1.4（56）
奶酪	7.4（296）	香肠	1.2（48）
蛋黄（生鲜）	5.4（217）	牛内脏	1.2（48）
沙丁鱼（罐头）	4.8（193）	猪肉（熟）	1.1（44）
香菇（干）	3.9（154）	海鲈鱼干	0.8（32）
猪油	2.3（92）	干酪	0.7（28）
全蛋（煮、煎）	2.2（88）	奶油（液态）	0.7（28）
全蛋（生鲜）	2.0（80）	牛肉干	0.5（20）

注：数据源自美国农业部，2012年。

维生素E——生育酚（vitamin E/tocopherol）

物质	维生素E		
作用	◆抗氧化作用。 ◆维持生育功能。 ◆维持免疫功能：尤其对T淋巴细胞的功能很重要。		
DRIs/（毫克-αTE/天）	年龄	AI	UL
	0～<6个月	3	—
	6个月～<1岁	4	—
	1～<4岁	6	150
	4～<7岁	7	200
	7～<11岁	9	350
	11～<14岁	13	500
	≥14岁	14	600

物质	维生素E
摄入过量	◆经动物实验发现，大剂量维生素E可抑制生长、干扰甲状腺功能以及血液凝固，使肝脏中的脂类增加。 ◆大多数成人都可以耐受每天口服100毫克/天～800毫克/天而没有明显的毒性症状和生化指标的改变。而超过有可能出现中毒症状，如视觉模糊、头痛和极度疲乏等，甚至会损害凝血机制，造成出血。 ◆使用抗凝药物或维生素K缺乏的人，在没有密切医疗监控的情况下不宜使用维生素E补充剂，因为有增加出血致命的危险。 ◆早产儿对补充α-生育酚的副作用敏感，因此必须在儿科医生的指导下使用。
摄入不足	◆给动物喂饲不含维生素E的合成饲料可引起其维生素E缺乏症，主要表现为生殖障碍、神经肌肉障碍、血浆中维生素E浓度降低、红细胞膜受损、红细胞寿命缩短以及溶血性贫血。 ◆婴幼儿缺乏维生素E主要影响脊索的后柱，第三、第四脑神经核，周围神经的大髓鞘轴突管，脑干的细长核，肌肉和视网膜，因此缺乏的典型神经体征包括：深层腱反射丧失、震颤和位感受损、平衡与协调改变、眼移动障碍（眼肌麻痹）、肌肉软弱和视力障碍。儿童发育中的神经系统比成人要敏感得多，如果不及时补充治疗，可很快出现神经系统的异常症状，并影响认知能力和运动发育。 ◆早产儿出生时血浆和组织中维生素E水平很低，而且消化器官不成熟，多有对维生素E的吸收障碍，往往容易出现溶血性贫血，医疗机构多会肌肉注射维生素E改善症状。
主要食物来源	生育酚只在包括高等植物在内的光合作用生物中合成。所有绿色组织中都发现有一定的含量，尤其以种子中居多。植物油是人类膳食中维生素E的主要来源。 ◆油料种子及植物油： α-生育酚：橄榄油、葵花子油。 γ-生育酚：玉米油。 δ-生育酚：大豆油。 三烯生育酚：棕榈油（不建议小宝宝食用） ◆谷类：大麦、燕麦、米糠。 ◆坚果也是维生素E的优质来源。 ◆蛋、鸡鸭、绿叶蔬菜中含有一定量。 ◆鱼、肉、水果及其他蔬菜含量较少。

● 当多不饱和脂肪酸摄入量增多时建议与维生素E丰富的食物搭配食用。例如，金枪鱼可以用玉米油煎或用花椰菜、小油菜做配菜。

金枪鱼：金枪鱼属于深海鱼类的一种，含有大量的$\Omega-3$多不饱和脂肪酸，有利于宝宝大脑的发育。另外，它还含有丰富的维生素E和硒，对所含的不饱和脂肪酸有很好的保护作用。

鳕鱼：鳕鱼营养丰富，含有丰富的$\Omega-3$多不饱和脂肪酸，对于宝宝的神经系统发育极为有利。鳕鱼的口感较好，是宝宝日常补充不饱和脂肪酸的良好选择。

核桃：核桃含有丰富的亚油酸和亚麻酸，并含有多种维生素，以及钙、磷、铁、锌、锰、铬等人体必需的营养物质，可磨碎后给宝宝食用。

花生：花生中含有丰富的亚油酸和亚麻酸，并含有多种维生素、卵磷脂、蛋白质，能帮助宝宝大脑的发育。但由于可能会误入宝宝的气管，因而不适合给宝宝食用整粒花生。

芝麻：芝麻中含有丰富的不饱和脂肪酸、蛋白质、卵磷脂、维生素及多种矿物质，这些都是宝宝大脑发育和身体代谢所必需的营养物质。

榛子：榛子营养丰富，除含有丰富的有利于宝宝智力发育的不饱和脂肪酸外，还含有各种宝宝必需的氨基酸，口感良好，可磨碎后给宝宝食用。

大马哈鱼：又名三文鱼，属于深海鱼类的一种，同样含有较多的$\Omega-3$系多不饱和脂肪酸，并含有丰富的维生素D和钙，有利于宝宝骨骼和牙齿的发育。

● 维生素C与维生素E都有抗氧化作用，且相互协同。小剂量维生素C可以节约维生素E，但大剂量维生素C会降低维生素E的抗氧化能力，因此需要相应地增加维生素E的摄入量。所以一般不建议给宝宝吃维生素C片，很容易使摄入量超标，产生维生素C依赖症。

● 服用抗生素和消炎药都会增加维生素E的需要量，所以宝宝生病期间要注意及时补充维生素E。

● 早产儿出生时血浆和组织中维生素E水平很低，而且消化系统不成熟，多有维生素E的吸收障碍，容易出现溶血性贫血，必须同时补充维生素E及铁。早产儿从出生后第10天开始补给维生素E，可给予乳剂以利吸收，或注射补充。

维生素K——凝血维生素（vitamin K）

物质	维生素K		
作用	◆参与凝血过程。 ◆参与骨代谢。 ◆与心血管健康有关。		
DRIs/（微克/天）	年龄	AI	UL
	0～＜6个月	2	—
	6个月～＜1岁	10	—
	1～＜4岁	30	—
	4～＜7岁	40	—
	7～＜11岁	50	—
	11～＜14岁	70	—
	14～＜18岁	75	—
	≥18岁	80	—
摄入过量	◆可导致溶血。		
摄入不足	◆可导致凝血缺陷、新生儿出血症。		
主要食物来源	◆维生素K含量丰富的食物包括豆类、麦麸、绿色蔬菜、动物肝脏、鱼类等。菠菜、羽衣甘蓝、西蓝花、卷心莴苣是成人及儿童维生素K的主要食物来源。 ◆绿叶蔬菜维生素K含量最高的是芹菜叶，其次为叶菜类和野菜类，叶菜类平均含量为226.3微克/100克，野菜类平均含量为341.6微克/100克，而嫩茎类、瓜果类、根茎类蔬菜含量较低；蔬菜叶子中的维生素K比茎中的含量高，叶子的绿色越深，维生素K含量越高。		

部分常见食物中维生素K的含量（微克/100克）

食物名称	含量	食物名称	含量	食物名称	含量
菜籽油	830	莴苣	113	绿豆	14
萝卜缨	650	猪肝	88	草莓	14
羽衣甘蓝	275	麦麸	83	鸡蛋	11
黄瓜	275	鸡肝	80	猪肉	11

食物名称	含量	食物名称	含量	食物名称	含量
菠菜	266	燕麦	63	葡萄干	6
大豆	200	麦芽	39	小米	5
花椰菜	191	奶酪	35	苹果	4
卷心菜	149	黄油	30	桃	3
蛋黄	149	全麦	20	橘子	1.3
生菜	129	火腿	15	香蕉	0.5

注：数据源自美国农业部，2012。

维生素B$_1$——硫胺素（vitamin B$_1$/thiamin）

维生素B$_1$也称"抗脚气病因子""抗神经炎因子"，是维生素中最早发现的一种。

物质	维生素B$_1$				
作用	◆可促进胃肠蠕动，帮助消化，特别是碳水化合物的消化。 ◆对神经系统有良好的影响，可改善精神状况，消除疲劳。 ◆维持神经组织、肌肉、心脏活动的正常工作。 ◆减轻晕车、晕船症状。 ◆辅助治疗脚气病。 ◆可缓解牙科手术后的痛苦。 ◆有助于对带状疱疹（缠腰龙）的治疗。 ◆改善记忆力。				
DRIs /（毫克/天）	年龄	EAR		RNI	
		男	女	男	女
	0～<6个月	—	—	0.1（AI）	
	6个月～<1岁	—	—	0.3（AI）	
	1～<4岁	0.5		0.6	
	4～<7岁	0.6		0.8	
	7～<11岁	0.8		1.0	
	11～<14岁	1.1	1.0	1.3	1.1
	≥14岁	1.3	1.1	1.6	1.3

物质	维生素B$_1$
摄入过量	◆ 很容易从体内排出，很少有过量表现。
摄入不足	◆ 维生素B$_1$缺乏症又称为脚气病，主要表现为神经-血管系统损伤。早期症状为食欲不佳、便秘、恶心、抑郁、周围神经障碍、易兴奋和疲劳等。 ◆ 婴儿脚气病多发生于出生数月内，初期食欲不振、呕吐、兴奋、腹泻、便秘、水肿、心跳加快、呼吸急促甚至呼吸困难，病情急、发病突然，若误诊可导致患儿死亡。
主要食物来源	◆ 维生素B$_1$含量丰富的食物有谷类、豆类及干果类。动物内脏（心、肝、肾）、瘦肉、禽蛋中含量也相对较高。日常膳食中维生素B$_1$主要来自于谷类食物，但是随着加工精细程度的提高，维生素B$_1$含量逐渐减少。加工烹调可造成食物中维生素B$_1$的损失，其损失率为30%~40%。

部分常见食物中维生素B$_1$的含量（毫克/100克，可食部）

食物名称	含量	食物名称	含量	食物名称	含量
葵花子仁	1.89	粳米（标三）	0.33	豆角	0.05
花生仁（生）	0.72	黑米	0.33	胡萝卜	0.04
猪肉（瘦）	0.54	小米	0.33	大白菜	0.04
辣椒（红、干）	0.53	鸡蛋黄	0.33	油菜	0.04
豌豆	0.49	豆腐皮	0.1	葡萄	0.04
绿豆面	0.45	猪肝	0.21	甜椒	0.03
黄豆	0.41	早籼（标二）	0.20	番茄	0.03
大青豆	0.41	鸡蛋	0.11	梨	0.03
小麦	0.40	苹果	0.06	茄子	0.02
玉米面（白）	0.34	枣（鲜）	0.06	黄瓜	0.02

维生素B_2——核黄素（vitamin B_2/riboflavin）

维生素B_2又称"核黄素"，与维生素B_1不同的是，维生素B_2能耐热、耐酸、耐氧化。

物质	维生素B_2				
作用	◆参与体内生物氧化和能量生成。 ◆促进发育和细胞的再生，促进皮肤、指甲、毛发的正常生长，帮助消除口腔、唇、舌的炎症。 ◆参与色氨酸转变为烟酸、维生素B_6转变为磷酸吡哆醛的过程；作为多种还原酶的辅酶，改善抗氧化防御系统功能、参与多种机体代谢过程。 ◆视网膜有维生素B_2依赖性的感光受体存在，推测维生素B_2也参与暗适应过程，可以增进视力，减缓眼睛的疲劳。 ◆有助于维持肠黏膜的结构和功能，影响铁的吸收和运转过程。和其他的物质相互作用后可帮助碳水化合物、脂肪、蛋白质的代谢。 ◆参与药物代谢，提高机体对环境应激适应能力。				

DRIs / （毫克/ 天）	年龄	EAR		RNI	
		男	女	男	女
	0~<6个月	—	—	0.4（AI）	
	6个月~<1岁	—	—	0.5（AI）	
	1~<4岁	0.5		0.6	
	4~<7岁	0.6		0.7	
	7~<11岁	0.8		1.0	
	11~<14岁	1.1	0.9	1.3	1.1
	≥14岁	1.3	1.0	1.5	1.2

摄入过量	◆很容易从体内排出，很少有过量表现。
摄入不足	◆维生素B_2缺乏早期表现为疲倦、乏力、口腔疼痛，眼睛出现瘙痒、灼烧感觉，继而出现口腔和阴囊病变，称为"口腔-生殖系统综合征"，包括唇炎、口角炎、舌炎、皮炎、阴囊皮炎以及角膜血管增生等。 *唇炎：嘴唇红肿、纵裂纹加深，后期干燥、皲裂及色素沉着，主要见于下唇。 *口角炎：糜烂、裂痕和湿白斑，张口疼痛，重者有出血、结痂和化脓。 *舌炎：舌色紫红、菌状乳头肥大、地图舌。 *皮炎：常见为溢脂性皮炎、初期呈现轻度红斑，覆盖脂状黄色鳞片，见于鼻翼窝、耳后及眼外眦，中期在黄色鳞片后有丝状霜末，晚期更明显。 *阴囊皮炎：早期为阴囊瘙痒，夜间尤其明显，继而出现红斑型、丘疹型、湿疹型皮肤损害。 *眼睛：病变初期为怕光、流泪和视物模糊等，严重者出现角膜血管增生。 ◆维生素B_2缺乏往往伴有其他B族维生素（补充的时候建议补充全系B族）和矿物质的缺乏，与维生素B_2参与多种代谢有关，主要涉及维生素D、维生素B_6、烟酸、铁等，缺乏易引起继发性贫血，导致能量、氨基酸和脂肪代谢受损，严重的还可引起免疫功能低下和胎儿畸形。
主要食物来源	◆维生素B_2广泛存在于动物与植物性食物中，包括奶类、蛋类、各种肉类、内脏、谷类、蔬菜与水果中。奶类和肉类提供相当数量的维生素B_2，谷类和蔬菜是中国居民维生素B_2的主要来源，但是谷类加工对维生素B_2存留有显著影响，如精白米维生素B_2的留存率只有11%，小麦标准粉维生素B_2的留存率只有35%，此外，谷类烹调过程中还会损失一部分维生素B_2。

部分常见食物中维生素B$_2$的含量（毫克/100克，可食部）

食物名称	含量	食物名称	含量	食物名称	含量
猪肝	2.08	鲫鱼	0.09	茄子	0.04
麸子	0.3	粳米（标一）	0.08	土豆	0.04
鸡蛋	0.27	小麦粉（标准）	0.08	柑橘	0.04
黄豆	0.20	豆角	0.07	米饭（蒸）	0.03
核桃	0.14	籼米（标一）	0.06	豆腐	0.03
牛肉	0.14	小麦粉（富强粉）	0.06	黄瓜	0.03
牛奶	0.14	梨	0.06	胡萝卜	0.03
花生仁	0.13	海虾	0.05	番茄	0.03
菠菜	0.11	大白菜	0.05	甜椒	0.03
油菜	0.11	馒头	0.05	桃	0.03
猪肉（瘦）	0.10	挂面	0.04	西瓜	0.03

Rayman妈妈知识小链接： 宝宝缺乏维生素B$_2$的原因及需要额外补充的情况

缺乏维生素B$_2$的原因：

①人体如果3～4个月不供应维生素B$_2$，就可观察到缺乏的症状。缺乏维生素B$_2$会引起口腔、唇、皮肤、生殖器的炎症和机能障碍。

②维生素B$_2$缺乏会影响到维生素D和烟酸的代谢，还可使铁的吸收率降低，引起继发性贫血。

③维生素B$_2$摄入不足还会导致能量、氨基酸和脂肪代谢受损，严重的还可引起免疫功能低下。

④最常见的缺乏原因是食物供应不足，胃肠道功能紊乱，如腹泻、感染性肠炎、过敏性肠综合征等都会造成维生素B$_2$丢失。

⑤用光疗法治疗新生儿黄疸时，可造成维生素B$_2$的光化学反应，如果不补充维生素B$_2$，常导致维生素B$_2$缺乏。

⑥蛋白质能量营养不良时会减少维生素B$_2$的吸收利用。机体感染时，

即使胃肠功能正常，也会有吸收不良、利用不良或排泄增加的可能。

需要额外补充的情况：

①服用避孕药、哺乳期的女性需要更多的维生素B_2。

②不常吃瘦肉和奶制品的宝宝应当增加维生素B_2的摄入量。

维生素B_6——吡哆醇（vitamin B_6/pyridoxine）

维生素B_6也称吡哆醇，属水溶性维生素，是一种含吡哆醇或吡哆醛、吡哆胺的B族维生素。

物质	维生素B_6			
作用	◆ 多种营养素的重要辅酶，帮助消化、吸收蛋白质和脂肪，促进某些微量营养素的转化、吸收、代谢。 ◆ 参与氨基酸、糖原与脂肪酸代谢，在DNA合成中发挥作用。 ◆ 参与造血的过程，促进体内抗体的合成，帮助消化维生素B_{12}，帮助制造盐酸和镁。 ◆ 调节神经递质的合成和代谢，防止各种神经系统疾病、皮肤疾病，缓解呕吐、减缓夜间肌肉痉挛、抽筋麻痹等各种手足神经炎的症状。 ◆ 天然利尿剂。			
DRIs/（微克/天）	年龄	RNI	EAR	UL
	0~<6个月	0.2（AI）	—	—
	6个月~<1岁	0.4（AI）	—	—
	1~<4岁	0.6	5	20
	4~<7岁	0.7	6	25
	7~<11岁	1.0	8	35
	11~<14岁	1.3	11	45
	≥14岁	1.4	12	55
摄入过量	◆ 长期大量摄入维生素B_6补充剂可能会引起毒副作用，主要表现为感觉神经疾病和光敏感反应，另外长期大量服用维生素B_6容易引起血小板聚集和血栓形成，可出现头疼、恶心、眩晕、疲劳、视力模糊、月经量过多等症状，还可以引起低血糖、血栓性静脉炎、血清胆固醇升高以及骨骼肌无力。			

物质	维生素B$_6$
摄入不足	◆维生素B$_6$在食物中广泛存在，单纯的维生素B$_6$缺乏比较少见，通常与其他B族维生素缺乏同时存在。 ◆人体缺乏维生素B$_6$可引发皮肤炎症、神经和精神症状以及免疫功能降低，包括虚弱、失眠、周围神经痛、唇干裂、脂溢性皮炎、舌炎、口炎、贫血等。常见于眼、鼻以及口腔周围的脾胃，并可扩展至面部、前额、耳后、阴囊及会阴处。临床表现为唇干裂、舌炎、口腔炎症；颈项、前臂和膝部出现色素沉着；并可出现神经官能症，如抑郁、易激怒、人格行为改变等。 ◆维生素B$_6$缺乏还会引起免疫功能受损、消化系统紊乱等，对婴幼儿影响较大，婴幼儿长期缺乏维生素B$_6$可使体重下降，出现烦躁、抽搐、癫痫样惊厥、呕吐、腹痛以及脑电图异常等临床症状。补充维生素B$_6$后症状消失。
主要食物来源	◆维生素B$_6$广泛存在于各种食物中，含量最高的为干果和鱼肉、禽肉类，其次为豆类、肝脏等，蔬菜和水果中维生素B$_6$的含量较低。

部分常见食物中维生素B$_6$的含量（毫克/100克，可食部）

食物名称	含量	食物名称	含量	食物名称	含量
葵花子（熟）	0.9	鲭鱼	0.3	西蓝花	0.2
辣椒（尖、红）	0.8	芹菜	0.3	辣椒（青、尖）	0.2
榛子（熟）	0.6	猪肝	0.3	胡萝卜	0.2
金枪鱼	0.5	土豆	0.3	大葱	0.2
鸡胸脯肉	0.5	羽衣甘蓝	0.3	南瓜	0.2
黄豆	0.5	鸡翅	0.3	丝瓜	0.1
花生（熟）	0.4	猪肉	0.2	羊肉	0.1
腰果（熟）	0.4	松仁（熟）	0.2	草鱼	0.1
西瓜子（熟）	0.4	韭菜	0.2	鲫鱼	0.1
牛肉	0.3	香蕉（红皮）	0.2	油菜	0.1

Rayman妈妈 **提示**

◆维生素B$_6$与维生素B$_1$、维生素B$_2$、泛酸、维生素C和镁配合作用效果最佳。

◆维生素B$_6$在人体内仅停留8小时，需每天补充。

◆当食用大量蛋白质的时候必须摄取更多的维生素B$_6$。

维生素B$_{12}$——钴胺素（vitamin B$_{12}$/cobalamine）

维生素B$_{12}$是相当特别的维生素，蔬菜中几乎完全找不到。它是唯一含必需矿物质的维生素，因含钴而呈红色，又称"红色维生素"，是少数有色的维生素。维生素B$_{12}$虽属B族维生素，却能储藏在肝脏内。在用尽储藏量后，经过半年以上才会出现缺乏症状。

人体维生素B$_{12}$需要量极少，只要饮食正常就不会缺乏，但少数吸收不良的人及素食者需特别注意。因为维生素B$_{12}$不存在于植物中，只有紫菜及海藻类蕴含，但其形态无法被人体吸收。维生素B$_{12}$需要肠道分泌物（内源因子）帮助才能被吸收，有的宝宝由于胃肠异常，缺乏这种内源因子，即使膳食中来源充足也会患恶性贫血。

物质	维生素B$_{12}$		
作用	◆促进红细胞的发育和成熟，使机体造血机能处于正常状态，预防恶性贫血。 ◆以辅酶的形式存在，可以增加叶酸的利用率，促进碳水化合物、脂肪和蛋白质的代谢。 ◆可促进蛋白质的合成，对婴幼儿的生长发育有重要作用。 ◆消除烦躁不安，集中注意力，增强记忆及平衡感。 ◆神经系统功能健全不可缺少的维生素，参与神经组织中一种脂蛋白的形成，维护神经系统健康。		
DRIs /（毫克/天）	年龄	EAR	RNI
	0~<6个月	—	0.3（AI）
	6个月~<1岁	—	0.6（AI）
	1~<4岁	0.8	1.0
	4~<7岁	1.0	1.2
	7~<11岁	1.3	1.6
	11~<14岁	1.8	2.1
	≥14岁	2.0	2.4
摄入过量	◆迄今为止未见从食物或补充剂中摄入过量维生素B$_{12}$有害人体健康的报道。		

物质	维生素B$_{12}$
摄入不足	维生素B$_{12}$缺乏病不罕见，其对健康的影响，特别是老人、素食者、哺乳期妈妈为素食者的婴幼儿尤其明显。缺乏原因： ◆膳食摄入不足。 ◆各种因素引起的胃酸减少。 ◆胰蛋白酶分泌不足。 ◆回肠疾病及血清转钴胺素Ⅱ运输蛋白合成减少等均可导致维生素B$_{12}$吸收减少，进而导致维生素B$_{12}$缺乏。 ◆有研究表明，常染色体隐性遗传病造成的先天性维生素B$_{12}$运转及代谢异常也会导致维生素B$_{12}$缺乏。维生素B$_{12}$缺乏会引起巨幼红细胞性贫血、神经系统损害，以及高同型半胱氨酸血症（维生素B$_{12}$缺乏与叶酸缺乏一样可以引起高同型半胱氨酸血症）。
主要食物来源	◆动物性食物 肉类、动物内脏、鱼、蟹、虾、禽、贝壳类及蛋类。

部分常见食物中维生素B$_{12}$的含量（毫克/100克，可食部）

食物名称	含量	食物名称	含量	食物名称	含量
牛肝	97.0	蟹	3.0	龙虾	1.4
羊肝	81.1	鲑鱼	3.2	比目鱼	1.3
全谷	20.0	牛肉	2.8	鸡蛋	1.1
猪肝	26.0	金枪鱼	2.6	猪肉	0.9
鸡肝	16.8	羊肉	2.6	巧克力	0.8
沙丁鱼	9.0	鳕鱼	2.1	虾	0.7
牡蛎	8.7	鸡蛋黄	1.9	脱脂奶	0.5
鸭蛋	5.4	火鸡肉	1.7	全脂奶	0.4
鲭鱼	4.2	海鲈鱼	1.7	酸奶	0.4
全脂奶粉	4.0	石斑鱼	1.6	鸭肉	0.4
乳酪	3.8	箭鱼	1.6	鸡肉	0.3

维生素B₉——叶酸（vitamin B₉/folic acid）

叶酸是B族维生素中的一种，叶酸在肠壁、肝脏以及骨髓等组织细胞中，经过叶酸还原酶作用，还原成具有生理活性的四氢叶酸。

物质	叶酸			
作用	◆参与核酸和蛋白质的合成。 ◆参与DNA甲基化。 ◆参与同型半胱氨酸代谢。			
	年龄	RNI	EAR	UL
	0～<6个月	65（AI）	—	—
	6个月～<1岁	100（AI）	—	—
DRIs/（微克DFE/天）	1～<4岁	160	130	300
	4～<7岁	190	150	400
	7～<11岁	250	210	600
	11～<14岁	350	290	800
	≥14岁	400	320	900
摄入过量	天然食物中的叶酸不存在摄入过量而导致中毒的问题，但是长期摄入大剂量合成叶酸，可能产生以下毒副作用： ◆干扰抗惊厥药物的作用，诱发病人惊厥发作。 ◆干扰锌的吸收。 ◆掩盖维生素B₁₂缺乏的早期表现，可能延误对神经系统损害的诊断和治疗，进而有可能导致严重的不可逆转性神经损害。			
摄入不足	◆缺乏可导致巨幼红细胞性贫血，表现为头晕、乏力、神情萎靡、面色苍白，并可出现舌炎、食欲下降以及腹泻等消化系统症状。 ◆可使孕妇先兆子痫、胎盘早剥的发生率增高，胎盘发育不良，导致自发性流产。孕早期叶酸缺乏可引起胎儿神经管缺陷，主要为脊柱裂和无脑畸形等中枢神经系统发育异常。 ◆可导致高同型半胱氨酸血症。			
主要食物来源	◆叶酸广泛存在于各种动、植物性食物中。富含叶酸的食物为动物肝脏、豆类、酵母、坚果类、深绿色叶类蔬菜以及水果。			
备注	◆DFE表示膳食叶酸当量，计算公式：DFE（微克）=膳食叶酸（微克）+1.7×叶酸补充剂			

由于食物叶酸与合成叶酸生物利用率不同，因此，有必要在计算叶酸摄入量时，分别统计来源于天然食物的叶酸和强化食物及补充剂的叶酸，以计算DFE/天，例如，来源于水果、蔬菜、肉类、豆类及奶制品食物的叶酸共250微克；来源于叶酸补充剂和食物强化的叶酸共200微克，则总叶酸摄入量为250微克+1.7×200微克=590微克DFE。

部分常见食物中叶酸的含量（微克/100克，可食部）					
食物名称	含量	食物名称	含量	食物名称	含量
猪肝	425.1	花生米	63.8	菜豆（四季豆）	15.6
西瓜子（黑）	223.4	韭菜	61.2	大白菜（白口）	14.8
黑豆	181.1	小白菜	57.2	芹菜（茎）	13.6
元蘑（干）	173.6	橘子	52.9	香蕉（红皮）	11.2
鸡毛菜	165.8	腐竹	48.4	茄子	9.8
芦笋（绿）	145.5	豆腐（北）	39.8	猪肾	9.2
油菜	103.9	草莓	31.8	苹果	6.3
娃娃菜	86.4	西蓝花（绿）	29.8	番茄	5.6
彩椒	83.4	菠萝	25	牛肉（中胸）	4.0
鸡蛋（红皮）	70.7	山楂	24.8	羊肉（上脑）	1.7

烟酸（niacin）

烟酸又名"尼克酸""抗癞皮病因子"。

物质	烟酸					

作用
- ◆ 参与能量与氨基酸代谢。
- ◆ 参与蛋白质等物质的转化。
- ◆ 调节葡萄糖代谢。

DRIs /（毫克/天）	年龄	EAR/（毫克NE/天）		RNI/（毫克NE/天）		UL/（毫克/天）	
		男	女	男	女	烟酸	烟酰胺
	0~<6个月	—	—	2（AI）	2（AI）	—	—
	6个月~<1岁	—	—	3（AI）	3（AI）	—	—
	1~<4岁	5	5	6	6	10	100
	4~<7岁	7	6	8	8	15	130
	7~<11岁	9	8	11	10	20	180
	11~<14岁	11	10	14	12	25	240
	≥14岁	14	11	16	13	30	280

摄入过量
- ◆ 目前尚未见因食物中的烟酸引起中毒的报道。烟酸对人体的毒性报道主要见于服用烟酸补充剂、烟酸强化食品以及临床采用大量烟酸治疗高脂血症时病人所出现的副反应，随着剂量减少而缓解。

摄入不足
- ◆ 烟酸缺乏引起的全身性疾病称为糙皮病或癞皮病（pellagra），其起病缓慢，早期表现往往有食欲减退、倦怠乏力、体重下降、腹痛不适、消化不良、容易兴奋、注意力不集中、失眠等非特异性病症，随着病情进展，可以出现比较典型的症状，即皮炎（dermatitis）、腹泻（diarrhea）及痴呆（dementia），又称为"3D症状"。
- ◆ 烟酸缺乏常与维生素B_1、维生素B_2缺乏同时存在。

主要食物来源
- ◆ 烟酸及烟酰胺广泛存在于食物中，动物内脏、瘦畜肉、鱼，以及坚果类食物富含烟酸和烟酰胺；乳、蛋中的含量虽然不高，但色氨酸较多，可以转化为烟酸。谷类中的烟酸80%~90%存在于它们的种子皮中，故加工对其影响较大。

部分常见食物中烟酸的含量（微克/100克，可食部）

食物名称	烟酸/（毫克/100克）	色氨酸/（毫克/100克）	烟酸当量/（毫克NE/100克）	食物名称	烟酸/（毫克/100克）	色氨酸/（毫克/100克）	烟酸当量/（毫克NE/100克）
口蘑	44.3	32	44.8	小麦粉	2.0	139	
花生仁	17.9	229	21.7	鸡蛋	0.2	220	
香菇	20.5	39	21.2	玉米	2.3	80	

食物名称	烟酸/（毫克/100克）	色氨酸/（毫克/100克）	烟酸当量/（毫克NE/100克）	食物名称	烟酸/（毫克/100克）	色氨酸/（毫克/100克）	烟酸当量/（毫克NE/100克）
鸡胸肉	10.8	226	14.6	蛤蜊	1.5	120	
瘦猪肉	5.3	267	9.8	高粱米	1.6	—	
黄豆	2.1	455	9.7	土豆	1.1	29	
瘦牛肉	6.3	162	9.0	海带	1.3	7.0	
瘦羊肉	5.2	223	8.9	豆角	0.9	22.0	
海鳗	3.0	205	6.4	菠菜	0.6	36.0	
带鱼	2.8	207	6.3	甘薯	0.6	24.0	
海虾	1.9	171	4.8	茄子	0.6	10.0	
小米	1.5	178	4.5	大白菜	0.6	10.0	
稻米	1.9	142	4.3	桃	0.7	7.0	

维生素B$_5$——泛酸（vitamin B$_5$/Pantothenate）

物质	泛酸	
作用	◆ 参与脂质代谢。 ◆ 参与碳水化合物和蛋白质的代谢。 ◆ ACP（酰基载体蛋白）：脂肪酸合成酶复合体的组成部分。	
RNI/（微克/天）	年龄	AI
	0～<6个月	1.7
	6个月～<1岁	1.9
	1～<4岁	2.1
	4～<7岁	2.5
	7～<11岁	3.5
	11～<14岁	4.5
	≥14岁	5.0
摄入过量	◆ 泛酸过量以及其毒性作用罕见。人类服用大剂量（10克/天～20克/天）泛酸可以很好耐受，偶尔产生轻度肠道不适和腹泻。	

物质	泛酸
摄入不足	◆膳食因素引起的单纯泛酸缺乏十分少见，"二战"期间出现了一种"灼足综合征"，主要表现为足部麻木和灼烧感，认为与泛酸缺乏有关。有关泛酸缺乏多见于长期使用缺乏泛酸的半合成膳食或为使用泛酸拮抗剂的结果。严重者可观察到疲乏、情感淡漠和全身乏力、胃肠不适、情绪失常、手脚感觉异常、肌无力或者步态摇晃、对胰岛素的敏感性降低和抗体产生减少等，补充大量泛酸后这些症状和体征好转。
主要食物来源	◆泛酸在自然界有广泛的食物来源，主要是肝、肾、蛋黄、肉类和全谷食品。

部分常见食物中泛酸的含量（毫克/100克，可食部）

食物名称	含量	食物名称	含量	食物名称	含量
肝（鸡、鸭、鹅）	6.1~6.3	燕麦	1.3~1.5	紫菜（鲜）	0.5
肝（牛、羊、猪）	6.0~7.2	蘑菇（鲜）	1.1~1.6	螃蟹	0.4
乳清（干）	5.6	小麦	0.9	乳清（液）	0.4
肾（牛、羊、猪）	3.3~4.2	鳄梨（牛油果）	0.9~1.4	牛奶	0.4
蛋黄（鲜）	3.0	鲤鱼	0.8	胡萝卜	0.3~0.4
心（牛、羊、猪）	2.5~2.6	小米	0.8	羊奶	0.3
胚芽	2.3	玉米	0.8~1.6	牡蛎	0.2~0.5
全奶粉	2.3	豆（成熟）	0.8~1.5	南瓜	0.2~0.3
麦麸	2.2	鸡肉	0.8~1.2	豆腐干	0.13
蛋（全）	1.8~1.9	猪肉	0.8~0.9	羽衣甘蓝	0.1~0.3
花生	1.8	牛肉	0.7−0.9	芋头	0.1~0.3
核桃（干）	1.7	海带（鲜）	0.6	大白菜	0.1
大米	1.5	花椰菜	0.6	苹果	0.1

维生素C——抗坏血酸（vitamin C/ascorbic acid）

维生素C又称"抗坏血酸"，能帮助身体功能运作，治疗疾病，是维持生命不可缺少的营养素。如果维生素C缺乏，会导致宝宝生长延缓，甚至患上坏血病。

物质	维生素C
作用	◆羟化作用 ①帮助肌肤和骨骼胶原蛋白生成，增加皮肤和黏膜的愈合和抗感染能力。 ②帮助叶酸和矿物质代谢，摄取葡萄糖和氨基酸。 ③帮助钙运化和沉积到骨骼和牙齿，维持骨质密度。 ④参与并促进胆固醇转化为胆汁酸的羟化过程。 ⑤促进氨基酸合成神经递质5-羟色胺及去甲肾上腺素。 ◆抗氧化作用 ①将不易吸收的三价铁还原为易吸收的二价铁，促进铁的吸收，是治疗缺铁性贫血的重要辅助维生素。 ②将无活性的叶酸还原为具有生物性的四氢叶酸，防止巨幼细胞性贫血。抵御低密度脂蛋白的氧化，预防动脉粥样硬化的发生。 ③预防和延缓维生素A、维生素E的氧化，使得生育酚自由基重新还原为生育酚。 ◆提高机体免疫力 ①白细胞的吞噬功能有赖于血浆维生素C水平。 ②维生素C能通过抗氧化的作用促进抗体形成。 ◆解毒功能 ①维生素C具有较强的还原作用，可以与重金属离子结合为复合物排出体外。 ②维生素C中的氧带浮点，能与金属离子结合经尿排出体外。 ③增强混合功能氧化酶活性，催化药物、毒素在内质网上的羟化作用以及其解毒过程。

DRIs/ （毫克/天）	年龄	RNI	EAR	UL
	0~<6个月	40（AI）	—	—
	6个月~<1岁	40（AI）	—	—
	1~<4岁	40	35	400
	4~<7岁	50	40	600
	7~<11岁	65	55	1000
	11~<14岁	90	75	1400
	≥14岁	100	85	1800

摄入过量	◆维生素C的分解代谢物是草酸盐，过量摄入维生素C时，草酸盐排泄增加，可能导致泌尿系统结石。成人每天超过2克~3克的维生素C，可引起渗透性腹泻，此时小肠蠕动加速，导致腹痛、腹泻等症状，且容易造成人体脱水。国内尚缺少婴儿维生素C的UL数据。

物质	维生素C
摄入不足	◆短期内可造成轻度疲乏，进而出现全身乏力、倦怠、皮肤出现瘀点或瘀斑、牙龈疼痛或发炎等，维生素C缺乏的特异性体征是毛囊过度角化并伴有出血性晕轮。 ◆长期缺乏则能够导致坏血病，其病理改变是以胶原蛋白结构受损，合并毛细血管广泛出血为特征。主要特征为： ①出血：牙龈出血、鼻出血、皮下片状瘀斑、骨膜下出血，甚至出现血尿、便血以及贫血，严重时偶有胸腔、腹腔、颅内出血。 ②牙龈炎：牙龈结缔组织结构受损，导致牙龈萎缩、牙根暴露，严重时牙齿松动与脱落。 ③骨骼病变与骨质疏松：骨骼有机质形成不良导致骨骼病变与骨质疏松，出现关节疼痛、骨痛甚至骨骼变形。
主要食物来源	◆维生素C的主要来源是新鲜的蔬菜与水果，如绿色和红、黄色的辣椒、菠菜、韭菜、番茄、柑橘、山楂、猕猴桃、鲜枣、柚子、草莓和橙子等；野生的蔬菜和水果，如苜蓿、苋菜、刺梨、沙棘、酸枣等维生素C含量尤其丰富。如能经常摄入丰富的新鲜蔬菜和水果，并合理烹调，一般能满足身体需要，动物性食物仅肝脏和肾脏含有少量的维生素C，鱼、肉、禽、蛋和牛奶等食品中含量较少，谷类及豆类维生素C含量较少，薯类则含一定量的维生素C。

Rayman妈妈知识小链接：维生素C的最佳搭配

①维生素E和β-胡萝卜素：和维生素C同被列为强力抗酸化的维生素E，可以预防体内酸化、皮肤病和不当生活习惯引起的慢性疾病，如高血压等；用维生素E、β-胡萝卜素再搭配上维生素C，更能提高效果。

富含维生素E的食物：卷心菜、胡萝卜、茄子、鸡肝、葵花子等。富含β-胡萝卜素的食物：油菜、荠菜、苋菜、胡萝卜、花椰菜、甘薯、南瓜、黄玉米等。

②铁：铁是预防贫血的无机物，尤其女性更容易缺乏。搭配维生素C服用，能提高铁的吸收。建议有贫血的人可一起摄取铁和维生素C。富含铁的食物有猪血、猪肝、黑木耳、大枣等。

③钙：众所周知，钙是构建骨骼的材料，和维生素C一起服用，可以大大提高身体对钙质的吸收率，为了强化骨骼，还可以搭配部分镁。富含钙的食物有虾皮、大米、面粉、菠菜、豆奶、小白菜、牛奶等。

部分常见食物中维生素C的含量（毫克/100克，可食部）

食物名称	含量	食物名称	含量
酸枣	900	白菜（脱水）	187
枣（鲜）	243	野苋菜（假苋菜）	153
辣椒（红、小）	144	大白菜（白梗）	47
苜蓿	118	草莓	47
大蒜（脱水）	79	水萝卜（脆萝卜）	45
萝卜缨	77	木瓜（番木瓜）	43
芥蓝（甘蓝菜）	76	荔枝	41
甜椒（灯笼椒、柿子椒）	72	蒜苗	35
芥菜（大叶、盖菜）	72	金橘（金枣）	35
番石榴	68	橙子	33
豌豆苗	67	柿子	30
辣椒（青、尖）	62	柑橘	28
中华猕猴桃	62	葡萄	25
花椰菜	61	柠檬	22
苦瓜（凉瓜）	56	芦荟	19
红果（大山楂）	53	菠萝（凤梨）	18
西蓝花（绿菜花）	51	苹果（红香蕉）	3

胆碱（choline）

物质	胆碱
作用	◆构成生物膜的重要成分。 ◆参与信息传递。 ◆调控细胞凋亡。 ◆保证神经系统发育。 ◆促进肝脏脂肪代谢。 ◆参与体内转甲基代谢。

物质	胆碱			
	年龄	AI		UL
		男	女	
DRIs/（毫克/天）	0～<6个月	120		1500
	6个月～<1岁	150		2000
	1～<4岁	200		2500
	4～<7岁	250		3000
	7～<11岁	300		3000
	11～<14岁	400		3000
	≥14岁	500	400	3000
摄入过量	◆毒理学资料表明胆碱虽然属于低毒性，但大量摄入对动物有生长抑制的作用，通过静脉和腹腔注射等非膳食途径过量摄入胆碱可能与人类出现体臭、出汗、流涎、低血压以及肝脏毒性有关。			
摄入不足	◆肝脏脂肪变性：胆碱缺乏会导致肝脏功能异常。 ◆影响神经发育：缺乏胆碱可引起胎儿神经管畸形（NTDs）。			
主要食物来源	◆胆碱广泛存在于各种食物中，它在食物中以卵磷脂的形式存在于各类食物的细胞膜中，在肝脏、肉类、蛋类、花生、豆制品、乳类中含量很丰富。			

部分常见食物中胆碱的含量（毫克/100克，可食部）

食物名称	含量	食物名称	含量
猪肝	359	全脂奶粉	48
牛肉干	179	腰果（熟）	46
牛肝菌（干）	139	小麦面粉（标准粉）	42
豆腐皮	137	牛肉（背部肉）	39
鸡蛋（红皮）	124	挂面	37
带鱼	108	花生（烤）	36
葵瓜子（熟）	103	腐竹	34
鸡腿菇（干）	94	茶树菇（干）	27
开心果（熟）	90	豆腐（北豆腐）	27
松仁（熟）	69	玉米粒（黄、干）	23
猪肉（里脊）	60	牛奶	22

食物名称	含量	食物名称	含量
虾仁（红）	59	籼米	22
蜂蜜（槐花）	58	饺子（猪肉馅）	20
燕麦片	54	鸡胸脯肉	14
小米（黄）	51	豆浆	6

生物素（biotin）

物质	生物素	
作用	◆作为生物素依赖性羧化酶的辅酶。 ◆基因调节作用。	
DRIs /（微克/天）	年龄	AI
	0～<6个月	5
	6个月～<1岁	9
	1～<4岁	17
	4～<7岁	20
	7～<11岁	25
	11～<14岁	35
	≥14岁	40
摄入过量	◆生物素的毒性很低，目前还没发现生物素对人和动物有何不利影响。	
摄入不足	◆生物素的食物来源相当广泛，并且能由肠道细菌合成，人和动物发生生物素缺乏的概率非常低。临床表现为皮肤和中枢神经系统症状，大部分患者会出现毛发变细，失去光泽甚至脱发；皮肤鳞片状和红色皮疹，类似于念珠菌感染的皮疹，和锌缺乏皮疹也很相似；有的患者会出现结膜炎。 ◆婴儿肠外营养6～9个月会产生面部脂肪分布异常、毛发稀少，婴儿生物素缺乏最严重的神经症状是狂躁、嗜睡症和发育迟缓，并可引起婴儿猝死综合征；发展中国家严重蛋白能量营养不良的儿童也发现有生物素缺乏，影响婴幼儿的生长发育。	
主要食物来源	◆生物素广泛存在于天然食物中，但与其他大部分水溶性维生素相比含量较低。生物素含量相对丰富的食物有谷类、坚果、蛋黄、酵母、动物内脏和某些蔬菜。不同食物中生物素含量差别较大，并且受到季节、加工方式的影响；谷物中与蛋白质结合的生物素不易降解，其利用率可能低于动物性食物。	

部分常见食物中生物素的含量（微克/100克，可食部）

食物名称	含量	食物名称	含量	食物名称	含量
花生	107.9	核桃	19	松仁（熟）	8.2
葵花子	104.0	腰果（熟）	18.9	龙眼（干）	8.7
榛子	90.1	燕麦片	15.2	苦苣菜	7.6
茶树菇（干）	86.5	莜麦面	11.9	小麦粉	7.6
猪肝	61.9	荞麦面	11.5	豆腐（北）	7.2
咖啡豆	56.1	豇豆	9.9	蟹	7
牛肝菌（干）	55.2	甘蓝	9.8	根芹	6.9
杏仁（熟）	49.0	鸡蛋	9.4	小米（黄）	6.9
乌鸡蛋	41.4	猪舌	8.8	荞麦	6
辣椒	41.4	芥蓝	8.7	全脂奶粉	2.5
腐竹	39.4	豌豆苗	8.7	麦胚	2.0
麸子	45	榴梿	8.5	猪肉	2.9

06

矿物质——不可或缺的营养素

人体各组织中约有60余种化学元素，其中碳、氢、氧和氮构成约占体重95%的有机物和水，其余元素无论以何种形式存在、含量多少都统称为无机盐。钙、镁、钾、钠、硫、磷、氯7种元素的含量约占人体总体重的60%～80%，称为常量元素；其他元素在体内的含量极少，低于体重的0.01%，共14种，称为微量元素。其中的碘、铁、铜、锌、锰、钴、钼、铬、硒、氟等10种元素是机体活动必需的，在体内不能产生和合成，需由食物来提供，被称为必需微量元素。

钙（calcium）

钙是人体内含量最多的矿物质。

物质	钙
作用	◆ 构成骨骼和牙齿的主要成分。 ◆ 参与维持多种生理功能： ①离子钙与钾、钠和镁离子的平衡，共同调节神经肌肉的兴奋性，包括骨骼肌、心肌的收缩，平滑肌以及非肌肉细胞的活动和神经兴奋性的维持。 ②钙离子参与调节生物膜的完整性和通透性，对细胞功能的维持、酶的激活等都起到重要作用。 ③细胞内钙离子参与调节多种激素和神经递质的释放，作为细胞内第二信使，介导激素的调节作用，如调节消化、能量及脂肪代谢相关激素的产生等。 ◆ 作为辅助因子，参与血液凝固多个过程，有助于止血与伤口的愈合。 ◆ 与调节血压、铁的跨膜运转等生理功能有关。

物质	钙			
	年龄	RNI	EAR	UL
DRIs/（毫克/天）	0～<6个月	200（AI）	—	1000
	6个月～<1岁	250（AI）	—	1500
	1～<4岁	600	500	1500
	4～<7岁	800	650	2000
	7～<11岁	1000	800	2000
	11～<14岁	1200	1000	2000
	≥14岁	1000	800	2000
摄入过量	◆高血钙症与高钙尿症：当血清钙水平达到或超过110毫克/升时称为高血钙症。高血钙可以由摄入过量的钙和/或维生素D引起，但更多的是因甲状旁腺机能亢进所致。当血钙水平超过120毫克/升时，肾脏的重吸收能力达到极限，导致高钙尿的出现，可能引起肾功能不全、血管及软组织钙化和肾结石。 ◆奶碱综合征：高血钙症或伴有代谢性碱中毒和肾功能不全的综合征。 ◆增加软组织钙化及心血管病的危险。 ◆增加肾结石的危险性。 ◆与其他矿物质的相互作用。			
摄入不足	◆血钙过低。 ◆骨骼钙化与骨质疏松。 ◆其他疾病：钙缺乏除与骨健康相关外，流行病学研究提示缺钙还可能与糖尿病、心血管病、高血压、某些癌症等慢性疾病及牙周病等相关。			
主要食物来源	◆牛奶及其制品是膳食钙的最好来源。鲜乳钙含量介于1000毫克/升～1200毫克/升，脱脂奶粉更高一点。 ◆大豆及其制品也是钙的很好来源，豆腐钙含量为100毫克/100克～140毫克/100克。 ◆深绿色叶菜和花椰菜也含有较多的钙，介于50毫克/100克～130毫克/100克，但苋菜、菠菜和空心菜虽然含钙量较高，但因含有较多的草酸，吸收率较低。 ◆豆角、豆荚等新鲜豆类含钙约30毫克/100克，其他蔬菜含钙量低。 ◆水果除柑橘类含有较多的钙（20毫克/100克～30毫克/100克）外，其他水果含钙量低。 ◆动物性食材中，贝类含量最高，多高于200毫克/100克，鱼类的钙含量也较高，大多介于50毫克/100克～150毫克/100克，蛋类含50毫克/100克～60毫克/100克，畜肉和禽类含钙量低，一般<15毫克/100克。 ◆芝麻和连骨小鱼虽然钙含量较高，但日常摄入量有限，对膳食钙的贡献较小。 ◆饮水钙含量与水的硬度有关。硬度高的可达60毫克/100克～140毫克/100克，硬度低的可在60毫克/升以下。			

部分常见食物中钙的含量（微克/100克，可食部）

食物名称	含量	食物名称	含量	食物名称	含量
虾皮	991	扇贝	142	白萝卜	36
全脂奶粉	676	牛奶（鲜）	104	母乳	30
芝麻	620	小白菜	90	豆角	29
河虾	325	鲫鱼	79	橙	20
海蟹	208	西蓝花	67	豆浆	10
黄豆	191	鸡蛋	56	米饭	7
豆腐	16	草鱼	38	瘦肉	6
菜心	156	馒头	38	苹果	4

宝宝缺钙怎么办

如果宝宝缺钙，父母要在饮食和护理方面注意以下几点：

- 钙元素摄入量是否充足，请家长参照需要量。
- 钙元素与其他元素的配比是否合理。

实验室数据表明，当宝宝骨骼中钙磷比例达到2∶1的时候，骨骼沉积是最合理的。但实验室的数据没有考虑到实际生活中的其他环境因素影响，现在中国已经是高磷区，含磷洗衣粉和粮食作物大量使用了磷肥，导致了饮水和食物当中的磷含量已经很充足，家长添加钙丰富的辅食同时，要避免给宝宝吃太多含有磷酸盐、草酸（例如菠菜、草莓等）和蛋白质的食物，以免吃进去的钙和这些食物产生反应，生成不容易消化的沉淀物，影响钙的吸收。特别是选择补钙制剂的时候，不建议选择钙磷复合的营养制剂。

- 钙元素是否能够吸收和沉积在身体内。含有可利用钙元素的食材比例明显有差别：母乳钙的吸收率最高，正常情况下可以达到80%以上；乳制品中的钙吸收率一般可以达到60%左右（无添加的有机纯奶）；豆类、虾皮、芝麻、核桃等坚果中钙吸收可以达到45%以上，其他食物钙在30%左右。如果食物搭配合理，吸收率能提高到60%以上。食材的优势是含量虽小（正常饮食不会缺钙），但是均衡、全面、吸收率高，所以一般营养专家都建议食疗先行。只有当食疗调理达不到效果的时候，才考虑营养补充剂，且只要检测指标达到后，即可退回到食疗方式。

营养型钙剂选择主要是根据含有可利用钙元素的多少、溶解度和吸收率的高低等因素来综合判断的。健康成人的氨基酸螯合钙的吸收利用率在45%左右，碳酸钙为40%，磷酸氢钙为23%，醋酸钙为22.2%，柠檬酸钙为21%，乳酸钙为13%，葡萄糖酸钙为9%。溶解度好的钙剂相对吸收也比较容易，左旋乳酸钙吸收率最高，其次是氯化钙、葡萄糖酸钙、氨基酸钙、柠檬酸钙和碳酸钙。碳酸钙的含钙量比较高，但是溶解度比较低。为了提高溶解度，国内厂家一般在制造过程中将碳酸钙研磨成超过10000目的超细粉末，然后加以黏合剂、崩解剂等，使药物在遇水过程中能迅速崩解，克服其溶解度低的缺点。这种钙剂因含有添加剂，一般不建议家长给宝宝服用。

● 在补钙的同时，还要注意为宝宝补充维生素D，因为维生素D会促进钙的吸收和利用。通常钙的吸收率在25%～50%，当宝宝生长迅速或身体缺乏钙的时候，钙的吸收率也会随着身体的需要而提高。

维生素AD滴剂主要是促进宝宝对钙的吸收，国际上建议出生28天后的宝宝就可以吃（有0～1岁宝宝专用的），每天一粒。妈妈可以将胶囊的外壳咬破，然后将里面的液体（油油的）滴进宝宝的嘴里就可以了，大多数宝宝还是很喜欢这个味道的！

如果正值盛夏，家长也可以选择在每天上午9点以前和下午5点以后带宝宝到户外。宝宝常常在户外活动可以更好地合成身体发育所需的维生素D，进而帮助钙的吸收，其效果比给宝宝吃维生素AD滴剂更好，也更安全。家长也不要错误地以为，只有在阳光下直晒才能补钙，其实只要在户外即便是避光处也是完全可以达到目的的；相反，如果在室内即便有阳光直射也不行，因为紫外线无法穿透玻璃。

夏日，在宝宝身体皮肤面积露出50%以上，接受阳光直射4个小时的情况下（树影斑驳也可以），可以不单独服用维生素AD滴剂；在冬季只露小脸和小手的情况下，按照国家推荐标准剂量服用；春、秋季节根据宝宝的时间和衣着适量添加。

● 要考虑宝宝胃肠的整体蠕动和吸收情况，不仅仅是钙元素，其他营养素也是同样道理。如果给予同样的食物，吸收率高的宝宝体质要明显高于吸收率低的宝宝。关于吸收率和蠕动率的提高，请与专业营养医师联系，有针对性地进行个体食疗调理。

● 建议多吃鱼类，特别是深海鲑鱼、三文鱼、金枪鱼、鲷鱼、鲽鱼等。酸奶、乳酪、豆浆、海苔等食物，应该均衡地分布在每天的饮食结构当中。

铁（iron）

在人体器官组织中，以肝、脾中铁的含量最高，其次为肾、心、骨骼肌与脑。

物质	铁
作用	◆参与体内氧的运输和组织呼吸过程。 ◆维持正常的造血功能。 ◆含有铁硫蛋白基团的铁硫蛋白参与一系列的基本生活反应，包括酶活性、线粒体呼吸作用、核糖体生物合成、辅助因子生物合成、基因表达调节和核苷酸代谢。 ◆可催化β-胡萝卜素转化为维生素A，参与嘌呤与较远的合成、抗体的产生、脂类在血液中的运转以及药物在肝的解毒等。 ◆可以增加中性粒细胞和吞噬细胞的吞噬功能，增强机体的抗感染能力。

出续表

物质	铁				
年龄	RNI		EAR		UL
	男	女	男	女	
0~<6个月	0.3（AI）		—		—
6个月~<1岁	10（AI）		7		—
1~<4岁	9		6		25
4~<7岁	10		7		30
7~<11岁	13		10		35
11~<14岁	15	18	11	14	40
≥14岁	16	18	12	14	40

（DRIs/（毫克/天））

摄入过量

◆ 急性铁中毒：会导致胃肠道出血性坏死，表现为恶心、呕吐和血性腹泻，并可以发生严重低血压、休克和昏迷，全身性的影响还包括凝血不良、代谢性酸中毒。

◆ 慢性铁中毒：由于机体无主动排铁的功能，铁在身体中的长期过量蓄积可导致铁负荷过度继而出现慢性中毒症状。血色素沉着症的发生就是由于铁储存过多而引起多器官损害，常表现为器官纤维化。受影响最大的是肝、胰、心脏和关节，以及脑垂体腺，还可导致肝癌的患病风险增加。

摄入不足

◆ 第一阶段：铁减少期（ID），仅有铁储存减少，表现为血清铁蛋白降低。

◆ 第二阶段：红细胞生成缺铁期（IDE），特征是因缺乏足够的铁而影响血红蛋白合成，或导致机体含铁酶减少及铁依赖酶活性降低，但尚未出现贫血。可以出现食欲低下，严重者发生渗出性肠病变及吸收不良综合征等，缺乏的儿童易烦躁，对周围不感兴趣。2岁以后的儿童铁缺乏可损害其认知能力，及时补充铁后也难以恢复，甚至可以导致不可逆的神经发育损伤。这一影响可持续至成年。长期铁缺乏使肌肉中氧化代谢受损，影响肌肉对能量的获取，从而降低身体耐力及运动能力。缺铁还会影响细胞介导的免疫功能，导致机体抗感染能力降低。

◆ 第三阶段：缺铁性贫血期（IDA），严重性取决于血红蛋白水平的下降程度。常见引起气短、头晕、心悸、工作能力下降等。儿童青少年则出现身体发育受阻，体力下降，注意力与记忆力调节过程障碍，学习能力下降，注意力和记忆力调节过程障碍，学习能力下降，易患感染性疾病等，此在妊娠早期贫血与早产、低出生体重儿与胎儿死亡有关，严重贫血可增加围产期母亲的死亡率。

主要食物来源

◆ 铁元素广泛存在于各种食物中，包括动物性食物和植物性食物。具体请家长参看营养搭配和吸收部分。

部分常见食物中铁的含量（毫克/100克，可食部）

食物名称	含量	食物名称	含量	食物名称	含量
黑木耳（干）	97.4	香菇（干）	10.5	香米	5.1
紫菜（干）	54.9	荞麦（带皮）	10.1	蒜薹	4.2
芝麻酱	50.3	葡萄干	9.1	糯米（紫红）	3.9
鸭血（白鸭）	30.5	猪血	8.7	羊肉（瘦）	3.9
黑芝麻	22.7	黄豆	8.2	毛豆	3.5
猪肝	22.6	赤豆	7.4	牛肉	3.4
口蘑（白蘑）	19.4	山核桃	6.8	花生	3.4
扁豆	19.2	虾皮	6.7	鹌鹑蛋	3.2
豆腐皮	13.9	鸡蛋黄	6.5	雪里蕻	3.2
海参	13.2	猪肾	6.1	菠菜	2.9
虾米	11.0	小米	5.1	枣（干）	2.3

| 平均吸收率 |

联合国粮食组织（FAO）/世界卫生组织（WHO）根据不同的膳食结构类型设定了3个吸收率水平：

15%，相当于摄入含大量动物性食物，并含丰富维生素C的美国和加拿大膳食；

10%，相当于摄入植物性食物为主的膳食，含大量谷物、蔬菜和少量肉、鱼和维生素C；

5%，相当于摄入严格的素食主义者。

| 怎样搭配才能吸收得更好 |

血红素铁：主要来自于肉、禽、鱼类食物中血红蛋白和肌红蛋白。

①当膳食中有肉类存在时，铁的吸收率平均为25%，钙含量丰富可部分减少植酸、草酸对铁吸收的影响，有利于铁的吸收，但大量的钙不利于血红素铁的吸收。

②膳食中脂肪的含量适当对铁的吸收有利，过高或过低均会降低铁的吸收率。

③各种碳水化合物对铁的吸收与留存有影响，特别是乳糖、蔗糖和葡萄糖。

④维生素A与β-胡萝卜素在肠道内可与铁结合，保持较高的溶解度，防止诸如植酸、多酚类对铁吸收的不利作用。

⑤研究发现，缺铁性贫血与维生素A缺乏往往同时存在，给维生素A缺乏者补充维生素A，即使铁的摄入量不变，铁的营养状况亦有所改善。

⑥维生素B_2有利于铁的吸收、转运与储存，当维生素B_2缺乏时，铁的吸收、转运与肝、脾储铁均受阻。在儿童贫血调查研究中，也发现贫血与维生素B_2缺乏有关。

⑦维生素C也有利于铁的吸收，在铁缺乏时，维生素C对铁吸收率的提高作用更为明显。

⑧无机锌和无机铁之间有较强的竞争关系，当一种过多时就会干扰另一种的吸收。

⑨粮谷类及蔬菜中的植酸盐和草酸盐能与铁形成不溶性盐，会影响铁的吸收。

蛋类中存在的一种卵黄高磷蛋白可干扰铁的吸收，使蛋类铁的吸收率降低。

非血红素铁：主要存在于植物性食物和乳制品中，占膳食铁的绝大部分。非血红素铁在吸收前，必须与结合的有机物如蛋白质、氨基酸和有机酸等分离，而且需先被还原成二价铁后才能被吸收，因此受膳食的因素影响较大。

①膳食中抑制非血红素吸收物质有植酸、多酚、钙等。

②对非血红素铁有促进吸收的因子有维生素C、肉、鱼、海产品和有机酸等。

宝宝缺铁怎么办

如果宝宝缺铁，家长要在饮食和护理方面注意以下几点：

• 作息时间不规律的宝宝，造血和储血功能比较弱，多数会出现贫血。因此，家长要给宝宝建立良好的作息规律。

• 6个月以上的宝宝，可以添加高质量（还可能强化了一些吸收率较低的铁）含铁米粉，也每天食用2个鸽子蛋大小的红枣，1岁以上的宝宝每天食用4个鸽子蛋大小的红枣，一般不会贫血。

- 加大活动量可以增加宝宝的新陈代谢和造血功能。
- 3岁以内的宝宝出现轻微的贫血不建议吃补血药，规律、定量的食补就可满足宝宝的需要。如果是中性或恶性贫血，则需要配合身体其他检查和治疗，因为这已经不仅仅是营养制剂能解决的问题了。

锌（zinc）

锌是合成蛋白质、DNA的主要物质，指挥和监督身体各种功能的有效运作，以及酶系统和细胞的维护。它能指挥肌肉的收缩，帮助合成胰岛素，是稳定血液状态和维持体内酸碱平衡的重要物质；它能使前列腺正常运作，是生殖器官发育的重要物质。

物质	锌				
作用	◆调节功能：是人体内100多种酶的组成部分，这些酶对人体组织呼吸功能的发挥和蛋白质、脂肪、糖、核酸等物质的代谢起着重要的调节作用。 ◆催化功能：是唾液蛋白、维生素A还原酶和视黄醇结合蛋白合成过程中的重要物质，促进味觉发展、维生素A的运输和利用，保护皮肤健康。 ◆结构功能：参与和维持酶的结构功能。 通过这三大基本功能，锌在人体发育、认知行为、创伤愈合、味觉和免疫调节方面发挥重要作用。				
DRIs/（毫克/天）	年龄	RNI		EAR		UL
		男	女	男	女	
	0～<6个月	2.0（AI）		—		—
	6个月～<1岁	3.5		2.8		—
	1～<4岁	4.0		3.2		8
	4～<7岁	5.5		4.6		12
	7～<11岁	7.0		5.9		19
	11～<14岁	10.0	9.0	8.2	7.6	28
	≥14岁	11.5	8.5	9.7	6.9	35

物质	锌
摄入过量	◆一般来说人体不易发生锌中毒，因此锌也被认为对人体相对无毒。高锌一般常见于职业中毒。锌中毒的反应为恶心、呕吐、腹泻、发热和嗜睡。同时高锌摄入可以观察到较低铜和铜蓝蛋白水平以及贫血，同时锌补充在生长发育或感染疾病方面产生的正面效应可以被铜及相关功能引起的负面效应掩盖或消除。
摄入不足	◆味觉障碍、偏食、厌食或异食。 ◆生长发育不良，矮小，瘦弱。 ◆腹泻（肠病性肢皮炎）。 ◆皮肤干燥、皮疹、伤口愈合不良、反复性口腔溃疡。 ◆免疫减退，反复感染。 ◆性发育或功能障碍、男性不育。 ◆认知能力差、精神萎靡、精神发育迟缓。 ◆妊娠反应严重，胎儿宫内发育迟缓，畸形率增高，生出低出生体重儿。 ◆产程延长，流产、早产。
主要食物来源	锌在食物中普遍存在，但是食物中锌含量差别很大，吸收利用也不相同。 ◆极好来源：一般来说，动物性来源的食物中如贝壳类海产品，红色肉类、动物内脏都是锌的极好来源。 ◆良好来源：干酪、虾、燕麦、花生酱、花生等。 ◆一般来源：干果类、谷类胚芽和麦麸也富含锌，一般植物性食物含锌较低，过细的加工过程可导致大量的锌丢失，如小麦加工成精面粉大约丢掉80%的锌。

需要额外补充的情况

当宝宝发生以下情况时，需要增加锌的摄入量：

- 当有伤口或者溃疡的时候，锌可以加速人体内部和外部伤口的愈合。

- 味觉迟钝的宝宝需要补锌，防止味觉丧失。

- 大量自汗、盗汗的时候需要补锌，夏季也应该给宝宝重点补锌。

- 当大量摄入胆固醇的时候，锌的增加可以减少胆固醇的蓄积。

- 有精神异常、精神障碍的宝宝。

- 摄取大量含有维生素B_6的食物和营养素时也要增加锌的摄入量。

宝宝缺锌怎么办

如果宝宝缺锌，首先建议采取食补的方法，多吃含锌量比较高的食物。如果需要通过药剂补锌，应在营养医师的指导下进行，以免造成微量元素中毒，危害宝宝的健康。另外，家长要在饮食和护理方面注意：

- 钙、锌不建议同时补，最好分开服用，以免相互竞争、抑制吸收，造成受体配比不合理。如果确实需要同时补，建议白天补锌，晚上补钙，效果比较好。

- 先天储备不良、生长发育迅速、未添加适量辅食的非母乳喂养的宝宝，断母乳不当、爱出汗、饮食偏速、经常吃富含粗纤维的食物，都是造成缺乏锌的主要原因，家长要尽量避免。

- 胃肠消化吸收不良、患感染性疾病、发热的宝宝，容易大量消耗锌，需要家长及时补充。

- 妊娠期和哺乳期如果妈妈的锌摄入不足也是导致宝宝锌缺乏的一个原因。

- 制作辅食的时候，不要添加含有谷氨酸钠的调味品，例如：味精、酱油等配料表中都含有这种成分。酱油等调味品建议至少在1岁以后再添加，并且钠和谷氨酸钠（味素）的含量需要严格控制。谷氨酸钠容易和锌结合形成不可溶解的谷氨酸锌，影响锌在肠道内的吸收。

- 区域环境的高锌和低锌对宝宝也有影响。我手里有一些各地宝宝的资料，他们全部是正常饮食，但尿锌含量很高，与平时他们多食海带、香菇、坚果、木耳、红枣等食物有关。家长们需要随之调整。

部分常见食物中锌的含量（毫克/100克，可食部）

食物名称	含量	食物名称	含量	食物名称	含量
生蚝	71.20	黄豆	3.04	鲍鱼	1.75
鱿鱼	14.98	海螺	2.89	酸奶	1.74
口蘑	9.04	蚕豆	2.84	鸭蛋	1.67
香菇	8.57	鲈鱼	2.83	黑木耳	1.66
花生油	8.48	莲子	2.78	乌鸡肉	1.60
芝麻	6.24	蚕蛹	2.77	糯米	1.54
羊肉	6.06	鲫鱼	2.75	豇豆（长）	1.46
葵花子	6.03	田螺	2.71	大米	1.45
甲鱼	4.40	燕麦	2.59	鹌鹑蛋	1.40
绿豆	2.48	兔肉	1.30	奶酪	4.13
海虾	2.38	鸡肉	1.29	银耳	4.11
百合	2.38	胡椒	1.23	芝麻酱	4.01
乌龙茶	2.35	蛤蜊	1.19	黄花菜	3.99
紫菜	2.30	河鳗	1.15	河蟹	3.68
赤豆	2.27	巧克力	1.02	杏仁	3.64
河虾	2.24	鸡蛋	1.01	豆蔻	3.64
鹌鹑	2.23	鸭肉	0.90	红茶	3.50
鲤鱼	2.08	草鱼	0.87	牛奶	3.36
核桃	2.05	猪肝	0.84	海蟹	3.32
鳝鱼	1.97	猪肉	0.84	狗肉	3.18
牛肉	1.77				

铜（copper）

　　铜是人体必需的微量矿物质，在摄入后15分钟即可进入血液中，同时存在于红细胞内外，可帮助铁质传递蛋白，在血红素形成过程中扮演催化的角色。并且在食物烹饪过程中，铜元素不易被破坏。

物质	铜			
作用	◆ 维持正常造血功能。 ◆ 促进结缔组织形成。 ◆ 维护中枢神经系统的正常功能。 ◆ 参与黑色素形成并维护毛发的正常结构。 ◆ 保护机体细胞免受超氧阴离子的损伤。			

	年龄	RNI	EAR	UL
DRIs/（毫克/天）	0～<6个月	0.30（AI）	—	—
	6个月～<1岁	0.30（AI）	—	—
	1～<4岁	0.30	0.25	2.00
	4～<7岁	0.40	0.30	3.00
	7～<11岁	0.50	0.40	4.00
	11～<14岁	0.70	0.55	6.00
	≥14岁	0.80	0.60	7.00

摄入过量	◆ 人体急性铜中毒偶见于误食铜盐、食用铜污染过的食物或饮料，摄入量往往超过20克，急性铜中毒的靶器官首先是胃肠道。 ◆ 低剂量突击性铜中毒是由于胃内聚积的铜刺激迷走神经导致恶心、呕吐和腹泻。 ◆ 稍高剂量的铜中毒除引起迷走神经反应外，还可直接刺激丘脑下部呕吐神经引起剧烈呕吐。 ◆ 大剂量铜的急性中毒反应包括：口腔有金属味、流涎、上腹疼痛、恶心呕吐及严重腹泻。 ◆ 慢性过量中毒：可导致肝硬化、中毒，会妨碍锌的吸收，导致锌减少甚至缺乏。
摄入不足	◆ 先天缺乏：遗传性铜代谢紊乱。 ◆ 后天缺乏：饮食、其他系统紊乱、疾病和治疗，如乳糜泻、Menke's（先天性铜代谢疾病，以中枢神经损伤为主，头发卷曲色浅为特征，幼儿骨骼缺陷如骨质减少和自发性肋骨骨折为特征）病、肠道吸收疾病、艾滋病（AIDS）和自身免疫病等。 ◆ 缺乏表现：缺铜性贫血、心血管受损、中枢神经受损、影响结缔组织机能和骨骼健康、Menke's病。
主要食物来源	◆ 铜广泛存在于各种食物中，含量丰富的食物包括坚果（如巴西坚果和腰果）、葵花子以及鹰嘴豆和肝、牡蛎等，在普通膳食中，天然食物如谷类、肉类和鱼类等可以提供50%的铜摄入量。

部分常见食物中铜的含量（毫克/100克，可食部）

食物名称	含量	食物名称	含量	食物名称	含量
酵母（鲜）	20.12	蕨菜（腌）	5.63	黄豆	1.35
生蚝	11.5	豆奶	5.57	花生（鲜）	0.68
松蘑（干）	10.30	青稞	5.13	小麦	0.43
章鱼	9.00	羊肝	4.51	鸡蛋	0.15
牡蛎	9.13	江虾	3.46	土豆	0.12
鹅肝	7.78	榛子（干）	3.0.	苹果	0.06
杏干	7.67	河蟹	2.97	猪肉（肥瘦）	0.06
鸭肝（母麻鸭）	6.27	松仁（生）	2.68	大白菜	0.05
白蘑	5.88	葵花子（生）	2.51	白萝卜	0.04

钾（potassium）

物质	钾		
作用	◆参与糖和蛋白质代谢。 ◆维持细胞正常的渗透压和酸碱平衡。 ◆维持神经肌肉的应激性。 ◆维持心肌的正常功能。		
DRIs /（毫克/天）	年龄	AI	PI
	0～＜6个月	350	—
	6个月～＜1岁	550	—
	1～＜4岁	900	—
	4～＜7岁	1200	2100
	7～＜11岁	1500	2800
	11～＜14岁	1900	3400
	≥14岁	2200	3900
摄入过量	◆一般摄入富含钾的食物不会导致钾过多，大量摄入含钾药物或口服钾制剂等可引起体钾过多。		

物质	钾
摄入不足	◆钾摄入不足常见于长期禁食、少食、偏食或厌食、呕吐、胃肠引流、腹泻、肠瘘，长期用泄剂引起的消化系统负荷增加，病理性的肾脏排出钾增多，以及高温、发热、呕吐引起的钾大量流失等。 ◆钾减少可以引起神经肌肉、消化、心血管、泌尿、中枢神经等系统发生功能性和病理性改变。 ◆钾缺乏10%以上表现为肌肉无力及瘫痪、心律失常、横纹肌肉裂解症及肾功能障碍等。肌肉无力一般从夏至开始，表现为站立不稳、无力或者登楼困难，随着缺乏的加重，可影响到躯干和上肢肌力，甚至影响呼吸肌，导致呼吸衰竭，同时厌食、恶心、呕吐、气胀，严重者可以发展为肠麻痹和肠梗阻、胃酸分泌减少。
主要食物来源	◆大部分食物都含有钾，但蔬菜和水果是钾最好的来源，每100克谷类中含钾100毫克～200毫克，豆类中含钾600毫克～800毫克，蔬菜和水果中含钾200毫克～500毫克，肉类中含钾150毫克～300毫克，鱼类中含钾200毫克～300毫克，每100克食物中含钾量高于800毫克以上的常见食物有黄豆、蚕豆、赤豆、豌豆、冬菇、竹笋、紫菜等。

部分常见食物中钾的含量（毫克/100克，可食部）

食物名称	含量	食物名称	含量	食物名称	含量
黄豆	1503	鲜蘑菇	312	小麦粉（标准粉）	190
赤豆	860	菠菜	311	胡萝卜	190
绿豆	787	猪肉（瘦）	305	白萝卜	173
海带（干）	761	牛肉（瘦）	284	桃	166
金针菇	610	带鱼	280	柑橘	154
花生（炒）	563	香蕉	256	鸡蛋	154
羊肉（瘦）	403	鸡	251	茄子	142
土豆	342	韭菜	247	羊奶（鲜）	135
鲤鱼	334	仙贝	226	苹果	119
芭蕉	330	菜花	200	牛奶	109

镁（magnesium）

物质	镁		
作用	◆激活多种酶的活性。 ◆对钾、钙离子通道的抑制作用。 ◆对激素的调节作用。 ◆促进骨骼生长。 ◆调节胃肠道功能。		
DRIs /（毫克/天）	年龄	EAR	RNI
	0～＜6个月	—	20（AI）
	6个月～＜1岁	—	65（AI）
	1～＜4岁	110	140
	4～＜7岁	130	160
	7～＜11岁	180	180
	11～＜14岁	250	220
	≥14岁	270	320
摄入过量	◆正常情况下，不易发生镁中毒。		
摄入不足	◆一般饮食不会发生镁缺乏，引起镁缺乏的主要原因与镁摄入不足、吸收障碍、肾排出增多有关。 ◆镁缺乏可影响神经机体的兴奋性，常见为肌肉震颤、手足抽搐、反射亢进、供给失调，有时出现幻觉，严重时出现胡言乱语、精神错乱等。		
主要食物来源	◆镁广泛存在于食物中，由于叶绿素是镁卟啉的螯合物，因此绿叶蔬菜是富含镁的食物。粗粮、坚果富含镁；肉类、淀粉类食物、牛奶的镁含量较少，除了食物外，从饮水中可以获得少量镁。		

部分常见食物中镁的含量（毫克/100克，可食部）

食物名称	含量	食物名称	含量	食物名称	含量	食物名称	含量
麸子	382	黑豆	243	高粱米	129	稻米	54
南瓜子	376	莲子	242	绿苋菜	119	小麦粉（标准粉）	50
山核桃	306	小麦（胚芽）	198	牛肉干	107	黄鱼	29

食物名称	含量	食物名称	含量	食物名称	含量	食物名称	含量
黑芝麻	290	芸豆	197	飘儿菜	91	鲢鱼	23
葵花子	287	大麦	158	金针菇	85	猪肉	16
杏仁	275	黄玉米楂子	151	甜菜叶	75	牛奶	11
虾皮	265	海参	149	毛豆	70	鸡蛋	10
荞麦	258	早糯谷	149	木耳菜	62	苹果	4

磷 (phosphorus)

物质	磷			
作用	◆构成骨骼和牙齿。 ◆参与能量代谢。 ◆参与糖、脂代谢。 ◆维持生物膜正常结构。 ◆构成遗传物质的重要成分。 ◆调节体内酸碱平衡。			
DRIs/（毫克/天）	年龄	RNI	EAR	UL
	0~<6个月	100（AI）	—	—
	6个月~<1岁	180（AI）	—	—
	1~<4岁	300	250	
	4~<7岁	350	290	
	7~<11岁	470	400	
	11~<14岁	640	540	
	≥14岁	710	590	—
摄入过量	◆一般情况下，不会由于膳食的原因引起磷过量。			
摄入不足	◆由于中国许多食物含磷丰富，故一般不会引起磷缺乏。早产儿及长期补钙、输入高营养物质的早产儿，患有甲亢、做过甲状腺切除手术的女性，长期静脉高营养的病人、创伤和败血症病人以及长期服用氢氧化铝、氢氧化镁、碳酸铝类结合剂、利尿剂的病人，容易发生低磷血症。			
主要食物来源	◆磷在食物中分布很广，无论动物性食物或者植物性食物都富含磷，磷常与蛋白质并存，瘦肉、蛋、乳、动物肝、肾等富含蛋白质食物的磷含量丰富，海产品、紫菜、花生、干豆类、坚果、粗粮含磷也比较高。			

部分常见食物中磷的含量（毫克/100克，可食部）					
食物名称	含量	食物名称	含量	食物名称	含量
虾皮	582	猪肾	215	籼米	112
葵花子（炒）	564	羊肉（瘦）	196	牛奶	73
黄豆	465	鲫鱼	193	菠菜	47
银耳	369	猪肉（瘦）	189	土豆	40
花生（炒）	326	小麦粉（标准粉）	188	甘薯（红）	39
猪肝	310	牛肉（瘦）	172	大白菜	31
核桃	294	鸡	156	橙	22
黑木耳	292	鸡蛋	130	蜜橘	18
香菇（干）	258	鸭	122	胡萝卜	16
玉米（黄）	218	豆腐	119	番茄	2

其他微量元素

到目前为止，科学界确认的和人的生命健康有关的必需微量元素有18种，除了上面提到的铁、锌、铜外，还有钴、锰、铬、镍、氟、钼、钒、锡、硅、锶、硼、铷、砷、碘、硒等，这些微量元素都有自己独特的生理功能，尽管在人体内的含量极少，对维持人体的一些决定性的新陈代谢却十分重要，一旦缺乏或过量就会引起疾病，甚至危及生命。各种食材中含有微量元素的种类和数量、质量有很大差别，父母们在给宝宝添加辅食的时候，一定要做到粗粮、细粮结合，荤素搭配，才能满足宝宝的基本需要。

07

低聚果糖（fructooligosaccharides，FOS）

低聚果糖属于低聚糖的一种，作为天然成分，存在于洋葱、大蒜、菊苣等食物中。

物质	低聚果糖
作用	◆改善肠道菌群： 能够被结肠中双歧杆菌、乳酸菌等利用发酵，从而显著刺激结肠益生菌的生产，改善肠道微生态环境。低聚果糖被发酵产生的SCFA（短链脂肪酸）是其拥有润肠通便、增强肠道免疫、预防结肠炎等作用的重要物质基础。 ◆缓解便秘： 属于小分子质量的水溶性膳食纤维，能吸收水分使得粪便变稀；并且其被肠道菌群发酵产生的SCFA，降低了结肠pH（氢离子浓度指数），可刺激结肠运动，从而促进排便。

美国消费者估算的FOS每天摄入量/（毫克/天）	年龄	N	人均摄入量	人均摄入量的第90百分位数
	5个月～＜1岁	350	1624	3085
	1～＜2岁	1294	3896	7054
	2～＜13岁	6726	5407	10023
	13～＜20岁	1959	6216	12795
	≥20岁	14787	4370	9085

物质	低聚果糖
摄入过量	◆当摄入量达到每天40克的时候，受试者开始出现肠鸣音，胃肠气胀、腹部绞痛或腹泻。
摄入不足	◆暂无不良反应。
主要食物来源	◆FOS尤其是高分子质量的菊粉自然存在菊科、石蒜科、百合科、禾本科等植物的根茎，块茎和果实等部位。主要食物包括：黑麦、小麦、燕麦、大麦等谷类和洋葱、韭菜、芦笋、大蒜、菊苣、莴苣、洋姜、番茄等蔬菜，以及香蕉等水果。其中洋葱中FOS的含量最高，占干重的25%～40%。大蒜和菊苣中FOS的含量分别占其干重的25%～35%和15%～20%。
备注	◆本表计算基于各类食物中的FOS含量以及添加了FOS的加工食品，由此表中数据可能高估了FOS的实际摄入量。

各国使用情况

- 美国食品药品监督管理局（FDA）于2000年将FOS列入GRAS名单（一般认为安全物质），并分别制定了在乳制品、饮料、糖果糕点及肉制品中的添加量，最高可达15.4%。

- 欧盟给出的食谱中允许添加的最高量为15%。

- 日本则允许FOS用于保健食品中，含量高达37%。

- 我国允许FOS用于婴幼儿和孕产妇奶粉中，总量不超过6.45%，已批准的保健食品中FOS使用量范围为4克/天～30克/天。

部分常见食物中低聚果糖的含量（毫克/100克，可食部）

食物名称	含量	食物名称	含量	食物名称	含量
熟香蕉	200	甜瓜	10	莴苣	50
香蕉	140	伯克斯梨	10	橡子汁	40
香蕉（绿）	70	朝鲜梨	5840	胡萝卜	30
香蕉（红）	50	洋葱粉	4500	甜土豆	20
桃	40	大葱	850	甘薯	20
芭蕉	40	煮熟的菊苣根	420	蚕豆	10
脐橙	30	生菊苣根	390	豌豆	10
黑莓	20	大蒜	390	红萝卜	10
紫葡萄	20	洋葱（白）	310	小麦胚芽	420
昂儒梨	20	黄洋葱	260	黑麦	380
红李子	20	洋蓟	240	小麦麸子	350
红覆盆子	20	大蒜粉	160	花生米	220
西瓜	20	红洋葱	140	大麦	170
红苹果	10	洋葱	110	小麦	130
绿苹果	10	豌豆（脆）	110	燕麦	30
金乔纳苹果	10	韭菜	90	燕麦（去壳）	10
醋栗	10	雪豌豆	60		

08

天然食物的味道

刚出生的小宝宝处于一种完全不自立的状态，依赖母亲或其他养育者生活，基本没有行动能力。嘴是婴儿生活和兴趣的中心。吃奶是用嘴；饥饿或者不舒服的时候用嘴哭叫，用嘴咬母亲的乳头；抓到东西都往嘴里塞……因为这是婴儿认识世界的主要手段。小宝宝对这个新世界认知的时期，也被我们称为"口唇期"。

嘴里有丰富的味觉器官，婴儿生下来吃的都是水样的食物，没有对食物质感的体会，最先接触的就是味道。新生儿出生就知道吃母乳，对白开水就没有对母乳那么亲，这也说明新生儿对母乳的味道十分敏感，宝宝愿意接受的也正是这样自然、完整的味道。这是人类与生俱来的天赋，这种天赋经过不断进化和淘汰，凭借对食物味道的体验，已经总结出食物的大体治疗作用，也就是我们常说的"五味食疗"。

我们常把食物分成5种味道：咸、甘、酸、辛、苦，每种食物都是一种或多种味道的组合。每种味道摄入的多或少都会影响到身体的肉、血、骨、筋和情绪。适当的摄入量会促进机体的新陈代谢，但过少或过多摄入则会对身体产生负面影响。

婴儿非常需要家长在口唇期建立、引导、鼓励，并及时给予正确的味觉刺激，也就是说，对宝宝吃的天赋和敏感度进行培养。

如果对味觉的天赋从小进行培养，不但对宝宝的辅食接受程度、营养状态和身体健康很有帮助，而且各种味觉刺激对大脑细胞的强化和活跃度也大有裨益。对味道接受度好的宝宝思维能力强，好奇心比较强，学习能力也强。

在培养宝宝味觉及敏感度的过程中，父母要和宝宝一起学习聆听身体的感觉。这听着有点不可思议，但是多做点尝试和练习，你就会发现，身体的信号往往比医生的处方还要准确。家长可以在每一顿饭前后，比较宝宝情绪的转变、专注力、体力、创意思维能力、皮肤状态、大小便情况、脸色等。有些敏感的宝宝在饭后马上就会有反应，适合的食物会让宝宝心情愉快、精神饱满；不适合的食物会让宝宝浑身不舒服，或是突然间情绪低落、脾气暴躁。下面我们就通过学习为什么吃、吃什么、什么时间吃、如何吃、吃多少来塑造宝宝的健康体魄。

渴求力量的咸

咸并不仅仅是指盐

每当提到咸味的时候，大多数父母都会想到盐，网络上经常充斥着关于盐的各种负面报道，说盐对身体有害，多吃不好。其实，"五味"中的咸并不仅仅是指盐，而是具有咸味食物的泛称。中医认为，咸是指具有这种味道的食物，性凉、入肾、杀菌、滋润，用得其所绝对是有益的。

在日常营养指导中，我们也经常能够运用到这种味道，比如夏天宝宝出汗比较多的时候，腹泻乃至脱水的时候，成人进行劳动强度大的工作的时候，都需要增加咸味的摄入量。所以民间常有一种说法：当一个人想吃咸味的时候是在渴求自身拥有强大的力量。

咸味的食疗作用

营养学上，钠的作用是维持宝宝的正常血压，调节宝宝尿液中矿物质的排泄，维持宝宝体内的酸碱平衡。此外，钠还是胆汁、胰汁、汗和泪水的组成部分，并具有增强宝宝肌肉和神经兴奋性的作用。中医认为咸味食物可以润燥、解毒、轻泻、帮助消化。

婴幼儿推荐摄入方法和摄入量

2012年我国发布的《儿童喂养与营养指导技术规范》提示：1岁以内的婴

儿食物要清淡、无盐、少糖、少油。1岁以后可以适当添加儿童专用的低钠盐（如果没有，可以选择正规厂家生产的海盐、岩盐、湖盐，不建议食用超市售卖的精盐）。3岁以内日常饮食都应以淡盐为主，患有心脏病、肾病、呼吸道疾病的孩子更应该严格控制精制盐的摄入量。

婴幼儿过量摄入食盐会引起种种身体不适，比如口唇、眼睛等黏膜部位起白膜，口腔、鼻腔黏膜干燥，早晨起床时眼袋肿大等，还会导致免疫力下降，极易受上呼吸道疾病的侵扰。长期吃太咸的东西还可影响骨骼生长，因为钠与钙同属矿物质，经过肾脏时，钠会较钙优先被身体回收再利用，故摄取太多钠会间接增加钙在尿液中的流失，影响骨骼发育。

Rayman妈妈**提示**

人们对咸味摄入的敏感度是随着年龄的增长逐渐降低的，年龄越小对咸味越敏感。当食物中的含盐量提高0.25%时，成人可能感觉不到，而新生儿却可以感觉到。因此，当父母感觉咸淡可以的时候，对婴儿来说可能已经咸了。而这时婴儿还不会用语言表达，时间长了，对这个咸度产生耐受，从主观上也就认可了这个咸度。如果父母不加以控制，孩子以后的食盐摄入量在大多数情况下还会逐渐增加，很可能对孩子的健康产生潜在的危害，如增加肾脏负担，增加患高血压的危险（据医疗机构的资料显示，患高血压的年龄已经提前到13岁了）。

在完全没有其他高钠食物摄入的情况下，有一个简便易行的摄盐方法：可以用家里的木质筷子，稍微蘸水甩干（仍然要保持一定的潮湿度），在盐罐里蘸一筷子尖（圆头）的量，即为体重10千克的孩子每天1/2的盐摄入量；体重15千克的孩子，筷子头可以扎进盐罐0.5厘米，蘸取的量即为每天1/2的盐摄入量。

建议用"餐时加盐"的方法控制食盐的摄入量，既可以照顾到口味，又可以减少用盐量。所谓"餐时加盐"，即烹调时或起锅时少加盐或不加盐，而在餐桌上放一瓶盐，等菜肴烹调好端到餐桌时再放盐。因为就餐时放的盐主要附着于食物表面，来不及渗入内部，而人的口感主要来自食物表面，故吃起来咸味已经够了。这样既控制了用盐量，又可避免食盐中的碘在高温烹饪时有所损失。

日常生活中也有一些家长过犹不及，1岁以上的孩子饮食也不加盐，认为这样对孩子最好，但是长期不摄入食盐（特别是夏天大量流汗或者腹泻的时候，一定要注意补充生理盐水）很容易导致孩子出现浑身无力、神情倦怠等各种缺盐症状。

食用盐的选择

现代营养学对盐的摄入量争议颇多，但应该是指幼盐、精制盐，而非天然的海盐、岩盐、湖盐。现在超市所售的多是幼盐、精制盐，主要成分为氯化钠。有些特殊的食盐加了碘酸钾、乳酸锌等物质，可以补充碘、钾、锌等微量元素。但海盐（岩盐、湖盐）中富有的矿物质和微量元素有天壤之别。

就拿海盐来说，海水与人体血液和淋巴液成分十分相似，因此海盐中富含碘、钾、钙、镁、硫等元素以及矿物催化剂。这些微量元素含量虽然较少，但都是我们赖以生存的营养素，能够改善人体新陈代谢、协调内分泌器官的活动。一些人嗜咸，其中的原因可能是身体与生俱来想补充天然咸味（海盐）中

Rayman妈妈 提示

食盐有杀菌消毒、护齿、美容、清洁皮肤、去污、医疗等作用。孩子出牙的时候可以用纱布裹在手指上蘸淡盐水给孩子擦拭护齿；出尿布疹的时候可以用淡盐水清洗小屁股，并保持干爽；如果孩子被蜂、蝎、蜈蚣、蚊子、跳蚤等叮咬，立即用浓盐水洗患处，可消肿祛毒。

应有的丰富矿物质的本能。可惜日常吃到的都是幼盐，是垃圾食物，有形无实，空有味道而没有营养。

如果家庭饮食结构有口重的习惯，不妨试试用海盐代替幼盐，味觉较敏锐的父母甚至会发现，天然海盐的味道与幼盐不一样。优质天然的海盐味道较丰富，吃了以后对人体健康有益。

低钠食物清单

说到盐的摄入，中国家长有一个普遍存在的误区，即只是关注精盐、幼盐的摄入量，很少计算日常食物中的钠含量，其实很多日常食物中都含有钠。建议6个月以下的婴儿，辅食不要添加钠含量高的天然食物；6个月以上可以适当增加一些含钠丰富的天然食物（非精盐）。作为家长，在给孩子安排日常饮食时，除了要注意孩子每天食盐的摄入量，还要注意计算日常食物中的钠含量，尤其是辅食中的钠含量。目前，市场上售卖的婴幼儿辅食钠含量差异非常大，从最低每百克低于30毫克到每百克含钠1200毫克的都有，家长在购买的时候一定要关注营养成分表！高钠辅食虽然更容易获得孩子的喜爱，但钠的摄入量很容易超标。

根据2014版《中国居民膳食营养素参考摄入量》的标准，为保证宝宝每天摄入足够的钠，0～6个月宝宝适宜摄入量为170毫克/天；6个月以上宝宝适宜摄入量为350毫克/天。

Rayman妈妈提示

体重10千克的孩子，每天钠的适宜摄入量与身体耐受量范围为350毫克～480毫克。天然水果、蔬菜泥的平均钠含量为20毫克/100克～80毫克/100克，市场上婴幼儿米粉每百克约含钠300毫克。如果每天摄入100克天然果蔬泥、100克婴幼儿米粉，钠的总摄入量是340毫克～400毫克，已经超过适宜摄入量的最低标准，如不控制儿童酱油、食盐等调料的添加量，钠很容易就超标了。

对于1岁以下的婴儿来说，每百克钠含量低于120毫克的食物即为低钠食物，我国国家标准每100克或100毫升食品中钠含量小于或等于120毫克，就可以称为低钠或者低盐食品。

婴幼儿期可食用的低钠天然食物包括：

大米、面粉、小米、玉米、高粱、甘薯、土豆等粮谷类食物，各种豆类豆制品如豆腐、千张中含钠量也较少。

禽肉类含钠不高，而蛋类、牛奶和鱼类含钠量较高，尤其是咸虾米、带鱼、黑鱼钠含量均较高。

水果含钠量多偏低，例如香蕉、柑橘类、梨、葡萄、柿子、西瓜等均很低，仅杏和甜瓜钠含量高，每百克分别含钠21毫克和35毫克~61毫克。

蔬菜是矿物质的主要来源，其钠、钾的含量悬殊较大。蔬菜中笋、茭白、鲜蘑菇、豌豆、豌豆苗、鲜蚕豆、菜豆、蒜苗、大葱、蒜头、洋葱、茄子、番茄、柿子椒、冬瓜、丝瓜等含钠量均很低，每百克食物中不超过10毫克。

寻求温暖、保护的甘（甜）

▌宝宝天生嗜甜▌

经常能看见这样的描述：甘甜的乳汁。当小婴儿脱离温暖的羊水、安静的子宫，进入冰冷、明亮、嘈杂的外部世界时，妈妈温柔和蔼的声音、笑脸、眼神、温暖的皮肤、甘甜的乳汁、熟悉的味道（五感训练：触觉、听觉、视觉、嗅觉、味觉），都会给予宝宝面对陌生世界的强大信心和力量。

嗜甜源自人与生俱来寻求温暖、保护的本能，不需要任何人去教育引导。甘（甜）味代表渴求热量、心理上寻求温暖与保护。我们经常见到失恋的人把甜食当作一面盾牌，用甜食的大量摄入来弥补和修复心理的创伤。对于尚不能用语言表达自我的宝宝来说，当从寒冷室外进入室内，抑或心理缺乏安全感的时候，父母应多选择甜蜜温暖的食物，而不是或酸或苦或咸的食物。

▌甘（甜）味的食疗作用▌

● 补：指补益、补虚。一般来说，补的营养素必须是宝宝所缺乏的，可以分为补气、补血、补阴、补阳。

● 和：指和缓、中和。当宝宝摄入对身体过于刺激的食物时，甘（甜）味有中和、和缓食性、调和成适合脾胃吸收度的作用。

● 缓：指缓和。甘（甜）味有缓和其他有毒、大寒、大热药性的药物、食物的作用。

对于健康的宝宝来说，饭后少量的甜食或正餐中加少量的甘（甜）味，能够帮助宝宝把吃进去的食物中的各种营养运化、吸收到身体里。但是过量甘甜食物的摄入则会伤及脾脏，造成脾虚、消化不良、黏液分泌增加（脾乃生痰之器）、水肿、血糖代谢失常，甚至严重到低血糖症、糖尿病等。

● 需适量添加甘（甜）味的情况：甘（甜）味对于消瘦、虚弱、干燥的宝宝是很有帮助的。当宝宝生病吃药或打针的时候，适量增加甘（甜）味食物可以缓和药物对身体的伤害。当感觉到宝宝情绪过喜、过惊、过于愤怒、急躁、缺乏耐性时（七情过度），适当给宝宝添加甘（甜）味食物可以舒缓情绪，避免脑部过度活跃。

● 需适量减少甘（甜）味的情况：肥胖、湿重、多痰、多鼻涕、有水肿、大小便量少味重的情况，应该减少甘（甜）味食物的摄入。

当宝宝的体重超标，且湿气淤积在身体内，气血不足以运化出去的时候，就形成了肥胖。所以肥胖湿重的宝宝减少甘（甜）味食物的摄入将有莫大的裨益。

天然的甘（甜）味食物清单

● 所有谷物：稻谷、小麦、小米、薏米、燕麦等。

● 水果类：苹果、杏、桃、枣、樱桃、无花果、葡萄、柚子、橄榄、木瓜、山竹、雪梨等。

● 蔬菜类：甜菜、紫甘蓝、蘑菇、冬菇、花椰菜、胡萝卜、黄瓜、南瓜、红薯、地瓜、芋头等。

● 坚果种子类：杏仁、栗子、芝麻、葵花子、核桃等。

● 甘（甜）味料：蜂蜜、糙米糖浆、麦芽糖、原蔗糖、枫叶糖浆、甜叶菊等。

- 肉、乳类绝大部分归于甘（甜）味。

怎样给宝宝添加甘（甜）味食物

天然健康的甘（甜）味食物多是复糖，兼具辅助运化矿物质的作用，这才是理想的甘（甜）。当这种甘（甜）味吃进肚里，缓缓地进入血液，稳定地供应能源，并不会造成血糖的大幅度波动。同时，消化后不会产生大量的酸性物质。父母可以在日常生活中给宝宝食用这种健康、天然的甘（甜）味食材：

- 蜂蜜（1岁以下宝宝禁止食用）

蜂蜜是中国人最熟悉的甘（甜）味，含大量的果糖和葡萄糖，兼有丰富的矿物质。明代李时珍在《本草纲目》中写道："蜂蜜入药之功有五：清热也，补中也，解毒也，润燥也，止痛也。"现代科学研究大致确定了蜂蜜的传统疗效。

蜂蜜有80%～85%的糖分，具强力吸水功能，在未经稀释时呈酸性（pH值3.2～4.5），含独特酵素，于稀释时放出过氧化氢。部分蜂蜜品种更含有独特的植化物，使蜂蜜拥有极佳的抗菌能力，适合虫咬、叮伤、灼伤时外敷，有消炎、止痛、加速伤口愈合的作用。其中以新西兰的麦卢卡蜂蜜效果最佳。研究发现，蜂蜜对沙门氏菌、大肠杆菌、金黄葡萄球菌（伤口感染常见）、幽门螺杆菌（胃溃疡中的细菌）感染，都有很好的食疗效用。

此外，蜂蜜是疏解间歇性便秘的良方。平素体质倾向虚弱、胃肠蠕动和吸收功能比较缓慢，而父母并不想给宝宝用泻药的时候，蜂蜜是较温和的滑肠食疗选择。

蜂蜜视花蜜来源、出产时间和地点的不同，有不同的味道及浓度。中国人认为清新芳香扑鼻者为上品，西方人却相信浓稠者有较佳的杀菌止痛作用，外用可帮助伤口愈合。无论如何，挑选蜂蜜时最好选择生蜂蜜，未经高温提炼的，没有添加砂糖的。如果从科学营养的角度来看，其浓度高，水分少，也较稳定，不易变质。

选择麦卢卡蜂蜜的时候要注意，其食疗效用主要取决于强大抗菌因素

UMF（独麦素）的数值，即5+，10+，15+和20+，这需要营养医师根据宝宝的具体情况提出相应的建议。

有很多父母说，宝宝吃了蜂蜜并没有想象中的效果好，不知道问题出在哪里。其实，吃蜂蜜也是有讲究的。传统智慧告诉我们：生蜂蜜祛痰，熟蜂蜜补气、滋润能力较强。所以，当宝宝咳嗽的时候，用温开水冲蜂蜜祛痰效果会很棒。如果将蜂蜜加热食用，效果远不如用常温蜂蜜水好。而气不敛水的宝宝，比如盗汗、大便比较干燥的宝宝，用热水冲蜂蜜，滋阴、润肠道的效果将会非常出色。相反，当宝宝大便溏泄，浑身困倦的时候，就绝对不能再给宝宝食用蜂蜜了。

我们在进行营养咨询时曾经遇见一位3个月的小宝宝，母乳喂养，7天不大便。妈妈非常焦急想找到便秘的原因和处理方式。在排查了母乳问题（饮食结构、情绪）、家庭环境变化、药物影响等诸多因素等后发现，妈妈在宝宝没有大便的第二天就给宝宝冲了蜂蜜水喝，理由是超市促销人员说：蜂蜜润肠道，还滋养身体，用水稀释后吸收更好。她便每天取满满一汤匙蜂蜜冲水给宝宝喝，结果导致孩子7天不排大便。

- 糖

和白砂糖相对应的黑砂糖，就是我们俗称的红糖、黑糖、赤砂糖等，在养育宝宝的过程中是我极力推荐的。

黑砂糖中含有大量促进糖分在体内利用和燃烧所必需的维生素B_1、维生素B_2，以及矿物元素中的钙、铁、锌等物质。从这点上说，蜂蜜也是可以的。但黑砂糖比蜂蜜颜色深，因此有更强的温暖身体的作用。如果是内热体质的宝宝，冰糖和蜂蜜对体质调理是有裨益的，如果是虚寒的体质，我更加推荐用黑砂糖。

特别值得一提的是，每100克黑砂糖中含有300毫克的钙，含量是白砂糖的150倍。所以，吃黑砂糖还能强健骨骼和牙齿的密度。因没有经过高度精炼，除了具备糖的功能外，红糖还含有维生素和微量元素，具有益气养血、健脾暖胃、祛风散寒、活血化瘀之效，特别适于产妇、儿童及贫血者。

● 麦芽糖浆

麦芽糖浆是用麦芽、玉米、大麦等经发芽、加热后制成的糖浆，国产的价格较便宜。一些健康食品店也有澳大利亚或美国进口的，价格较昂贵，但可能是有机品牌的。麦芽糖浆含65％麦芽醣和丰富的矿物质、B族维生素，只是很黏稠，食用时不太方便，入口不太甜，但别有芳香，特别适合用于烘焙面包、糕饼等。

● 糙米糖浆

糙米糖浆是将事先煮熟的糙米饭，加入特别的发酵菌，把糙米中的复糖分解，变成了麦芽糖，它仍保留矿物质和B族维生素。糙米糖浆是日本传统食品，可以用作烘焙，或是加入饮品中。一些卖进口健康食品的店铺都有。

● 果汁、蜜枣、罗汉果

水果是最方便的甘（甜）味来源，苹果、梨、葡萄都不错。若要特别浓的，可用葡萄汁、苹果浆，但要提防加有砂糖的。而煮汤时要有甘（甜）味，建议使用蜜枣、罗汉果或胡萝卜。

● 蜜叶糖

蜜叶糖是来自拉丁美洲的一种多年生菊科草本植物，又叫"甜叶菊"。因为这种植物原产于南美巴拉圭东部，当地人称它为"巴拉圭甜茶"，又名"甜草"。它的甘（甜）味来自叶子，如果摘一小片叶子放在嘴里嚼一嚼，就像吃了一口清香的白糖，这种甘（甜）味接近甘草。日本大学研究发现，蜜叶糖甘（甜）味是蔗糖的300倍，但不会引起蛀牙，相反可抑制细菌的滋长。低血糖症和糖尿病的人在食用蜜叶糖后都不会引起血糖波动，是很理想的天然甘（甜）味品。但使用时应注意分量，以免味道太浓。

健康食品店中有进口蜜叶糖原粉、蜜叶糖原液。另外有一种叫蜜叶糖提炼物的东西，味道较甜，不及原粉、原液的天然、完整，但仍较砂糖可取。

多少年来，人们习惯用甘蔗等植物来提取白糖、红糖等。这些糖有营养，热量也高，吃多了对健康有一定影响，宝宝吃多了容易长蛀牙。后来人们用人工合成的方法得到了比糖甜几十倍甚至几百倍并且热量又不高的糖精，用来弥补白糖等的不足。不过，随着科学的发展，人们发现糖精对人体也有不良的影响。

蜜叶糖的发掘和利用给人类带来了福音。试验表明，蜜叶糖不但对人体没有任何不良影响，相反，它还有降血压、强壮身体、治疗糖尿病等药用价值。它不但夺得了"甜味世界"的冠军，还被称作"时髦的甜味品"。蜜叶糖是理想的甘（甜）味剂，具有热量低的特点，它的含热量只有蔗糖的1/300，吃了不会使人发胖，对肥胖症患者和糖尿病人尤为适宜。长期用蜜叶糖煮水喝，还有降低血压、促进新陈代谢和强壮身体的功效。

● 枫树糖浆

枫树糖浆即枫树冬天时的树液经加热、过滤处理而得，味道较黑蔗糖浆醇厚。它是加拿大特产。选择时要细读标签，小心混入普通糖浆的情况。

【营养价值】

1.相对于其他自然含糖食物，枫叶糖浆的糖分含量较低，约为66%（蜂蜜含糖量为79%～81%），是一种低糖的良性食物来源，并且糖尿病患者也可适量食用。

2.枫叶糖浆富含有机酸，以及几十种矿物质和维生素，含钾量远高于蜂蜜，蜂蜜中钙和镁为零，钠不及蜂蜜的十分之一。能让虚弱的体质迅速地补充营养，使疲劳的机体和大脑恢复充沛的活力，不仅被认为是适合中老年人、女性和儿童等群体食用的健康食品，由于枫叶糖浆具有低热量，抗氧化的特点，可以作为肥胖儿童的代糖调味料。

1岁以下的宝宝不宜吃蜂蜜

这里需要提醒家长的是：1岁以下的婴儿食用蜂蜜及花粉类制品，可能因肉毒杆菌污染，引起食物中毒。

土壤和灰尘中往往含有被称为"肉毒杆菌"的细菌，蜜蜂在采取花粉酿蜜的过程中，有可能会把被污染的花粉和蜜带回蜂箱。微量的毒素就会使婴儿中毒，先出现持续1～3周的便秘，而后出现弛缓性麻痹，婴儿哭泣声微弱，吮乳无力，呼吸困难。据报道，美国婴儿肉毒毒素中毒引起的死亡占美国婴儿死亡总数的5%。

婴儿肉毒毒素中毒，最早是由美国医生于1976年报道的，随后在英国、加拿大、澳大利亚等国也陆续发生这种疾病。1986年日本也有了报道，因而引起世界卫生组织的重视。研究发现，肉毒毒素作用于胆碱能神经与肌肉的连接处，阻碍了乙酰胆碱的释放，破坏了神经与肌肉的联系，致使婴儿麻痹、呼吸困难。研究人员还发现，婴儿肉毒毒素中毒与成人中毒的症状不同，婴儿中毒时肌肉松弛致人麻痹，而成人中毒时肌肉收缩使人麻痹。科学家尚未查清楚为什么同种细菌在不同年龄的宿主身上会产生不同的症状。

为什么1岁以下的宝宝食用蜂蜜和花粉制品可能发生中毒，而成人却不会呢？这是因为肉毒毒素是在肉毒杆菌的繁殖过程中产生的，成人抵抗力强，可抑制肉毒杆菌的繁殖；婴儿由于肠道微生物生态平衡不够稳定，抗病能力差，致使食入的肉毒杆菌容易在肠道中繁殖，并产生毒素从而引起中毒。

所以在这里告诫父母，不要用蜂蜜喂养1岁以下的婴儿，应该提倡母乳哺育婴儿，母乳中含有婴儿抵抗疾病所需要的免疫物质。我国尚未发现因食用蜂蜜和花粉而引起肉毒毒素中毒的报道，某市商检部门曾对多种蜂蜜进行检查，均未发现肉毒杆菌。但是，在科学家彻底弄清婴儿肉毒毒素并找到解决办法以前，最好不要给1岁以下的宝宝喂食蜂蜜，以防不测。

不建议宝宝食用白蔗糖

世界卫生组织和联合国粮农组织于2003年联合建议，膳食中食糖的摄入量应低于膳食总能量的10%。

如果说白蔗糖是百病温床，一点儿也不为过。我们先说白蔗糖的制作过程：白蔗糖提取自甜蔗，但是在经过提炼、净化、漂白等复杂的化学程序后，只剩下一种叫作蔗糖的化学物质，完全没有矿物质、维生素、酵素，跟超市买的精盐（纯氯化钠）一样。化学家把提纯过的甜蔗叫作"蔗糖"，只因为它是甜蔗中甘（甜）味的主要成分，但是咀嚼一支甜甘蔗和吃蔗糖的味道及作用是完全不同的，这种蔗糖就是我们俗称的"砂糖""白糖"。

白砂糖不仅仅是引起肥胖、蛀牙、牙周炎、低血糖以及糖尿病等病症的主要原因，而且还会破坏免疫功能，使白细胞的工作效率急剧下降。主要是因为精制的砂糖已经失去了其代谢需要的所有营养素，因此为了把它转化成能量，身体就不得不动用积累在体内的营养素。营养素用完了，那么脂肪酸和胆固醇代谢就无法再进行，导致宝宝稚嫩的脏器功能紊乱，身体免疫能力下降。

从罐装可乐、汽水到番茄汁、果糖、酸奶，在家长预料不到的地方都隐藏有大量的砂糖。举个例子：如果宝宝喝了1罐（360毫升）可乐或吃了1勺（6克）白糖，白细胞的活动效率就会降低92%，并持续5个小时。而在这段时间内如果恰好有细菌或者病毒入侵身体的话，宝宝的免疫系统就无法和这些"侵略者"战斗了。

收敛、凝聚的酸

▎酸味食物不等于酸性食物▎

大多数家长都认为宝宝不愿意吃酸味的食物，因为宝宝每次吃这种味道都把小脸皱起来。其实，酸性主收敛，宝宝的这个表情只是对酸味性质的一种表现形式而已。家长不要因为表情而判断刚接触酸味食物的宝宝不爱吃这种味道，多尝试几次会有新发现哦。

这里需要注意的是，我们所说的酸味食物不等同于酸碱度的酸性食物。酸味食物是指入口的口感酸，而酸性食物是指代谢出来的产物是酸性的。酸味是食物的味道，酸性是食物的性质。多数酸味的食物经过代谢出来时是碱性，而非酸性，这需要父母们予以区分。

▎酸味的食疗作用▎

酸味食物中一般都含有抗坏血酸、单宁酸、柠檬酸，特别是抗坏血酸

（俗称维生素C），是帮助矿物质吸收、沉积在体内的主要辅助营养素。例如：当我们煮骨头汤的时候适当放一些粮食酿造的醋，会对宝宝吸收钙质非常有帮助。

大多数酸味的食物都属于凉性，具有收敛、凝聚、防止能量走泄的作用。因为酸味入的是肝脏，所以对解毒、对付肥厚甘腻的食物效果非常出色。

● 适合添加酸味食物的情况

注意力不集中、精神涣散、性格多变，小便短赤无力、滴尿，盗汗（睡眠后大量出汗）、皮肤松弛、内脏下垂（中气不足、疝气、胃下垂）等。

● 应该减少酸味食物的情况

脾胃虚弱（特别是经常胃酸的宝宝）、多湿（过食酸会把湿气凝聚起来）、水肿、肥胖、湿疹、（精神状态提示：父母保持心情愉悦，营造轻松的家庭氛围对小宝宝的生长发育大有裨益）。

▌天然的酸味食物清单▐

● 水果类：山楂（不适合孕妇食用）、酸枣、柠檬、青柠、青苹果、酸梅、话梅、乌梅、杨梅、蓝莓、草莓、葡萄、杧果、石榴、橘子、樱桃、菠萝、猕猴桃等。

● 蔬菜类：橄榄、番茄等。

● 调料类：酿造类粮食醋、苹果醋、柠檬醋等。

● 其他类：酸奶、酸奶酪、酸发酵面包等。

▌怎样给宝宝添加酸味食物▐

● 春季不适合食酸味食物。

● 在呕吐、腹泻的情况下不要给宝宝吃酸性食物。

● 在宝宝8个月后可以每天食用家长自己做的无添加酸奶，配合五谷和蔬菜，具有促进生长激素分泌的作用。

● 每天要给宝宝吃一些酸奶、酸奶酪、酸发酵面包、馒头，帮助宝宝消化吸收食物中的营养，促进胃肠蠕动和胃液分泌。

优格、酸奶和含乳饮料

电视广告中总说"优格""优格"的，弄得噱头洋气十足。那"优格"到底是什么呢？优格者，yoghurt（酸奶）的音译也。一般将凝胶状酸奶称为"优格"，较有流动性的叫"优酪乳"，英文中都是一个东西。

酸奶是一种在新鲜牛乳、豆浆等高蛋白食物里加入发酵益生菌种，在40℃～45℃环境发酵，待其pH值在3.5～5时停止发酵制作而成的奶制品。酸奶富含钙、优质蛋白质、多种维生素和碳水化合物，还能帮助人体吸收营养、排泄有毒物质。喝酸奶可预防骨质疏松症，而且经由乳酸菌的作用转化为乳酸钙，更容易为人体所吸收。亚洲人的体质有80%以上对乳糖不耐受（比如有的宝宝喝牛奶会拉肚子、过敏），如果改喝优酪乳，不仅可获得相同的营养，而且由于牛奶中的乳糖已经被乳酸菌转化为葡萄糖，因此绝对不会发生像喝牛奶般消化不良的问题。还有像降低血液中的胆固醇、提高免疫机能、养颜美容等，都是进食优格或优格产品所能获得的益处。

超市的酸奶品种和质量千差万别，家长们选购的时候要特别注意。含乳饮料的蛋白质成分较低，所以千万别把含乳饮料当酸奶给宝宝喝。妈妈在为宝宝选购酸奶时一定要注意看包装，一般来讲含乳饮料中的蛋白质含量大于1%，而酸奶通常大于3%，而优质的酸乳酪蛋白质含量应在20%以上，中间的差别很大。另外，酸奶是小盒子包装，并且需要冷藏，妈妈们选购的时候要注意。

其实说白了，兑水少的、呈现半固体那种就是优格；兑水稍微多一点儿、比较稀的那种，叫优酪乳，也叫酸奶；兑水兑多了，变成液体那种，国内也起了个好听的名字，叫"乳饮料"，其实大部分是糖精色素勾兑出来的，乳酸和双歧杆菌作用于蛋白质的有效成分已经不多了，就不能叫作优格了。

奶酪又称为干酪，是鲜牛奶经过高度浓缩并窖藏后的固态奶制品，大约15升牛奶可以制得1千克奶酪。其中蛋白质含量比肉、禽高，平均达到

25.7%。由于在窖藏中发生酶促反应致使蛋白质降解，因此更容易被人体消化吸收，特别适合儿童、孕妇、哺乳妈妈以及老年人食用。奶酪中的脂肪含量为23.5%，其中饱和脂肪酸含量为12.9%，不饱和脂肪酸含量为9.3%，家长不必为其所含的饱和酸含量过多而担心。

奶酪最重要的是含钙量很高，是新鲜牛奶的7.7倍。由于钙磷比例比较适合骨骼和牙齿的形成和发育，又可获得比较高的蛋白质以及生物源天然钙，是应该在国内育儿界大力推广的一种辅食配膳方法。

奶酪属于高营养食品，1岁以内的宝宝不建议直接吃原味奶酪，容易引起消化不良。在日本、德国一些国家有1岁前宝宝专用乳酪，都是经过严格调配的。国内市场未见到专门给1岁前宝宝食用的奶酪，家长必须自己亲手制作奶酪辅食。

驱病邪、促血气的辛

▌辛味的食疗作用 ▌

对于辛味，父母首先想到的是小宝宝应避免食用。其实这种观念有失偏颇，在宝宝的病症食疗当中，最常用的就是辛味食物，因其最主要的食疗作用就是促进气血循环、化痰、改善消化功能，如果用得得当可以帮助气虚的宝宝把病邪之气散出去。

▌天然的辛味食物清单 ▌

● 辛热的食物：当宝宝受寒伤风初期时，可以给宝宝食用辛热的食材，包括葱、姜、蒜、洋葱、豆豉、肉桂、绿薄荷（留兰香）、迷迭香、丁香、黑胡椒、辣椒、豆蓝、芥蓝、韭菜等。

● 辛凉的食物：当宝宝有内热症状（需要解表），气血又不足以把热气运化出去的时候，辛凉的食物就可以帮助宝宝达到这个目的，这类食物包含薄荷、紫苏、白胡椒、生白萝卜、香菜等。

● 辛平（中性）的食物：芋头、芜菁、大头菜等。

| 怎样给宝宝添加辛味食物 |

● 因为辛味走气，性又发散，当宝宝脾气比较大、急躁的时候，切不可给宝宝食用辛味食物。

● 辛发的食物适合在春天给宝宝食用，与体质、节气配合得当可以帮助宝宝春季生发。

● 辛性的食物食疗效果比较强，在中医"君臣佐使"中处于"使"的位置：使什么到达，或传达什么使命，所以一般都要配合具有补或清等食疗作用的食物为伍，否则空耗宝宝气血。比如生白萝卜有润肺的效果，熟白萝卜有润肠的效果，治疗咳嗽用生白萝卜，解通大便用熟白萝卜，虚性体质用鲫鱼萝卜丝汤。

● 辛性食物在运用过程中比其他四味都要注重宝宝的体质配合，绝对不可火上浇油或雪上加霜。

● 辛性食物不需要长时间烹制，闻到辛味散发即可，要的就是这种表性刺激的作用，烹制过久味道太厚重则会进入中焦引起内热。

帮助排泄、燥湿的苦

对于苦味的食物，很多家长觉得这种味道自己都接受不了，宝宝就更接受不了了，于是自然而然地通过行为、表情和意识把这种信息传达给了宝宝。小宝宝没有对错的观念，只知道模仿，所谓的对与错是家长给予的，所以，请家长不要给宝宝错误的引导。

| 苦味的食疗作用 |

● 帮助排泄：比如中药中的大黄，可以帮助通大便、泄气（所以不要和帮助提气的人参一起吃）；苜蓿芽、芹菜可以舒缓气滞、气结引起的腹痛、疼痛。所谓的"苦味泄血"是指活血化瘀、清理血液，食用芹菜等苦味食物是最容易的方法。

● 苦味可以燥湿：身体湿气重的宝宝会表现为大便先干后湿、上午比较懒散爱睡觉、多痰、皮肤溃疡、水肿、痴肥等，这些情况都适合多吃一些苦味食物。苦味使身体收敛，可以把身体的水分抽走，所以，苦味浓烈的柚子种子提取物或玉米须茶经常用于治疗湿疹、皮肤溃疡等症状。

苦味食物适合动作迟缓、思考比较慢、经常疲倦、易有水肿、常怕热、性情急躁的宝宝，不适合虚弱、消瘦、紧张、容易受惊吓、皮肤干燥的宝宝。

▎天然的苦味食物清单 ▎

● 苦瓜：未熟嫩瓜可作为蔬菜食用；成熟后，瓤可生食，瓜可做汤，又可凉拌，还可清炒，也可与肉、鱼一起做菜，具有增强食欲、助长消化、除热邪、解劳乏、清心明目、益气壮阳等功效。科学家还意外地发现，苦瓜具有美容作用，常食苦瓜能有效增强皮层活力，使皮肤变得细嫩健美。

● 蒲公英：蒲公英带根的全草既可作为蔬菜充饥（多用嫩叶，凉拌、烹煮均可），又可入药治病。多吃也不伤人，还可起到清热、解毒、缓泻、利胆、保肝、健胃、降血压、提神醒脑、抗菌抗癌的功效。

● 芹菜：性味苦寒，有安心益气、清热解毒的功效。

● 杏仁：食用它能够止咳定喘、润肠通便，适用于伤风感冒引起的咳嗽、痰多，效果良好。

此外，常见的苦味食物还有菊花、百合、地胆草、荷叶等，夏季也不妨多选择食用。

▎怎样给宝宝添加苦味食物 ▎

● 夏季潮湿闷热的天气，宝宝多容易出现不爱活动、怕热、性情急躁、体内湿气聚积的情况，这个时候，凉拌苦瓜、杏仁芹菜、清炒莴苣丝都是不错的选择；冬季则不适合太多苦味食物的摄入。

● 巧克力、可可等带苦味的食品中均有一定的可可碱和咖啡因，不建议给3岁以下的宝宝食用，3岁以上的宝宝也要减少用量。

● 苦味食品一次食用不宜过量，过苦容易引起恶心、呕吐、反胃等不适反应。

当给宝宝吃苦瓜时，可以尽量降低苦味，宝宝才会不那么排斥。具体方法如下：

- 冰镇去苦法：将苦瓜切片后放入冰水中浸泡一段时间再烹制。
- 高温去苦法：将苦瓜切片后放入开水中焯一遍再烹制。
- 盐搓去苦法：将整根苦瓜洗净后拿盐搓一遍，待烹制时再洗净盐粒。
- 蚝油去苦法：在烹制苦瓜时放入适量蚝油即可。

09

食物的四性

中国传统智慧告诉我们，吃什么食物首先要讲"性"。"性"（或"气"）是指食物有寒、凉、温、热等不同的性质，中医称为"四性"或"四气"。《黄帝内经》把食物分为三等9个级别，日常我们食用的食物分为温、热、寒、凉4种性质。健康人首选的食物四性都比较均衡、平和，我们把食性偏差不大的食物划归为一类，又称为"平性"。食物的四性是食物灵魂的一部分，代表食物本身的内涵与性格（性质或气质）。要想最大限度地发挥食物的功效，一定要先了解食物的性格（性质）。

怎样辨别食物的四性

一般情况下，可从食物的颜色、味道、生长环境、生长的地理位置、生长季节几方面来辨别：

● 从颜色来看：绿色植物与地面距离接近，吸收地面湿气，故而食性偏寒，如绿豆、绿色蔬菜等；颜色偏红的植物，如辣椒、胡椒、枣、石榴等，虽与地面接近生长，但果实能吸收较多的阳光，故而食性偏热。

● 从味道上来看：味甜、味辛的食物，由于接受阳光照射的时间较长，所以食性热，如大蒜、柿子等；而那些味苦、味酸的食品，大多食性偏寒，如苦瓜、苦菜、芋头、梅子、木瓜等。

● 从生长环境来看：水生植物偏寒，如藕、海带、紫菜等；而一些长在陆地中的食物，如土豆、山药、姜等，由于长期埋在土壤中，所含水分较少，故而食性热。另外，花生炸后性热。

- 从生长的地理位置来看：背阴朝北的食物吸收的湿气重，很少见到阳光，故而食性偏寒，比如蘑菇、木耳等；而一些生长在高空中的食物，或东南方向的食物，比如向日葵、栗子等，由于接受光热比较充足，故而食性偏热。

- 从生长季节来看：在冬天里生长的食物，由于寒气重，故而食性偏寒，如大白菜、香菇、白萝卜、冬瓜等；在夏季生长的食物，接收的雨水较多，故而食性寒，如西瓜、黄瓜、梨、柚子等。

从历代中医食疗书籍所记载的300多种常用食物分析，平性食物居多，温、热性次之，寒、凉性居后。一般说，各种性质的食物除都具有营养保健功效之外，寒凉性食物属于阴性，有清热、泻火、凉血、解毒等功效；温热性食物属于阳性，有散寒、温经、通络、助阳等功效。

宝宝常用食物四性分类表

食物类别	湿热性	寒凉性	平性
粗粮类及其制品	面粉、高粱、糯米、薏米及其制品	荞麦、小米、大麦、青稞、绿豆及其制品	土豆、大米、籼米、玉米、红薯、赤豆、黄豆及其制品
蔬菜类	扁豆、芥菜、香菜、韭菜、南瓜、蒜苗、蒜薹、大蒜、大葱、生姜、熟白萝卜	芹菜、冬瓜、生藕、生白萝卜、苋菜、黄瓜、苦瓜、茄子、丝瓜、茭白、慈姑、紫菜、黄花菜（干品）、海带、竹笋、冬笋、菊花菜、茼蒿、马兰头、绿豆芽、菠菜、油菜、莴笋、蘑菇、蕹菜	卷心菜、番茄、豇豆、菜豆、芋头、鸡毛菜、菜花、刀豆、银耳、山药、胡萝卜、洋葱、香菇、蚕豆、毛豆、黄豆、黄豆芽、白扁豆、豌豆
动物性食物类	羊肉、黄鳝、河虾、海虾、鹅蛋、猪肝	鸭肉、兔肉、河蟹、螺蛳、田螺、牡蛎、鸭蛋、蛤蚌	猪肉、鹅肉、鹌鹑肉、鲤鱼、青鱼、鲫鱼、鲢鱼、鳗鱼、鲥鱼、黄花鱼、带鱼、鲍鱼、甲鱼、泥鳅、海参、海蜇、墨鱼、鸡血、鸡蛋、鸽蛋、鹌鹑蛋、燕窝
奶类及奶制品	奶酪、牛奶		酸奶

食物类别	湿热性	寒凉性	平性
水果类	荔枝、龙眼、桃、大枣、杨梅、核桃、杏、橘子、樱桃	香蕉、西瓜、梨、柑、橙子、柿子、山楂、杜果、猕猴桃、金橘、罗汉果、桑葚、阳桃、香瓜、生菱角、生荸荠	苹果、葡萄、柠檬、乌梅、枇杷、橄榄、李子、酸梅、海棠、菠萝、石榴、无花果、熟菱角、熟荸荠
干果类	栗子、核桃、葵花子、荔枝干、龙眼、枸杞子		花生、莲子、松仁、榛子、芡实、百合、银杏、南瓜子、西瓜子
其他	醋、白糖、红糖、饴糖、芥末、茴香、花椒、胡椒、桂花	玫瑰花、豆豉、食盐	芝麻、橄榄、蜂蜜

根据食物的四性合理安排膳食

食物需要配合体质来吃

"热者寒之，寒者热之，虚者补之，实者泻之。"这句话可以这样理解，人的体质有不同的属性，有的偏热，有的偏寒；食物也有不同的天然属性：温热性、寒凉性和平性；不同体质的人应选择与其体质相宜的食物：热性体质要吃凉性食物，寒性体质要吃温性食物，实性体质要吃泻性食物，虚性体质要吃补性食物，燥性体质要吃润性食物，湿性体质要吃利尿食物。也就是说食物需要配合体质来吃（体质判断请参考本书体质部分内容）。每种食材都有它的属性，食材进入体内就会产生寒、热、温、凉的作用。不同体质的宝宝吃的食物一定要有侧重，尤其是体弱的宝宝一定要根据体质挑选合适的食物。

凉性或寒性：凡适用于热性体质和病症的食物就属于凉性或寒性食物，如适用于发热、口渴、烦躁等症象的西瓜，适用于咳嗽、胸痛、痰多等症象的梨等都属于寒凉性质的食物。

温性或热性：与凉性或寒性相反，凡适用于寒性体质和病症的食物就属于温性或热性食物，如适用于风寒感冒、发热、恶寒、流涕、头痛等情况的有生姜、葱白、香菜，适用于腹痛、呕吐、喜欢喝热饮等情况的有小茴香、生姜、花椒（不一定食用，比如艾叶包、海盐包等）。

平性食物：平性食物多为一般日常食用之品，如米、面、黄豆、山芋、萝卜、苹果、牛奶等。性质介于寒凉和温热性质食物之间，适应面宽，无论什么体质都可食用。

一日三餐的食物要注意合理搭配，不要一律偏热或一律偏凉，要保持食物属性的平衡，如所吃菜肴偏热性，就可食用偏凉或平性的水果。

阴阳平衡、凉热调和很重要

没有一种食物适合所有的人，也没有一个人适合所有的食物。当我们必须摄入某一种食物的时候，还可以通过其他方法来调整进入身体的食物的性质。

例如：有的宝宝需要用到牛初乳，但因是内热体质，就建议家长用刚煮开的绿豆水（作用不同：豆子未开花清热，豆子开花解毒）冲调，即可化掉一部分热性，而只取其提高免疫力这个优点即可。

除了食物的本性以外，不同的烹调方法和烹调用料都可以不同程度地改变食物的性质。如采用炖、烤、烩、炸、烧、煨等方法可使凉性食物变得温热，选用葱、姜、大蒜、肉桂、花椒、料酒等调料也可改变凉性食物的性质。

家长应根据宝宝的体质，灵活、动态地调配不同属性的食物，选择合理的烹调方法。如红焖茄子加大蒜，使菜肴性质不会太凉；偏热的食物，则可选择凉性的芹菜、菠菜、河鱼片等配伍，以保持平衡，克服食物对健康产生的负面影响。

宝宝的体质不是一成不变的

需要父母们注意的是：宝宝的体质不比成人稳定，属于"稚阴稚阳"的个体，变化极快，朝热夕即可寒，当父母们进行食疗时一定要适时适量、细心观察，随着宝宝的体质变化，食疗配方也要做相应的调整。切不可操之过急，加大剂量，以免影响宝宝的健康。

比如，食性是分温热寒凉平的，人的体质也同时分温热寒凉平，只有各方面平衡的体质才是健康的体质。那么，家长们在生活中怎样通过食物的性质去掌握这种平衡呢？就拿老祖宗传下来的一道家常菜——小鸡炖蘑菇来分析吧。

鸡，在中医上讲，食性属于雷龙之火，雷指心，龙指肾，火指元气，也就是说，食鸡大补肾和心气，当一个人心气和肾气都非常虚的时候，吃鸡非常合适。但是对于物质已经非常丰富，元气已经非常足，甚至营养过剩的我们来说，这样补就非常不合时宜了。

水，滋养万物的津液。很多家长都谈到有些宝宝早晨起来口干舌燥、手心脚心发热、大便干燥、眼睛发干等，这都是宝宝火大的缘故，需要在饮食和环境上运用水火既济的原则了。

事实上，我们经常会对这种食物来如此选择配伍的对象：

• 水火相济：与蘑菇配伍。蘑菇性阴性凉，同时也理气开胃，补脾益气，化痰，与鸡在一起能够平和雷龙之火，同时也能去掉蘑菇本身的阴气和凉性，搭配起来相得益彰，这就属于典型的食疗上的水火既济。

• 火上浇油：经常看到家长给宝宝吃烤鸡、炸鸡、熏鸡，本身鸡就是雷龙之火了，烹调方式再火上浇油（热性增大）、脱水（进入身体后产生负压，反吸收体内水分），如果再加上天干物燥的季节和地域，宝宝本身又是内热体质，吃了大燥大热的食物，那就如同干柴遇见烈火，一旦这个时候宝宝接触的环境有些"风吹草动"，直接就会"星火燎原了"。

Part 2

宝宝饮食的
误区与原则

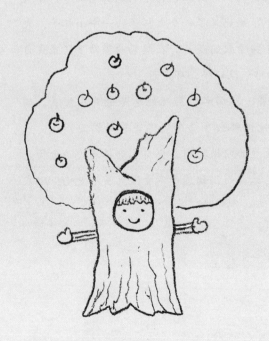

01

吃不仅与营养有关

经常遇见追着宝宝喂饭的家长。吃是人的一种本能，可是为什么想让宝宝张嘴吃口饭这么费劲呢？为什么有那么多宝宝吃不下东西呢？其中很重要的一个原因是喜欢催逼宝宝吃饭的父母太多了。在吃饭问题上同宝宝斗狠比犟，父母没有不败的。如果换一种思维方式呢？

场景一：2岁的小男孩豆豆，白天是奶奶带，爸爸妈妈下班回家后由爸爸妈妈带。豆豆从小不爱吃药，奶奶就按着灌。有一天晚上，豆豆流鼻涕，需要吃药，奶奶上来就说："我来按着！"豆豆就一直哭，死活不吃药。等豆豆情绪稳定下来的时候，妈妈跟他说："豆豆，爸爸妈妈要喝咖啡，你喝吗？"豆豆说："喝，我自己冲！"妈妈拿了一个大杯子、一个小杯子，大杯子给爸爸妈妈，装的是咖啡，小杯子装的是药。在妈妈的帮助下，豆豆自己倒水，然后自己喝了，还说"咖啡"很好喝，有点甜。

平常，奶奶总说豆豆不吃水果、不喝水，因此她总是追着豆豆喂，奶奶的观点是：小孩听不懂，你跟他说那么多没用！可爸爸妈妈回家后，豆豆自己吃水果、喝水都非常好。豆豆其实很聪明，会自己选择喜欢的食物。爸爸妈妈拿出几样水果来让他自己选，而奶奶总是不管豆豆爱不爱吃，硬塞给他。

在这个案例讨论中，有家长认为疑有欺骗孩子之嫌，在"药"和"咖啡"之间建立联系，容易导致孩子拒绝某种食物。

出现这种情况一般是有前提的：家长前期对宝宝的食物教育引导方式出现偏差，当介绍食物时以五官感觉介绍为主（好吃，如口感香甜、入口滑嫩；好看，如颜色鲜艳；好闻，如气味清鲜、香甜等），而忽略了对食物本身的介绍（是什么，做什么用的）。

例如：当教育引导孩子认知食物的时候要告诉他，吃这种食物有助于长高、变白、长力气，不咳嗽，让孩子了解一些比较明显的食物属性（如富含增强免疫力的维生素C的水果，富含帮助大便顺畅的膳食纤维的蔬菜粗粮等）。

以五感认知为主的介绍食物的教育引导方式，多数会导致孩子在建立思维方式的时候只选满足五感欲望为主的食物，甚至形成只看食物表面的思维定式，忽略食物的本身属性和建立因果关系的过程。

宝宝如果以好看、好闻、好吃、触感好玩、口感鲜香滑嫩等作为衡量食物的价值标准，那么遇到膳食纤维较粗、口感差或奇怪的味道，就会下意识拒绝，这是生理和心理的本能。

当这种情况已经发生的时候，若要扭转局面就需要一些小技巧，例如"咖啡"和药之间的代换关系，代换的同时，在宝宝食用后比较平稳的状态下，告诉他这个里面加了药物，对治疗咳嗽、感冒、腹泻等有帮助，已经尝试并认可的食物，在潜意识中接受度会高一些。

心理学上有个名词叫作"未成长"，是说生理年龄成熟的人，心理和行为上表现得未成年，或者叫作不愿意长大去承担责任和义务。现代社会的"啃老族"等社会问题的形成，究其根源，就是在宝宝成长的过程中，父母只是在物质上给、给、给，关心孩子的饮食营养，却忽视了孩子的精神营养。对于几个月，甚至一两岁的小宝宝来说，他的生活就是吃喝拉撒睡玩。吃什么、玩什么、什么时候睡觉，在家长眼里都是生活小事，但在宝宝眼里却是很大很大的大事。如果他连自己吃什么、吃多少、什么时候吃都没有选择权和决定权，他的责任感和独立意识从何建立呢？很多父母都觉得孩子小，什么都不懂，其实孩子懂得很多。

国外曾有育儿专家称：1岁以内的宝宝智商相当于一台配置极高的电脑，

父母的言行就是装进去的启动和应用程序。唯一和电脑的区别是，程序装进宝宝的大脑就不可以删除了，只能打补丁或者升级。与其硬逼着宝宝吃这吃那，不如把营养知识转换成生活常识与技能，以帮助宝宝建立初步的价值观和世界观。

场景二：宝宝生病了，天天得喂他吃药。可是味苦、口感差的感冒药让小家伙喝得好怕，坚决表示不要再喝啦，无论妈妈怎么哄、怎么劝，小家伙就是不肯乖乖喝药。妈妈试图给宝宝灌药，宝宝也不配合，咬着牙，闭着嘴，要么就是不咽，结果喂一次药洒得哪儿都是，喝的没有洒的多。

妈妈好生气，对宝宝说了很多"威胁"的话，可是小家伙一点儿都不畏惧，就算妈妈不让宝宝上床睡觉，小家伙也不为所动，自己坐在客厅沙发上。妈妈把屋子里的灯全关上，他也不怕，一动不动地坐在沙发上。妈妈拗不过他，让他进屋睡。可小家伙很有个性，竟然对妈妈说："宝宝不喝药，妈妈不让宝宝睡床上，宝宝就睡沙发上。"还推着妈妈，让妈妈去床上睡觉。

看他一个人待在漆黑的客厅里，妈妈真的好心疼，把他抱回屋，可是小家伙还不肯，说："宝宝没有喝药，不回屋睡啦。"妈妈哄了他半天，他才肯跟妈妈回屋睡。

后来妈妈想了个好办法，告诉宝宝药是奥特曼的能量，要到肚子里去打败怪兽的。问宝宝："你是帮奥特曼呢？还是帮怪兽呢？你说药苦不要喝，可是奥特曼等着能量呢。"结果宝宝就大义凛然地主动喝药了。

场景三：睿宝味觉比较敏感，喜欢干吃食物，所有的食物，包括奶粉，都是直接拿来吃。方式是把小手指在奶粉桶里蘸一下，再舔沾在手指上的奶粉，或者把奶粉撒在小碟子里，用小舌头舔着吃。妈妈则坦然告诉宝宝（让宝宝自己选择）：这么吃可以，但是吃完必须喝一定量的水，否则就会上火，鼻子出血哦。

母婴俱乐部聚会的时候讨论这个案例，心灵指导师说："这是一个父母与孩子的交流过程，或者叫控制与反控制，再控制与再反控制的过程。很小的宝宝就可以在这个过程中学习社会规则与思维方式，家长应把握好这个与宝宝斗智斗勇的机会。"在这个过程中，家长的引导很重要。我们首先要知道，宝宝为什么会有这样的行为。这类宝宝一般味蕾比较发达，又处在好奇心重的口唇期，用嘴巴感觉、接触世界是一个重要的途径。宝宝在品尝原汁原味食物的过程中，会不断刺激脑细胞发育，并且有数据表明，这种味觉上不同的刺激对智商和情商的发育大有裨益。

场景四：果果还没长磨牙，每次咀嚼虾皮很费劲，而且常常吃都能灵活地把它分辨并吐出来，弄得妈妈面对果果发育超前的味觉和小舌头的灵敏度哭笑不得。但虾皮可是食物补钙的龙头老大啊，聪明的妈妈把无盐的淡虾皮晒干粉碎成末，与西葫芦、面粉、鸡蛋搅拌在一起，烙成软饼，果果便欣然接受了。

建议遇到相同情况的家长参考本书介绍的辅食性状获得月份和种类添加顺序表。

当宝宝开始主动要求添加辅食的时候，家长需要关注宝宝对食物感兴趣的范围、反应的强度、主动性和适应性等，宝宝会在这种吃的过程，或者叫作玩的过程中逐渐建立自己的社会意识。能够关注这一点的家长，在宝宝奶和辅食转换的时候、饮食结构调整的时候基本不会有太大问题，而多数家长只注重结果，一味地强迫宝宝接受自己的意志，而忽略宝宝最需要的发育过程，导致宝宝偏食、厌食，对食物产生抗拒心理，甚至因营养摄入不足导致免疫力低下。

所以我经常给家长的建议就是：别管宝宝怎么吃，吃进去才是王道！

02

不要迷信测量数据

在进行营养咨询的过程中，经常能遇见焦虑的家长，只要宝宝的维生素和矿物质指标稍微异常，家长立刻心神不宁、焦虑不安，仿佛宝宝已经发生了器质性问题，影响了大脑和身体的发育。其实，家长不要太过焦虑。自然界里没有一种物质是永恒不变的，一次的检查数据只代表宝宝某一阶段甚至是某几天的营养情况，并不是一成不变的。家长需要做的是拿出现异常的数据做参考，寻找和调整养育方法和生活环境。

比如，维生素分脂溶性和水溶性两种，水溶性的例如B族维生素、维生素C等，只参与代谢，食用后一般并不在人体内潴留，经过4～6小时就会随着尿液排出体外；天然状态下的脂溶性维生素，例如维生素A、维生素D等也最多在人体内滞留7天，即被新的维生素替换掉。所以，建议家长：白天在两餐之间给宝宝补充一次水果很有裨益。

又比如，钙、铁、锌的缺乏，国内大多数还是用毛发、血液做检测。如果仔细思考就会发现，毛发基本都是1个月以前生长出来的，即使检测结果缺乏某种微量元素，只能说明宝宝1个月以前缺乏，不代表现在缺乏。血液检测则说明，最近3天之内宝宝的饮食当中摄入量或者吸收量不足，解决方式首先就是排查宝宝最近吃的食物中营养素含量是否足够，不够的话，用哪些食物补充，需要多少量；也可能本身摄入量足够，但宝宝最近几天在生病（特别是腹泻），导致营养素大量消耗（变瘦），造成检查指标不正常。

我们经常说新陈代谢，就是说没有一种物质是一成不变的，宝宝的营养状况也是动态的。家长在饮食方面要注意保持持续的、定量的、均衡的饮食结构。很多家长有这样的习惯：一连几天，忙得忽略了宝宝的饮食，闲暇的时候就想把缺失的一起补给宝宝，这种心血来潮的做法很让人无奈。突然间大量给予宝宝营养，且不说宝宝自身运化系统能否接受，这种从天而降的压力很有可能导致积食（压力太大，消化系统干脆停止运转）。我们不能把宝宝当骆驼来养，宝宝的身体不会自动将营养素存储起来以待日后缺乏的时候使用。

　　综上所述，营养素缺乏只是暂时性的，只要及时发现并给予适当的饮食调整，并不会造成宝宝身心发育障碍。家长需要做的，就是如何在现有的条件下让宝宝比原来吃得更安全，饮食结构更合理、更有营养。

03

我们的宝宝不是超人

悠悠是个小胖墩儿，在妈妈肚子里营养就吸收得特别好，生出来8斤多，吃得香，睡得好，并且很少有腹泻、消化不良等情况出现，在吃饭问题上一直没有让妈妈操心过。

可是悠悠17个月的时候妈妈高兴不起来了，因为悠悠光长体重不长身高，并且在与同龄小朋友玩耍的过程中，很多大动作和精细动作明显差距很大。

带着疑惑，悠悠妈来到母婴健康成长中心，在老师的讲解下明晰了其中的原因：婴幼儿体重如果超标10%，手眼协调能力和肢体协调能力就会下降14.7%。也就是说，"如果给宝宝傻吃，宝宝就会吃傻了"的话是有科学依据的。

在婴幼儿营养师的饮食指导和妈妈的严格执行下，悠悠的减肥计划很成功（比妈妈的减肥计划成功）。连续两三个月几乎没有长体重，但身长和脚长的增加明显，智力发展也有明显的进步。

现在的悠悠说话比较慢（有的宝宝说话可能不是很清晰），不过"贵人语迟"（悠悠的爸爸就是内向逻辑思维型的，这点悠悠可能继承了爸爸）；能主动与他人交流，会叫爸爸妈妈；走路、攀爬也不逊色于同龄的小朋友，很讨人喜爱。妈妈带着这么一个可爱的大宝贝儿，说起来也很得意！

在母婴健康成长中心，经常有家长焦急地询问："我的宝宝出牙晚、说话晚、走路晚，是不是出什么问题了？"

我的回答是：

出牙晚？只要钙检测不缺乏，对于出牙晚的宝宝可以去问爷爷奶奶或者姥姥姥爷，宝宝的爸爸妈妈是否出牙就晚，一部分是遗传的缘故，这真的没办法帮你，改变基因的方法估计您也不愿意。有的走路早的宝宝也出牙晚，出牙就不长个，长个就不出牙，有的宝宝就是这样，有限的能量要用在刀刃上。

说话晚？九型人格里（是婴儿时期人身上的九种气质，包括活跃程度、规律性、主动性、适应性、感兴趣的范围、反应的强度、心理的素质、分心程度、持久性）内向逻辑思维强的宝宝首先是用脑观察世界，而不会像外向感官型的宝宝那样喜欢用语言和行动表达。但仔细观察就会发现，逻辑思维强的宝宝，先天气质上就非常有主见，一般不会轻易为小事改变自己的想法，这种执着的品格正是成功者必备的良好素质之一。

逻辑思维、乐感、味觉、听觉、视觉、对色彩的敏感度、对他人的情绪理解度等，每个宝宝的天赋都是不一样的，为什么一定要求宝宝做"十项全能"的超人呢？家长首先要问问自己是超人吗？自己做到了吗？为什么自己做不到的，却要求宝宝做到呢？

04

给宝宝激发免疫力的机会

如果把人的身体内部构造比作一个国家：肾是一个国家建立的先天地理环境，比如富饶的地中海对比非洲贫瘠的土地一样，一个国家整体的发展和建设直接取决于这一点。而这一点，出了娘胎就基本定型了，再想改变有如愚公移山，可见遗传和孕期的影响有多么强大。血管是身体的公路，血细胞就是各种车辆，如运输车、救护车、垃圾清运车等。五脏六腑是各个职能部门，比如军队、通信、生产、运输、垃圾处理和医院等。胃主摄入营养的消化、运转，脾主吸收营养、生血，小肠再次吸收营养，大肠针对消化后垃圾的排泄，膀胱则主要是泻掉小肠下注的水液及周身的"火气"等。适量的运动就等于拓宽道路、加快汽车行驶速度、提高各部门工作效率。可见，人体自有一套精密的运转系统。

宝宝刚出生，基础还不稳定，各个系统之间有待完善，需要假以时日的锻炼，才能不断刺激自身免疫系统，使之强大。因此，当很多小宝宝第一次热退疹出（幼儿急疹，多数在6个月左右）的时候，我都要恭喜家长：从现在开始，您的宝宝开始有自己的抵抗力了（之前基本都是母体遗留给宝宝的，个人体质不同，宝宝维持母体免疫力的时间也长短不一）。

现代人有过分依赖药品的问题，在宝宝出现问题后，父母多数情况都是靠外来力量解决，比如抗生素，而忽略了宝宝自身的免疫力量。之所以称为"问题"，而不是病，是因为根源在于日常生活中坏习惯的积累，而不是宝宝本身的器质性病变。身边有很多这样真实的案例：出生很健康、漂亮的宝宝，如果一生病妈妈就用上最高级的抗生素，一部分宝宝会在4～12岁的时候发现尚未发育完善的内脏在大剂量、高浓度的用药过程中发生不可逆性损伤，影响了宝宝未来的健康。这就好比一个国家有自己的军队不用，却用外国的军队，长期下去，不仅本国的力量得不到锻炼，严重的甚至丧失主权。

外来力量的过度使用，不仅造成体质的削弱，甚至对自身器官也具有不可逆的伤害，比如过量服用抗生素对胃肠黏膜的

损伤（用药后的腹泻、不爱吃饭等）、产生耐药性等。很多父母缺乏常识性知识，例如：普通感冒即使不吃药一般1～2周也是可以痊愈的。所以，父母把宝宝的健康全部交给医生是对宝宝不负责任的态度。请新手父母树立正确的养育观，在婴幼儿生长发育的过程中使用科学的护理方法，帮助宝宝建立起自身强大的免疫系统。

05

坚持为宝宝写食疗日记

　　小宝宝不比成人免疫系统成熟完善，特别是微调的能力要远低于成人。食物食性对了会对身体发育大有裨益，反之则火上浇油、雪上加霜，严重的甚至造成生命危险。这就要求父母在生活中做个有心人，通过学习和观察，了解宝宝身体发出的信号，根据宝宝体质的变化调整食物搭配。忌操之过急、加大加量，以免影响宝宝健康。

　　无论是营养讲座，还是营养咨询，别人只能给出指导性意见，最了解宝宝需要的还是父母。虽说有高人指点迷津可以令你茅塞顿开，但从长远来看，只有依靠自己的努力，宝宝才能吃出健康和聪明。对于新手父母来说，为宝宝记食疗日记，了解宝宝的体质与身体状况，选择对症食物，就能掌握保健先机。

　　动动是母乳和奶粉混合喂养的宝宝，4个月的时候经常哭闹，大便先干后稀或经常性地拉小球状的大便，夜晚睡眠质量非常不好，来回翻腾、哼唧，并且咳嗽痰多、经常性的咽喉红肿，眼屎还很多。因为太小，还不会吐痰，妈妈非常焦急。

　　我发现这个宝宝是典型的内热体质，脾胃、肺、心火肝热的情况都出现了，为什么会这样呢？这与动动的饮食很有关系。动动主要吃的是母乳和配方奶粉，妈妈因为产后刚开始工作压力很大，同时饮食质量、数量和时间不能保证，并引发颈椎和咽喉肿痛、大便干燥，属于典型的内热体质，也就是我们常说的"上火"。宝宝在食用火奶后，会引起一系列的身体问题，包括胃肠不适、睡眠不佳、情绪不好等。我建议动动妈妈要保证正常的饮食和稳定的情绪（抑郁、暴怒、过度思考、睡眠不足等情况都会影响奶水的质量）。

动动出现内热体质的原因主要来自于奶粉和母乳。排查这个原因的时候，发现除了母乳的原因（妈妈刚开始上班，工作压力很大）之外，动动喝的配方奶粉也是引起上火的一个原因。动动妈妈给宝宝食用的是一款欧洲原装进口奶粉，欧洲人本身就是内热体质，但因其毛孔粗大，排热能力比皮肤细腻的亚系人种要强很多，摄入高热量的食物能够很快排出去，运动量和生活习惯造成的先天体质与亚洲人有明显不同，这款奶粉并不适合动动食用。所以，我建议动动妈妈换一款无蔗糖、色素和香精的奶粉。

从上面这个实际发生的例子可以看出，关于健康，家长需要观察宝宝的6个方面，即吃、喝、拉、撒、睡、玩。吃和喝是摄入问题，拉和撒是排出问题，这4个方面代表身体正常的内循环状态。家长如果能掌握这4个方面，健康的基础就会打得很牢固。睡眠则是一个对身体的修补、再循环的过程。玩对于宝宝来说，是非常愿意接受的一条学习途径。家长需要通过观察这6个方面，来正确地关注宝宝身心的均衡发展。食疗日记的内容至少应该涉及吃、喝、拉、撒、睡5个方面。

父母平时需要记载的事项（症状相对应的体质和处理方法，请对应本书"宝宝体质巧分辨"部分）：

● 饮食：宝宝何时吃什么食物，食物的配方和数量，食后有什么反应。

● 眼睛：有眼屎吗？眼屎多吗？

● 舌苔：有舌苔吗？舌苔什么颜色？薄白、薄黄、厚白还是厚黄少而红？

● 鼻子：有鼻屎吗？流鼻涕吗？鼻涕是稀白色、稀黄色的、浓白色的还是浓黄色的？

● 二便：小便经常是黄色的吗？有时是赤红色的吗？每天能否达到5次以上？是否有时有泡沫？放屁多吗？放屁响吗？放屁臭吗？大便臭吗？大便有干头吗？解大便一次解一段吗？大便一段一段的吗？解大便非常吃力吗？大便呈球状吗？大便有异样的味道吗？大便先干后黏吗？宝宝解大便有恐惧

感吗？

●其他：宝宝饭后肚子痛吗？一上火就起疙瘩（湿疹）吗？宝宝的肚子经常有压痛感吗？吃饭很少吗？吃饭挑食吗？吃饭偏食吗？吃饭很多吗？吃得多不长肉吗？喜欢吃冷食吗？不喜欢吃菜吗？喜欢吃肉类食品吗？晚上睡觉比较困难吗？晚上睡觉经常翻身吗？晚上睡觉打转吗？晚上睡觉张着嘴吗？晚上睡觉经常醒吗？晚上睡觉经常出汗吗？白天常出汗吗？白天咳嗽吗？晚上咳嗽吗？身材很矮吗？嘴里有味吗？嘴里有酸味吗？

家长若能详细记录每天的饮食情况以及宝宝生活状态的点点滴滴，按照"婴幼儿生理征候量表"计算出分数，并从现象入手找到根源，就能够迅速又精确地摸索出最适合宝宝调养的食谱了。只要能够按照这张食谱持之以恒实行下去，宝宝的身体就会越来越健壮。

兜兜8个月大的时候，因为牛奶制品过敏，妈妈开始给兜兜记食疗日记。第一次按量表计算的时候，分数是33分，问题集中在二便、舌苔、眼睛和睡眠上；经过一个月的食疗调理，眼屎和睡眠问题得到改善，食量有所增加，量表分数下降到24分；两个月后牛奶制品能够少量添加，3个月后，量表分数下降到10分以下，兜兜能喝普通配方奶80毫升，但是超过100毫升就喷射性地呕吐，呕吐过后浑身起红色斑疹。

如果宝宝是先天遗传的过敏性体质，属于母体带来的，目前尚不能根治，但可以缓解，且需要家长持之以恒地给孩子创造适合的生长环境，避免接触变应原（过敏原），提高免疫力。这个修复过程因为个体差异和生长环境的不同，食疗推进速度也有所不同。

06

亲手为宝宝做辅食

　　我们强调亲手为宝宝做辅食，是想教给家长一种思维方向、一种能够在生活中自我掌控的能力，并不是视觉上的浮华绚丽。每一种食物、每一道菜都是有"灵魂"的，因此做和吃的时候不要把食物的"魂"丢了。

　　酸奶的"灵魂"不是用牛奶、羊奶抑或豆浆等原材料去做，酸奶的"灵魂"是益生菌。益生菌的功能必须是"特定菌株""特定剂量""连续食用""活细菌"4个条件同时具备才能实现。也就是说，当你想吃酸奶，期望它能达到广告上

宣传的效果，就必须在一定的发酵时间后（生命成熟度：过早不成形、过晚太酸）、吃到一定数量和活性（注意，是活的，不是死的，这点最重要）的特定（性格）菌种。如果给酸奶强制性地添加过多的甜味剂、稳定剂、色素和香精，就等于给予食物一个华而不实的包装，真正的内涵和力量反而被削弱了。

　　这就是食物背后的灵魂。当你懂得每种食物的食性，摸透食物的脾气，体会并欣赏到它的特点，给它合理的位置和生活状态的时候，食物才会让你更有力量。所以，请了解、尊重、善待并倾听食物的声音，只有这样的食物才会给予您和家人所需要的强大力量。

　　请记住，一般情况下，自己家里做的东西才是有"灵魂"的食物，也是最安全、最可靠的（家里卫生环境极差者排除在外）。

　　市场上买的婴儿食品，无论标榜得再健康，味道再好，也不如妈妈亲

手做的一碗热汤面，这里面不仅保证了食物的"灵魂"、卫生，而且还满含了爱。外面东西的好味道是怎么做出来的，希望家长们多了解。如果条件允许，为了保证宝宝吃到尽可能健康的食物，请尽量自己给宝宝做辅食。

还有一点请父母们务必记住：3岁以前的宝宝最好不要吃任何非正规食品加工厂制造的食品，甚至包括婴幼儿配方奶粉、配方米粉、配方豆粉等。宝宝们解毒能力弱，甚至吃到一次不该吃的就有可能遗祸终生。

也请各位身为白领丽人的妈妈们，千万别把给宝宝喂奶当作一件不雅甚至丢人的事。母乳永远是世界上最健康、最安全、最适合婴儿的食物。所谓的婴幼儿配方奶粉是什么，就是往牛乳中添加各种营养成分，使其尽可能接近母乳的营养，永远也别相信厂家所标榜的富含蛋白质、维生素、ARA（花生四烯酸）、DHA。如果你真正爱宝宝的话，就用自己的乳汁喂养宝宝，买上一本婴幼儿膳食指南，自己为宝宝制作辅食，宝宝摄入的营养一点儿也不会比那些昂贵奶粉、米粉中的差。

心情不好的时候，几棵菜、几片肉，手边随便几种食材搭配组合一下，变成一款色香味俱全的美食，便觉得一切还在掌握中，心中的惶恐和不安感也随之灰飞烟灭了。通过食物的获得、制作和食用过程，让自己和宝宝内心满足、充实。踏踏实实地去做，并长期坚持下来，这就是我们传递给宝宝的健康信仰。

07

激发宝宝对吃的兴趣

经常遇见家长抱怨自家的宝宝精力旺盛，大人每天被他折腾得筋疲力尽。在这一点上，我的建议是：家长一定要带着宝宝玩，而不能让宝宝带着家长玩。因为家长懂得规则和顺序，在玩耍中学习，在学习中建立规则。而宝宝不懂得规则，一旦淘气出格了，家长没有预见到（大家都是第一次，这种情况经常会遇到），面对指责，宝宝就会既不理解又非常委屈。

家长既要忙家务，还要带着宝宝玩，岂不是负担太重了？其实，根据宝宝成长的年龄阶段，让宝宝适当地参与到家务劳动中来，宝宝会很高兴。比如，让宝宝和大人一起做饭，利用宝宝对食物最天然的本能来激发学习乐趣，是最简单易行的育儿方式。对宝宝来说，制作食物、学习技能（在宝宝眼里就是游戏）的过程远比只吃现成的有吸引力得多。在制作食物的时候，宝宝更喜欢参与进来，如果给他们机会，允许他们拿着食物搅拌棒搅拌几下，或者指导宝宝拿一种食物配料在旁边随时添加，或者干脆抱着宝宝站在锅边（保证安全的情况下），拿着铲子有模有样地翻炒几下，吃的时候宝宝就会因为是"我"做的，或者"我"参与的，而多吃一碗，挑食、厌食的情况也会大大减少。其实，食物并不一定要非常丰富、非常有营养，但带着这样正能量的食物，对宝宝的成长大有裨益。

宝宝通过参与制作食物能够学习到的东西很多，需要循序渐进地进行：

第一阶段：五感训练（色、香、味、触、思）

需要家长向宝宝介绍食物的味道（五味）、性质（食性）、颜色（色）、触摸的感觉（触）、闻起来的味道（香）和吃完以后身体的感觉和想法（思考，各种情绪的表达、沟通）等。

第二阶段：能力训练（动作协调性、手眼协调能力、精细动作等）

家长可以准备几种不同的食材教宝宝分辨，同时通过帮助家长烹调来提高宝宝的动手能力。例如可以帮助妈妈拿某一种指定食材来分辨食物的类别和性质，剥莲子或者用线穿莲子串可以锻炼宝宝的精细动作，还可以引导宝宝学习并使用计量工具等。

第三阶段：全方位的知识联系能力训练

让大点儿的宝宝了解更多的营养知识。最基础的就是今天吃什么，吃这种食物的好处，比如变白、变漂亮，不生病，鼻子不出血等日常生活常识；外出游玩时，可以讲解遇见的各种食物的相关知识，包括季节的变换、植物的生长、节日的传说等。冬天吃橘子，Rayman吃了几瓣就不吃了，因为他知道"人吃多了橘子会上火、咳嗽"。

场景一：有位妈妈是这样描述的：我家闺女臭美！我告诉她吃了蔬菜会变白、变漂亮！每次我做了蔬菜，女儿都很积极地捧场！然后一边吃一边问："妈妈，这个菜吃了会变白、变漂亮吗？"得到肯定答案后就说："妈妈我还吃，再给我吃点。妈妈你也吃，妈妈也长漂亮哈！"

再大一点儿的宝宝，自己就会问一些涉及历史、文化、宗教、自然、社会等方面的问题，同时还能与自己已经知道的知识、阅读过的书籍、看过的电影等相关联，寻找新的答案。这个阶段，宝宝基本就是"十万个为什么"，家长要做好跟宝宝斗智斗勇的知识储备和心理准备。

场景二：

Jon："妈妈，为什么人有肠子？"

妈妈："没有肠子，你吃进去的东西就不能转化为能量了。奥特曼没有能量就不能打败小怪兽，你要是没有能量会生病的。"

Jon："那肠子为什么会动呢（以前告诫他吃完饭不要跳，会肚子痛）？"

妈妈："肠子动是因为要把食物残渣运出来，不动大便就会在你肚子里成堆运不出去，就要去医院了。"

Jon："为什么我有肠子呢？"

妈妈："每个宝宝出生的时候，妈妈、爸爸都给宝宝准备了啊！"

Jon沉默中……

过了一会儿，Jon又问："妈妈，喉咙里有什么？"

妈妈："妈妈不是医生，不知道。"

Jon："那你怎么知道我有肠子呢？"

妈妈长时间沉默……

第四阶段：思维创造性训练

一开始可以在制作面食的时候给宝宝一块儿软面团让他揉，同时鼓励宝宝用面团和其他食材设计并做出各种造型（麦穗、小猫、小猪等）；进而可以在制作饼干、蛋糕以及各种菜肴的时候，让宝宝自己动手，对色彩、味道、食性、气味以及造型进行整体的协调和装饰。

这个阶段可以训练宝宝的肢体协调能力、手眼协调能力、精细动作（一、二、三阶段内容）和创意、执行力、效率、表达力、洞察力、耐力和自信心等，家长们可选择好侧重点自由发挥哦。

第五阶段：社会规则的训练

家庭成员和宝宝、其他小朋友与家长一起烹调的过程，不仅涉及生活技能，还是对协作关系、说话方式、思考问题的角度、处理事情的方式、社交、礼仪、逻辑思维等社会规则的训练过程。

社会规则训练是最考察一个家庭教养

Rayman妈妈**提示**

看上去这是一个吃的学习过程，但父母还可以利用它让宝宝懂得尊敬、信赖父母，进而建立起稳固的家庭观念和亲情观念。因为热爱家庭的人才能热爱生活，热爱生活的人才能拥有强大的内心与平和的性格，才能获得幸福。

水平的环节，他人通常可以通过孩子在社交中的语言、行为、情感表达等方式获得很多相关信息，例如：家庭生活环境、文化知识底蕴、教养程度和价值观等。家长们，加油啊！

第六阶段：情商训练

无论男孩还是女孩，所有的宝宝都喜欢玩过家家的游戏。当宝宝一本正经地投入到自身扮演的角色时，实际也是在把生活中模仿家长做饭、请客、言谈、思维方式等生活场景复习和强化的过程。

在做利用制作食物激发宝宝兴趣的游戏时，家长需要注意以下几点：

● 安全第一：对于食物的制作，有些是可以和宝宝一起来分享的，例如：择菜、洗菜、准备食材和调料等。而家长控制不了的厨房是坚决不许宝宝进入的，例如：有明火、热油、刀具、烤箱、插座、电器、易夹手的抽屉等危险的环境。

● 有效沟通：在给宝宝做食物的时候要跟宝宝进行有效的互动沟通，一定要在宝宝听懂并执行大人的指令的基础上才可以进行下一步的指导。例如：家长发出指令"给妈妈拿绿色的青菜"，只有宝宝能够准确地为妈妈拿来对应食物的时候（这个时候一定要表扬），才可以进行下一步的引导和操作。让宝宝做其他事情的时候也一样，不要以为宝宝还小听不懂就懒得这样做。

● 选择性引导：制作食物的时候要经常给宝宝一些可选择性问题，从小锻炼宝宝的判断能力和决断能力。"你只能选一个的话是哪一个呢"，如果妈妈每天都会这么问，宝宝也会主动告诉大人明天想吃什么、为什么这么吃。人一生都要面对取舍和抉择，从婴幼儿期就开始锻炼宝宝选择对自己有价值的东西很重要。

● 耐心细致：教宝宝学东西时要不厌其烦，无论是语言还是行为模仿，反复多次宝宝肯定会记住，这种练习可以从小刺激宝宝的记忆能力。呵呵，副作用就是妈妈做事很细致的同时会变得很唠叨。

● 色觉与味觉：在制作食物的时候引导宝宝对食物颜色的认知（同时给

宝宝穿色彩丰富的衣服），培养宝宝的色觉。在儿童脑发育过程中，颜色对宝宝大脑的刺激非常有益。不仅如此，从零岁开始给宝宝味觉上多种刺激，也会同时刺激到宝宝的大脑，也可以激发宝宝的感知能力和记忆能力，如给宝宝品尝酸甜苦辣等不同的味道。

● 平衡：背着宝宝进厨房（不要抱着宝宝），这样可以从早期锻炼宝宝的平衡感。宝宝从小就会有调节平衡的能力，当宝宝的脖子可以支撑住头和整个身体的时候，就应该尽可能地背着宝宝玩，这样可以迫使宝宝自我调节身体平衡，从而锻炼宝宝通过肢体运动保护自己的能力。

● 语言：和宝宝说话不要使用儿语，比如吃饭饭、捡豆豆等。如果使用宝宝的语言和思考方式进行教育，以后会给宝宝造成负担。因为宝宝早晚要成为社会人，从儿童的语言和行为过渡到成人的语言和行为，宝宝要承受诸多不安，需要相当长的适应时间。

● 工具：在厨房使用工具或者做任何事情的时候，都要以正确的方法和姿势进行，给宝宝做好示范。保证安全的另外一个含义就是正确使用工具，建立正确的行为规范、规则。别以为宝宝还不会讲话、不能清楚表达自己想法就是什么都不懂，父母是宝宝最重要的摹本，哪怕是你走路的样子，他都会去学！

● 数量、顺序：在让宝宝参与制作食物的过程中，通过食物强化宝宝对数量和顺序的认知也很关键。例如：教宝宝数豆子的时候，不仅要按从0到10的顺序数，还要按从10到0的顺序数，通过这个过程教育宝宝0的存在非常重要。

● 心理环境：与父母一起劳动，有付出有收获的生活环境才是平衡、和谐、健康的家庭心理环境。

08

帮助宝宝建立科学的作息规律

很多家长反映，宝宝晚上很晚睡觉，这里的原因是多方面的：宝宝精力旺盛，白天没有消耗的精力留到晚上了。如果是这种情况，家长只要白天主动带着宝宝玩，加大活动量即可。还有的是因为家长本身晚上就睡得很晚，宝宝跟家长形成了一致的作息时间，所以睡觉也很晚（睡觉晚也是心火肝热的一个主要原因）……

家长在宝宝出生后即需要养成宝宝的作息规律：早晨给宝宝擦脸的时候要告诉他，已经是早晨了，要洗好脸迎接新的一天；晚上给宝宝换好睡衣，告诉他已经是晚上了，要舒舒服服睡觉了。时间久了，宝宝就会通过感知对昼夜和生活内容进行记忆，坚持不懈地这样做下去，绝对不会白费工夫。帮助宝宝形成健康的作息观念和作息规律，是家长给予宝宝最大的财富！

下面这个作息时间表，是根据中医的子午流注分析转化而来，刚出生的小宝宝是不会按照这个自然规律作息的。写出这个标准，是要家长尽量在养育过程中把宝宝的作息时间规范起来，以顺应大自然的法则。这需要一个过程，做不到的家长不要着急，在孩子3岁之内尽量争取做到就可以了。

中医哲学主张天人合一，认为人是大自然的组成部分，把人的脏腑与在12个时辰中的兴衰联系起来看，环环相扣，十分有序，因而人的生活习惯应该符合自然规律。

● 卯时（5:00～7:00）：大肠经旺，有利于排泄。这个时候，一定要给宝宝养成大便的好习惯。

● 辰时（7:00～9:00）：胃经旺，有利于消化。这个时候，吃东西消化吸收效果好，给予宝宝的食物应该尽量丰富和均衡。

● 巳时（9:00～11:00）：脾经旺，有利于吸收营养、生血。这个时候，可以添加辅食，但不适合过多、过于复杂。

● 午时（11:00～13:00）：心经旺，有利于周身血液循环，心火生胃土，有利于消化。这个时候适合小憩，小宝宝的午睡时间逐渐减少至1～2个小时即可，睡多了影响夜晚睡眠。

● 未时（13:00～15:00）：小肠经旺，有利于吸收营养，可以添加富含矿物质、维生素和膳食纤维的水果、蔬菜、坚果、酸奶等。

● 申时（15:00～17:00）：膀胱经旺，有利于泻掉小肠下注的水液及周身的火气。这个时间段可以给宝宝多喝一些白开水。

● 酉时（17:00～19:00）：肾经旺，有利于储藏一日的脏腑之精华，尽量不做泻的事情，例如清热性质的按摩、腹泻、点滴等。

● 戌时（19:00～21:00）：心包经旺，再一次增强心的力量，心火生胃土，有利于消化。这个时间段，尽量让宝宝保持心情愉快，不做过于兴奋的事情。

● 亥时（21:00～23:00）：三焦通百脉，人进入睡眠，百脉休养生息，需要开始进入睡眠程序。

● 子时（23:00～1:00）：胆经旺，胆汁推陈出新，很多患胆结石的大人就是由于长期晚上这个时间不睡觉造成的。胆汁同时也是消化脂肪、蛋白质的。

● 丑时（1:00～3:00）：肝经旺，肝血推陈出新。

● 寅时（3:00～5:00）：肺经旺，将肝储藏的新鲜血液输送百脉，迎接新一天的到来。

以上是子午流注的基本概况，作为知识了解可以，生搬硬套则不行。任何知识用死了，就是"所知障"。家长们可按12条经脉在12个时辰中兴衰的规律，逐渐探索适合于自己和家人的健康保健方法。

09

膳食关键在平衡

现在中国多数家庭已经度过物质极度贫乏的时期，面临的营养问题不是营养缺乏而是营养不均衡。妈妈们总说宝宝爱生病、不长个儿、吸收不好、腹泻或者便秘，虽然各种辅食变着花样做，色香味俱全，但宝宝还是小毛病不断，问题出现在哪里呢？如果把人体比作一个容量有限的容器，当装入某种营养素过多的时候，可能其他人体必需营养素就要相应减少，这就是所谓的营养不均衡。宝宝的体质，如果用天平来比喻，最重要的就是"平衡"二字。身体一旦失衡，各种问题便随之出现。

婴幼儿与成人不同，因内脏器官发育不成熟，给予的各种营养素比例更应适合自身发展需求，绝不是成人食物做得细腻、软烂一些就可以解决的。当宝宝的身体出现问题时，家长们一定不能焦虑，首先要静下心来（大人焦虑的情绪也会感染宝宝，对宝宝的身体健康造成影响），闭上眼睛，想想看，天平的一边是宝宝的体质，一边是宝宝吃进去的食物。是否吃进去的食物软硬、大小、数量和宝宝身体发育需要、吸收能力相平衡？今天摄入的动物性食物和植物性食物比例是否适合宝宝呢？家庭生活的环境、节气是否对宝宝的情绪和发育有影响呢？宝宝餐绝不等同于成人餐，并非细一点儿、煮得时间长一点儿就可以的。要想宝宝吃得好、长得壮，首先要掌握膳食平衡原则。

原则一：食物酸碱性要平衡

酸碱平衡是人体赖以生存的平衡状态之一。健康人，包括小宝宝，身体的酸碱度总是维持在7.35～7.45，呈现一种弱酸性的内稳态。超出这个范围后，不管是偏酸还是偏碱，都会导致亚健康，比如厌食、乏力、精神萎靡等，严重的甚至会影响智力发育和体格的生长。

健康人体液的pH值为7.35～7.45，呈弱酸性，刚出生的小婴儿就是这个值。当pH值到7.2左右的时候体液最容易成为病毒的培养基，就是说最适合病毒生长。所以，家长会发现，在幼儿园整体环境相同的情况下，爱生病的都是体质偏酸的宝宝。他们还容易出现易哭闹、烦躁、吃睡都不好、易感冒、皮肤脆弱、抵抗力差、模仿能力和反应能力都比较差等情况；体质偏碱性的宝宝吃、睡、玩相对规律，模仿能力、学习能力较强。

营养学将食物分成两大类：呈酸性食物和呈碱性食物。食物的酸碱性与本身的pH值无关，是指吃到肚子里代谢出来的产物到底是酸性的，还是碱性的。

不必太过留意吃的是酸性食物还是碱性食物。从营养平衡的角度来说，宝宝在吃鱼肉、主食的时候也要适当吃蔬菜、水果（0～3岁的宝宝辅食的酸碱比例应该是1：3）。酸性体质可以通过日常饮食调理为碱性体质。酸性食物包括：鱼、肉、谷物等。在果蔬中，草莓、番茄、土豆、菠菜中含有草酸，和钙结合容易形成草酸钙（容易形成结石而且影响钙吸收），不要一起吃。碱性食物包括：大多数蔬菜、水果。茶就是一种非常优秀的呈碱性饮料（食疗在满月以后适用，可以用婴儿专用大麦茶）。

原则二：食物寒热温凉要平衡

根据天（节气）、地（地域环境、食物品性）、人（体质）的反应不同，妈妈们可以自己调节宝宝身体的平衡。比如，成年人夏天喝绿豆汤，冬天吃羊肉，就是根据不同季节对食物四性平衡的考虑。春夏热的时候要喝绿茶，到了秋冬冷的时候应该喝红茶，因为红茶是暖胃的。吃螃蟹的时候一定要吃生姜，因为海鲜属于寒凉的食物，特别是螃蟹，吃的时候搭配生姜就形成了一种平衡。如果没有生姜，只吃螃蟹，很多人吃完一会儿就得上厕所。根据这个原理，

Rayman妈妈提示

绿豆沸水煮5分钟但未开花时可用于清热，适合夏季解暑；开花后可用于解毒。

宝宝受寒、感冒、流清鼻涕或者风凉肚痛就一定要用暖胃升火的生姜驱除寒气。反之，如果宝宝因内热而流鼻涕，应该用清热去火的食物搭配来平衡体质。这样一种辩证的思想渗透在我们日常生活的各个层面，对小宝宝的饮食更有指导性意义。

原则三：摄取种类和方式要平衡

妈妈给宝宝准备辅食，一定要做到杂食和广食。慷慨的大自然提供给我们人类很多食物，可食用的植物性食物共有7大类，分别是谷类、豆类、薯类、真菌类、藻类、水果类、蔬菜类；可食用的动物性食物有6大类，分别是肉类、蛋类、奶类、禽类、鱼类和甲壳类。选择食物时不偏不废、广泛摄取才能做到真正意义上的平衡膳食。

我国山东省德州市的某个地方发现了一片小麦，严重缺锌，麦秆、麦叶上全是斑块儿，但收割时测量结果却发现麦粒里并不缺锌。这件事给了我们一个启示——为了后代，这是大自然永远的法则。怀孕时如果胎儿严重缺钙，母体会将自身体内所含的钙来补充给胎儿，这是生物进化的一种法则，一切要为了后代。麦秆本身缺乏营养，那是因为营养全部都补充到麦粒中去了，所以，成熟的麦粒不会缺锌。也因为如此，我们的祖先才选择了吃种子来维持健康，这是非常智慧的选择。

坎贝尔在《中国健康调查报告》中写了这样一段话："美国人摄入的碳水化合物都来自垃圾食品，把美式快餐或是精致的谷类加工到如此细致的程度，以至于不得不人工添加矿物质和维生素，先把那东西去掉，再往里添，这个做法本身是很荒唐的。"所以，给宝宝吃经过精细加工的食物，不如直接吃大自然赋予我们的食物。

原则四：食物的五味要平衡

食物有甘、酸、苦、辛、咸五味，五味调和相得益彰，过多过少都会使某一味的作用过偏，带来弊端，影响健康。关于食物五味的知识已在前文中作详细的介绍。

很多中国人口味比较重，加上过早给宝宝食用成人饭菜，导致宝宝肾脏负担过重，埋下健康隐患。世界范围内的调查数据显示，高血压与盐的摄入量有关。以一个人平均每天的摄盐量统计：因纽特人每天吃4克，高血压患病率为4%；美国人每天吃10克，患病率为10%；中国人大约吃14克，患病率约为13%。北京人每天吃18克，高血压患病率在全国名列前茅；日本北海道农民每天吃27克，高血压患病率高达40%，为世界之最。一般规律是摄盐量越少，高血压患病率越低。

原则五：粗细粮要平衡

中华民族从生活实践中认识到五谷杂粮是重要的主食，大米、小麦等因为口感比较好，被称为细粮；粗粮包括谷类、豆类和薯类。粗粮中的很多营养物质是细粮不具备的。现代人吃惯了精米白面，不妨让粗粮重返餐桌。五谷杂粮中富含的淀粉、膳食纤维以及B族维生素是其他食物无法比拟的，因此要保证宝宝每天吃五谷杂粮。这不仅对宝宝的日常活动、生长发育和健康至关重要，也可以为宝宝成年后的饮食习惯和身体健康打下良好基础。

原则六：食速快慢要平衡

经常看见父母追在宝宝屁股后面喂饭，或者在饭桌旁催着宝宝快吃，过后又说宝宝吸收得不好、偏食、挑食、不爱吃饭……问题多多。对于进餐速度，医书中是这样记述的："食不欲急，急则损脾，法当熟嚼令细。"不论粥饭点心，都应该嚼得细细的再咽下去。

咀嚼是帮助消化的重要环节，宝宝的脾胃功能还不够完善，咀嚼能力差，狼吞虎咽是娇嫩的消化道难以适应的，于是就容易出现问题。建议父母养成好习惯，经常提醒宝宝："多嚼嚼！多嚼嚼！"吃饭时细嚼慢咽的宝宝胃肠功能都不错，生病少。即便生病，也会因为营养吸收得好、抵抗力强而快速恢复。

原则七：饥与饱要平衡

古语云："要想小儿安，三分饥与寒。"宝宝胃容量小，一次吃不了多少，但活动量大，一会儿就饿。很多父母怕麻烦，希望宝宝一次多吃点儿，就不停地催促，这种情况下很容易造成宝宝积食，甚至几天不愿意吃东西。建议家长多准备些小零食：几颗枣，一块南瓜，一片面包抹点芝麻酱、鹅肝酱、乳酪什么的……做到先饥而食，先渴而饮，饥不可太饥，饱不可太饱。这就是饥与饱的平衡原则。

20世纪30年代曾经有一个实验叫"麦卡效应"，发现饿着的耗子寿命都特别长。其他动物研究也得出相同的结果，大白鼠，如果饿着它，它很精神，吃饱了便昏昏欲睡。这提示我们小孩一定不要吃太饱，否则可能影响智力发育。

原则八：膳食冷热要平衡

要注意宝宝膳食的冷热平衡。很多小宝宝一到夏季就咳嗽，因为吃了一肚子冰激凌。冰激凌等冷饮会使胃的温度下降，旁边肺的温度也下降，造成毛细血管不扩张，宝宝自然就会咳嗽。到了秋天换季时，冷空气一刺激宝宝也会咳嗽，都是同一个道理。所以，古代有一句话叫"热食伤骨，冷食伤肺，热无灼唇，冷无冰齿"，就是说热的食物有损肌骨，冷的食物有损肺，热别烫着嘴，冷别凉着牙，要控制好了，这才是健康饮食之道。

原则九：进食前后动静要平衡

食前忌动，食后忌静。小宝宝也一样。饭前动来动去的，一定不专心吃饭；吃得多了，血液跑到胃里帮助消化，接着睡觉，身体休息，胃也休息，吸收得当然不好了。因此，建议父母要给宝宝养成好的饮食习惯，固定进餐地点，将所有玩具拿走，不要打开电视，以免分散宝宝的注意力。告诉宝宝吃饭时要专心，饭后可以带宝宝适当活动。

原则十：就餐时身心要平衡

最后一个平衡叫胃好恬愉，就是吃饭前后需要心理环境平衡。有些高级饭店都播放轻音乐，就是为了让人神经松弛。除了大脑，我们人类还有一个腹脑，就是腹部的神经系统。腹脑细胞的量不比大脑少，大概有一千亿个神经细胞。一旦毒素进入胃肠道，腹脑会最先察觉，然后产生保护性反应，同时向大脑发出警告。所以，吃了有毒的东西会呕吐，生气了会胃疼……这些都是腹脑的保护性作用。俗话说"食后不可便怒，怒后不可便食"，就是说在进食过程中要避免一切不良情绪，要把饭吃好。小宝宝尤其要注意。要帮助宝宝避免进餐过程中的情绪起伏，平静愉快的心情有利于消化功能正常运行。进餐前后保持良好情绪对维护健康有十分重要的意义。

Part 3

宝宝饮食
有讲究

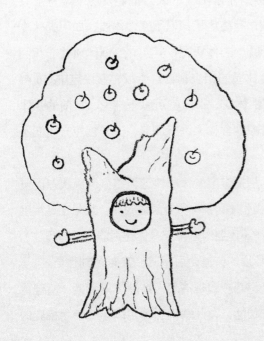

01

宝宝体质巧分辨

　　宝宝的体质问题是健康育儿有序化管理中的重要部分。这部分内容讲怎样正确按照宝宝的体质差异寻找饮食和护理方法的顺序，帮助家长了解儿童需要的食物与营养知识，培养健康生活方式。

　　中医把宝宝的体质分为健康、寒、热、虚、湿、风、燥、过敏8种类型，现在宝宝因为环境和食物的污染，过敏体质的比例逐年增加，需要家长们在饮食和护理上予以关注。

　　判断体质应以最近发生的身体症状来做判断，譬如最近一周宝宝的大便、小便、脸色、口气、胃肠问题或其他症状，然后去对照一下，究竟宝宝属于哪一类体质。有些新手父母感到非常困扰，因为他们发现宝宝身上有些症状属于热性体质，如大便干结；有些症状却属于寒性体质，如手脚冰冷等，于是就迷糊了，到底宝宝属于哪一类体质呢？其实，判断体质并非我们的目的，真正的目的是要找出适合体质的相应食物。所以，假设宝宝有60%的症状属于热性体质，40%属于寒性体质，那么就可以下结论，目前的身体状况是偏热性体质，因此应该选择凉性食物来进行调养，这个食疗方向便不至于离谱。

　　很多家长都有种急迫的心情，想把宝宝的体质快速调整到健康状态。宝宝的基础体质不是一天造就的，同样也不可能一天就调整过来。如果在日常生活中不以饮食为主，想当然地用药物（还要考虑宝宝身体是否能接受的问题）人为干涉，就特别容易出现这样或那样的偏差，后期调整就会更加困难。

　　无论宝宝是怎样的体质，第一步都应该是清理。清除体内毒素，清理胃肠，润肠通便，增强胃肠消化系统功能。在此基础上才可以第二步用相应的食物调节身体机能，调节免疫功能，改善体质。对于第三步补充均衡营养，也要在确定宝宝确实缺乏的基础上进行。当宝宝不需要的时候，家长给予过多的营养物质，不利反害。

健康型体质

如果让我给健康宝宝画一幅肖像，他应具有以下特征：

● 体形：身体比较结实，与相同身高、体形的宝宝相比体重较沉，这是因为各种营养素沉积到骨骼、肌肉的比例比较高。

● 面色：比较红润，眼神灵活，嘴唇红润。

● 精神状态：精力旺盛，声音饱满。

● 饮食特点：吃饭香。

● 大小便：大便质地如香蕉状，每天清晨一次；小便淡黄色，清明透亮，无异味。

● 其他特征：指甲无坑或白点，发质、皮肤润泽。这类宝宝因食谱广泛，营养摄入比较均衡，很少生病。在复杂的环境当中，抵抗力比较强，即使感冒发热，通过食疗或者适当的中药也能很快康复。

我见过一个非常健康的宝宝叫壮壮，是个3岁的小男孩。因为本身贫血，妈妈在怀孕前就开始通过饮食排毒和修补，调理了半年才要的壮壮。妈妈基本对他是散养形式的，"小伙子"出生后哭声那叫一个洪亮，吃奶有劲，基本上妈妈两侧乳房都吃空才罢休；两个半月就会翻身，4个月添加辅食的时候来者不拒，妈妈喂饭的时候，几乎每次都是把着碗抢着吃；发热、感冒、腹泻等小问题都很少发生。

今年夏天看他的时候，小家伙因为整日在外面跑，晒得黑黑的，小胳膊、小腿壮得跟棒槌节似的，走路声音噔噔响，吃起东西来也非常香，几乎不挑食。我和他妈妈聊天，壮壮就在一边自己玩，玩累了，一歪脑袋靠着被子就睡了，一点儿都不娇气。

壮壮妈妈说，建立正常的饮食习惯很重要，这样为宝宝打下的身体素质，才是给宝宝未来最宝贵的财富。

寒型体质

体征

宝宝身体和手脚容易冰凉，面色苍白，不爱活动，不主动吃饭，吃得不香，吃生冷油腻容易腹泻，大便稀软溏泄。这类宝宝身体机能、代谢活动比较慢，多见贫血、怕冷、精神萎靡、行动无力，而且经常性腹泻下痢。因为吸收不好，抵抗力比健康宝宝要低，喜欢吃温热的食物，尿量多但是色淡。

调理原则

一般这类宝宝应以温补、防泻为重点，补足气血并防止外泄。这就好比一间房屋，本身破瓦寒窑的，需要修漏洞、粉刷墙壁、置办家具而且要妥善维修，同时不要让小偷偷走家里值钱的东西！家长要注意的是，热量不仅仅来自食物，同时也可以通过锻炼产生，加大活动量未尝不是个治本的好办法。

寒型体质分为外寒和内寒两种状态。外寒，受外界环境影响，寒气只停留在表层，家长只需驱赶表层的寒气，奏效后即可停止；内寒，寒气进入机体，调整时间比较长，需要家长持之以恒地为宝宝坚持食疗。

饮食重点

适合多吃辛甘温热的食物，比如羊肉、鸽肉、牛肉、鸡肉、龙眼、生姜、生蒜等；忌食寒凉的食物，比如西瓜、冬瓜、白菜，特别是冰激凌、冰镇饮料等。

●脾胃虚寒、容易腹泻的宝宝首先要杜绝寒凉的食物摄入，羊肉山药枸杞汤、龙眼栗子粥、嫩莲子枸杞红枣羹、赤豆红枣粥等温养脾胃的食物可适当吃。

●肺寒的宝宝适合用葱根、香菜根、白菜根熬三根汤来驱赶寒气，红糖生姜水、烤橘子、香菇鸡汤、蒸大蒜也是不错的食疗方。

● 容易手脚冰凉的宝宝是由于神经末梢气血循环较差。热量不仅仅来源于食物，在加大活动量的同时给予补充热量的食物对提高宝宝的整体素质很有帮助。

● 面色苍白的宝宝应给予红枣、龙眼、荔枝、山药等益气养血的食物。

● 发冷、打喷嚏、流清鼻涕的宝宝，可以用干紫苏叶（药店购买）一把，沸水冲泡5～6分钟后给宝宝喝，对内热外寒的宝宝效果很好。

▌护理指导▐

海盐包是个很好用的方法，对因外寒引起的呕吐、腹泻、发热、打嗝等情况效果显著，属于家庭常备方，因其简单易行、价格实惠，建议有婴幼儿的家庭必备哦！

使用方法：500克海盐，50克花椒，50克小茴香，搅拌均匀后放入微波炉加热，然后装入布袋里给腹泻、呕吐的宝宝敷肚子，打嗝或者放屁以后就好了。风寒咳嗽的宝宝需要敷后背肩胛骨（肺俞）的位置，注意温度。一般根据年龄划分，0～1岁每次10分钟左右，每天3～5次；1～3岁每次20分钟左右，每天3～5次。好了以后就不用热敷了。

艾条：内寒适用。建议由专业中医操作，家长操作注意别烫到宝宝。

热型体质

▌体征与类型▐

体形壮实，常口干舌燥，嗜喝冷饮，颜面潮红，眼睛特别容易出现红血丝，身体易上火发炎，常便秘，尿量少而黄；不喜欢吃热的食物，喜欢吃温度比较低的东西，比如凉水、冰镇饮料；爱发脾气、暴躁，贪吃，睡觉不踏实，撅着屁股睡觉或来回翻腾。内热的宝宝还特别容易外感，外感后高热的比例比较大。

从成因上分析：小宝宝的脏腑功能发育还不完善，并且在中医看来，小宝宝又属于纯阳之体，生命力非常旺盛，如果再加上地域（内陆多为燥热，沿海多为湿热）或者节气原因，更容易上火。但切不可认为宝宝一上火就需要喝冰糖梨水，因为虽然都是上火，但引起上火的原因却不尽相同。按照中医的理论，上火分很多种，常见的上火表现有4种：肺火、胃火、心火、肝火，妈妈们需要采用不同的饮食调理策略清热去火。

● 肺火

症状表现：这类孩子比较多，典型特征为舌尖红、舌苔白厚、咳嗽有痰、鼻塞、咽喉肿痛、流黄鼻涕，总是上呼吸道发生问题，咽喉红肿或者咳嗽等。

引发原因：如果天气干燥，阳气较盛的季节和地域，外界环境很容易导致宝宝产生肺火，这就不难解释为什么有的宝宝到了一定节气和地域容易发生上呼吸道感染。另外，宝宝本身脏腑功能较弱、挑食、偏食、暴饮暴食、积食、喝水少、穿得多等也是引发肺火的常见原因。积食会导致宝宝多汗多痰，出汗的宝宝被风一吹就容易着凉，出现上呼吸道感染。

饮食调理方案：去肺火的基本原则是清淡饮食，不要吃过于油腻的食物，多饮水。常见的去肺火食材是梨、荸荠、萝卜、菊花、樱花。

清肺火小食谱

冰糖雪梨银耳汤

将银耳提前泡发，将梨切小块，与冰糖一起放入冷水中，文火熬制1小时即可。小宝宝可以饮汤，大一些的宝宝可以将汤、银耳、雪梨同服。10个月以上的宝宝都可以服用。

荸荠馅小馄饨

荸荠去皮，剁碎后挤掉部分水分，放入适量橄榄油、生鸡蛋，用筷子顺一个方向搅匀。标准粉用温水和匀，盖上湿布放置半小时（发酵），然后擀成馄饨皮，包上备好的馅料，煮熟后即可食用。8个月以上的宝宝可以食用。

● 胃火

症状表现：这类宝宝非常容易积食，也就是中医所说的疳积，是疳症和积滞的总称。疳是指因为喂养不当使脾胃受伤，影响生长发育的病症，相当于营养障碍性慢性疾病；积滞是由乳食内积，脾胃受损而引起的胃肠疾病，以腹泻或便秘、呕吐、腹胀为主要症状，其他症状还有舌苔白厚或舌苔发黄、口臭、不爱吃饭、脘腹胀痛、打嗝、手脚心热、大便干燥或大便不调等。

引发原因：宝宝的脾胃功能比较娇嫩，胃肠的消化功能较弱，加之爸爸妈妈总是担心宝宝吃不饱，下意识地给宝宝吃过多的食物，加重了宝宝的胃肠负担，这样就容易导致宝宝积食。另外，没有节制地吃零食或者经常吃过凉的食物也会导致宝宝有胃火。

饮食调理方案：降胃火的基本原则是清淡饮食，少吃甜食，少吃冰凉的食物，不要让宝宝吃得太饱，尤其是晚上，不要吃太多。因为宝宝的胃实际上只有他的拳头那么大，过多的食物只能加重他的胃肠负担。另外，较大的宝宝还要注重饮食的多样性，五谷杂粮皆能养胃。胃火容易导致宝宝脾胃不和，所以妈妈在降胃火的同时还要调理宝宝的脾胃。常见的去胃火食材是山楂、萝卜、薏米、山药。

清胃火小食谱

山药草莓

将山药去皮，切片，加入适量水煮烂，接着将山药碾碎成糊（水不倒出），盛入小碗。将草莓切成小粒，摆放在山药上即可。6个月以上的宝宝可以食用。

薏米粥

提前一天将薏米用温水泡软，将薏米放入水中，煮到开花，接着在煮好的薏米粥上放入切好的水果粒（如草莓粒）。10个月以上的宝宝可以食用。

● 心火、肝火

症状表现：心火、肝火大主要表现有心烦、口干、盗汗、睡眠不安、口渴、口干舌燥、口臭、口腔溃疡、尿黄、舌苔增厚、心烦易怒、睡眠多梦、睡眠不踏实、来回翻腾、眼干（总是拿手揉眼睛）等症状。

引发原因：心火、肝火旺盛也是一个心理症状，家庭生活环境有变故的时候也会导致孩子在行为上表现一些心火、肝火旺盛的症状，家长要注意调节。

清心火、肝火小食谱

薏米莲子粥

薏米30克，莲子10克，加水煮至食材软烂，加适量冰糖，早晚分服。1岁以上的宝宝可以食用。

冬瓜汤

带皮冬瓜250克，切块后煮汤食用。6个月以上的宝宝可以食用。

黄瓜煎

黄瓜皮30克，加水煎煮沸3分钟，加入适量糖，1日服用3次。6个月以上的宝宝可以食用。

绿豆海带粥

绿豆30克，水发海带50克，红糖适量，糯米适量。水煮绿豆、糯米成粥，调入切碎的海带碎，再煮3分钟加入红糖即可。1岁以上的宝宝可以食用，脾虚寒宝宝忌食。

调理原则

调理应以清热去火为重点。调理方式主要有两点：增加排出和减少摄入。

● 增加排出：中医的清，即清理超过身体负荷的垃圾，多采用清热去火、润燥通便的凉性泻性食材，以达到与身体吸收能力相符的程度。西医是指增加胃肠的蠕动和吸收能力。健康宝宝每天食用一定量的酸奶可以达到保健效果；已经疳积的宝宝，需要通过一定活性和特定菌种的益生菌才能达到健康的状态。多给宝宝捏积，运小周天等按摩方式也很有帮助。

● 减少摄入：你给予宝宝的食物，无论是否有营养，如果身体吸收不了，自动识别为垃圾。本来一个部门即可以轻松完成的消化吸收运转过程，需要再动用身体另一个部门去清理，你在做什么？折腾宝宝身体玩吗？所以，给宝宝少吃点，喝几天容易消化的清粥，让宝宝自己调整过来就可以了。

┃饮食重点┃

一般说来，对小宝宝的护理主要应注意三方面：第一是"惊"，小孩被吓到是惊，玩得太高兴、太兴奋也是惊；第二是"风"，着凉受热而引起感冒发热等病症；第三是"滞"，以燥热、食滞、湿热为主，而内热体质也是滞的一种表现，所表现的症状为：大便先干后湿，胃口欠佳，夜睡不宁，湿疹反复，嘴巴有味道，眼垢多，夜间盗汗，一有风吹草动就容易生病。举例来说，北京的冬天气候比较干燥，又加上很多宝宝在1岁以后就开始食用配方奶粉，很容易导致这种体质。所以我经常强调，日常保健中，宝宝清火祛热是最关键的。那么，应该如何调节呢？应该多给宝宝吃清热去火的凉性食物，凉性食物对生理机能具有镇静及清凉消炎的作用，适合热性体质宝宝吃，可改善其不眠、肿胀及炎症，如绿豆、海带、梨、菱角、菊花、车前草、丝瓜等，大多数的蔬菜水果以及海洋蔬菜均属凉性。

常用食物调节详解：绿豆味甘性寒凉，能解暑热、除烦热，还有解毒的功效，可以熬汤、煮粥或做成绿豆糕食用，但注意不宜与中药同服。兔肉、鸭肉味甘性凉，有解热毒、凉血、通便作用，可以红烧或炖汤。梨味甘微酸性寒，有清热润肺、除烦止渴的功效，对热病后心烦口渴、尿黄便干尤为适宜，可生吃或用梨去核塞入冰糖或蜂蜜蒸熟后食用。注意梨汁性寒，便稀的孩子少吃。荸荠味甘性微寒，有清热解渴化痰作用，适用于热病的心烦口渴、咽喉肿痛、口舌生疮、大便干、尿黄者，可以生食，也可炒菜，还可以捣汁冷服，对咽喉肿痛尤佳。百合味甘微苦性微寒，能清热又能润燥，对肺阴不足引起的干咳、少痰或低热、咽喉肿痛均有效。用鲜百合捣汁加水饮之，既可煮食，也可用冰糖一起煮食。芹菜味甘苦性微寒凉，有清肝火、通利血脉的功效，对头晕、面红目赤、牙龈肿痛等有辅助疗效，可以凉拌，也可水煎饮。黄花菜味甘性凉平，有清热解毒功效，可用于牙龈肿痛、肝火、头痛头晕、鼻衄等。可以炒熟或煎汤食用，但要注意鲜黄花菜食用不当可引起中毒。藕味甘性平寒，有清热生津、除暑热、凉血止血、润肺止咳作用，用鲜藕生食或捣汁为宜。莲子栀子汤：莲子30克（不去莲心），栀子15克（用纱布包扎），加冰糖适量，水煎，吃莲子喝汤。

发麦芽、谷芽、茅根、角丝、灯芯花、山楂等，我们日常生活中都能用到（中药店有售），属于医食同源的食材，也可以食用，每种几钱，用水煮好，放点糖，每天给宝宝喝一点儿，也能有很好的效果。

注意：本书涉及的药物，选用前请咨询中医，生姜、大蒜等辛性发散的食物在食用时的注意事项，请参考本书相关食疗部分的介绍。

护理指导

- 加大活动量，促进新陈代谢，把热量代谢出去。
- 多喝水，观察尿的颜色以淡黄、清澈、无异味为健康标准。
- 保持室内正常的湿度和温度。冬天有暖气的家庭打开加湿器，夏天潮湿的环境保持干燥通风即可。
- 推天河水：有助于灭体内邪火。

操作方法：从宝宝的手腕内侧轻轻地推向手臂内侧，直到肘部的内侧。建议只推左手（网上说左右手都要推，可爷爷教我只推左手，家长自己考虑）。0～1岁保健每天推100下，治疗（例如退烧）推200下；1岁以上保健每天200下，治疗推300下。注意要给宝宝胳膊上涂抹润滑油或者润肤油，防止损伤娇嫩的皮肤。睡眠期间按摩和白天醒的时候效果一致，如果小宝宝不愿意，可以晚上睡着了以后做。

我都是通过做游戏的方式让宝宝接受按摩的：拿住宝宝的左手说："让妈妈摸摸宝宝的小胳膊长肉了没有？"然后问宝宝："长了没有？"宝宝回答后，妈妈重复上面的动作。至于问什么问题或者做什么游戏，家长可以自由发挥。

虚型体质

体征

这类宝宝多见先天不足或后天失调，对病毒的抵抗力减弱，所以免疫力很差，容易引起体虚盗汗，手心脚心常湿冷，晚上睡觉常流冷汗，面黄肌瘦，皮肤触手松弛柔软，少气懒言，不爱活动，饭量小，大便溏软等。

调理原则

调理应以补虚、藏肾、固元为重点。宝宝由于先天体质和后天饮食不同等诸多原因，常有脏腑阴阳偏胜偏衰的情况发生，了解宝宝的体质，根据不同的宝宝给予不同的膳食调养，才能有助于宝宝的成长发育。

饮食重点

饮食主要以气血双补为主。应适当多给宝宝吃羊肉、鸡肉、牛肉、海参、海虾（非河虾）、木耳、龙眼、核桃、红枣、栗子、山药、樱桃、胡麻、糯米、小麦、莲藕等食物，忌吃虚泻、苦寒、生冷的食物，比如苦瓜、绿豆等。

● 肺卫不足型——这类宝宝呼吸道的抗病能力比较差，通常容易伤风感冒、多汗、痰多，严重时有呼吸喘急的现象，时发时止，身体的健康也因此受到影响。这类宝宝要给予有养肺功效的膳食。补肺虚常用的中药和食物有：燕窝、虫草、莲藕、山药、西洋参、党参、黄芪、紫苏、生姜、防风、百合、枇杷叶、川贝母、白果、杏仁、桔梗、柿霜、五味子、甘草、沙参等。

●脾胃不足型——此类宝宝多表现为胃肠功能紊乱：消化不良、胃口差、消瘦，容易呕吐、腹泻或便秘，应给予健胃、助消化的膳食来调养。一般可以运用的中药和食物有白术、甘草、茯苓、山药、白扁豆、大枣、砂仁、木香、麦芽、山楂、谷芽、陈皮、丁香、鸡内金、肉桂、乌梅等。

●禀赋不足型——这类宝宝常有某些先天的缺陷或后天失调，发育欠佳或有五迟五软（五迟为立迟、行迟、发迟、齿迟、语迟；五软为头软、项软、口软、手软、足软）等表现，甚至一出生就有过敏症状的表现或者过敏症状较一般小孩严重。对于这类先天体质不佳的宝宝，应给予健脾补肾、温补血气的膳食来调治，常运用的中药有枸杞子、冬虫夏草、山药、桑葚、黑芝麻、核桃仁、枣肉、熟地、紫河车、附子、肉苁蓉、覆盆子、益智子、鹿茸、蛤蚧等。

┃护理指导┃

虚型体质的调理，因个体差异较大，需要在医师或营养师诊断的基础上，制订具体的调理方案。

湿型体质

┃体征┃

这类宝宝最典型的特征是食欲旺盛，特别喜欢吃肉、奶油等肥甘厚腻的食物；体形多见肥胖（因为体内水分、营养过剩但代谢不出去），动作迟缓；痰液分泌较盛，容易咳嗽多痰；常常腹鸣，大便溏烂，容易下痢腹泻；皮肤容易起病变，生荨麻疹、湿疹、脂溢性皮炎等皮肤病，成年后还特别容易血压高（有资料表明12岁就可能出现这种症状）。

┃调理原则┃

健脾利湿，祛痰化浊。

饮食重点

这种体质的宝宝饮食应该以健脾、去湿、化痰、利尿为主，应常吃味淡性温平的食物，多吃些蔬菜、水果，尤其是一些具有健脾利湿、化瘀祛痰的食物。

宜：白萝卜、荸荠、紫菜、海蜇、洋葱、白果、扁豆、薏米、赤豆、蚕豆、包菜、海带、冬瓜、芥菜、韭菜、大头菜、香椿、辣椒、大蒜、葱、生姜、蚕豆、木瓜、山药、冬瓜仁、牛肉、羊肉、狗肉、鸡肉、鲢鱼、鳟鱼、带鱼、泥鳅、黄鳝、河虾、海参、鲍鱼、杏、荔枝、柠檬、樱桃、杨梅、槟榔、佛手、栗子、粳米、小米、玉米、芡实、豇豆、香菇、海蜇、鹌鹑、杏仁霜、莲藕粉、茯苓饼。

忌：限制食盐的摄入，不要给宝宝吃肥甘油腻、酸涩的食物，如李子、饴糖、石榴、枣、酸柚、柿子、枇杷、砂糖、田螺、螺蛳、鸭肉、蚌肉、牡蛎肉、梨子、山楂、甜菜、枸杞子等，容易生痰。少吃油脂含量很高的各种油炸、油煎食物。杜绝甜食。

护理指导

● 湿型体质的宝宝多形体肥胖，不爱动还特别容易疲倦，所以最好能长期坚持体育锻炼，活动量应逐渐增强。

● 注意远离潮湿的环境，养成良好的生活习惯。父母应根据孩子实际的胃肠蠕动情况和吸收率、胃酶的分泌情况，给予适宜的食物，不要贪多求快，伤了孩子的脾胃。

● 控制饮食很重要。食疗上首先很重要的一点是戒除肥甘厚味，不要暴饮暴食和进食速度太快。细嚼慢咽有助于宝宝的脾胃功能和食物运化。

风型体质

风，指机体对外来物做出迅速反应，犹如风，来得快，去得也快，一般不会在体内占有很大比例。及时调整即可避免不利影响。

体征

面色较苍白或者黄白不均匀，通常有眼袋，而且比较重，或者鼻梁有青筋，食指外侧紫线过风关穴。平时很少有口渴感，不喜欢凉的环境和食物。风型宝宝的最大健康障碍来自胃肠和神经系统，例如睡眠质量不好，容易受惊，容易胃肠不适。所以，平静的心态、安静的环境以及温和的饮食很重要。

调理原则

安神定惊，温补祛风。

饮食重点

温热类食物能起到让宝宝安静舒缓的作用，例如枣、桃、柿子、龙眼、荔枝、葡萄、樱桃等。要提醒的是，酸涩类的水果，如杨梅、杏、李子，对此类型宝宝非常不利，最好能回避。吃水果之前最好能稍稍加热一下，哪怕只是在手里焐热也要比直接吃下去更有好处。要知道，寒凉的食物对于本身就脆弱的胃肠可是不小的刺激。

护理指导

● 风型宝宝消化能力时强时弱。大肠蠕动不规律，大便干硬，易便秘。喜欢吃点心、小吃多过喜欢吃正餐。家长要注意根据宝宝的体征调理宝宝的饮食量次和食材组成。

● 风型宝宝容易受惊，且睡眠浅、容易醒来，同时这类宝宝比较敏感，所以要经常吃一些安神定惊的食物，甚至需要家长给予一些精神上的安慰。

● 受惊的症状：这里的"惊"不是高热惊厥（惊风）的"惊"，玩得太高兴、太兴奋也是惊，睡觉和醒着的时候总有点一惊一乍的。孩子睡觉的时候可以摸他的手心，如果手心嘣嘣直跳也是惊的症状。另外可以观察睡眠时是否眼睑半睁半闭，眼球晃动频繁或者呆滞、小手扣紧（正常是时松时紧），小舌头不贴紧上牙膛，松散在下；脑袋上的青筋暴露或者鼻子眼睛中间的位置发青。严重时宝宝会表现为烦躁不安、夜睡不宁、反复哭闹、浑身热、不睡觉等症状。

原因和处理方式：放炮、受到小狗的惊吓、似睡非睡的时候突然有声音（尤其是突然的装修声）、白天玩得太兴奋、生人来往比较多等，容易惊吓到宝宝。父母可以适量控制来访的人数和环境的变化。

受惊后的饮食：宝宝6月龄前，母乳喂养的妈妈可以食用柠檬水、小米粥汤、红枣枸杞水，有助于增加母乳中的糖分，从而可以增加孩子的血清素，而且对安神比较好；宝宝6月龄后，母乳喂养的妈妈可以在饮食中添加绿豆、莲子、猪血、百合、龙眼、藕、虾、蛤蜊及心肝类食物，效果也比较好。食物清单请参考本书在后面讲到的睡眠问题中的安神食物部分。

燥型体质

体征
无论温燥还是凉燥，其结果都会导致阴津耗损，出现皮肤干燥和体液丢失等症状，并伤及宝宝尚未成熟的肺部，表现为口干、唇裂、鼻塞、咽痛、阵发性干咳，甚至流鼻血或咯出带血的痰等一系列类似上呼吸道感染的干燥症。

调理原则
滋阴润燥。

饮食重点
宝宝鼻喉黏膜娇嫩，鼻腔干燥，易出现喉部发痒，甚至出现干咳，累及上呼吸道，引发感染；同时皮肤干燥、汗液蒸发较快，较容易上火，大便干硬，应以润燥生津、清热解毒及助消化的食物为主。当宝宝出现鼻燥、唇干、咽痛、干咳时，除了要多喝水、多吃果蔬，如菠菜、空心菜、苦菜、苦瓜等；一日三餐也可适当煮些滋阴养肺的粥来喝，方法很简单，可视症状选滋补肺阴、清除燥热、甘寒汁多的食物。

水果：甘蔗、香蕉、山竹、猕猴桃、火龙果等。其中，柚子是最佳果品，可以防止宝宝最容易出现的口干、皮肤粗糙、大便干结等燥现象。

蔬菜及其他：银耳、百合、银杏、莲藕、莲子、菱角、白菜、山药、荸荠、杭白菊、胡萝卜、冬瓜以及各种豆类及豆制品，如带壳的蛤蜊豆腐汤，玉竹等药材或食材等均可入粥，以润肺生津。

避辛腥食品刺激，牛羊肉、鱼不吃为宜，肉类食品多食用白肉类。水果类的食用要特别注意，不要食用容易上火的水果，比如菠萝、榴梿、龙眼等。

┃护理指导┃

中医有"常笑宣肺"一说，而现代医学也有研究证明，笑对机体来说的确是最好的一种"运动"。不同程度地笑对呼吸器官、胸腔、腹部、内脏、肌肉等器官有适当的协调作用，尤其是对呼吸系统来说，大笑能使肺扩张，人在笑的过程中还会不自觉地进行深呼吸，清理呼吸道，使呼吸通畅。另外，在开怀大笑时可吸入更多的氧气进入身体，随着流畅的血液行遍全身，让身体的每个细胞都能获得充足的氧气。带着宝宝笑，教给宝宝笑，也是父母的一项课题呢！

过敏体质

过敏是身体对天然物质的过度反应，包括吸入性、摄入性和接触性物质。过敏型体质的宝宝易对药物、食物、气味、花粉过敏。现代生活中这种体质的孩子所占的比例不小。这种问题往往会伴随终生，只可缓解和维持在比较理想的状态，尚无法完全治愈（国外对过敏遗传的孕妇的治愈率达50%）。即使表面上完全好转，也需要特别注意复发。

┃体征┃

食物过敏主要是针对蛋白质过敏，很多食物都含有蛋白质，但牛奶蛋白过敏是最早发现而且发生率最高的。牛奶蛋白过敏主要有三大症状：

第一是消化道症状，孩子可能频繁出现不明原因的呕吐、腹胀、便秘，甚至大便带血。

第二是皮肤症状，孩子会出现急性的荨麻疹，或是慢性的湿疹。

第三是呼吸道症状，孩子频繁出现不知原因的咳嗽、打喷嚏等感冒样症状，严重的还会有哮喘。

过敏体质虽然不能对宝宝的生命造成威胁，却会造成生活上很大的不便。因此，抗过敏成了儿童成长中很重要的课程。

▌调理原则▐

改善过敏体质也要从环境和饮食这两方面着手，大环境我们不易去改变，因此饮食的改变就显得更重要。许多医学报道上也印证，如果能从日常饮食上去调理，对过敏体质的改善会有很大的帮助。

家长在提高宝宝免疫力的同时，要注意让宝宝避免接触变应原（即易引起过敏的物质）。

▌饮食重点▐

过敏性体质除了受遗传因素影响外，食物也能诱发病情发作。肉类、牛奶、禽蛋等动物性食物是"罪魁祸首"。以肉食为例，肉食可使人体内的红细胞质量降低、形体变大。这样的红细胞缺乏生命活力，容易破裂。由这种低质量红细胞组成的人体，对自然的适应能力与同化功能大大削弱，加上牛奶、蛋类的蛋白质分子，容易从肠壁渗入到血液中，形成组织胺、5-羟色胺等过敏毒素，刺激人体产生过敏反应，使末梢血管扩张而导致皮肤发炎。但动物性食物是保障宝宝发育的诸多重要养分的主要来源，完全限制既不可能也无必要。科学家经过研究认为：同样是肉类，鸡比鸭容易引起过敏（鸡肉中蛋白质的含量比鸭肉中高）；在水产品中，有壳的食物（如虾）比无壳的食物（如鱼）容易引起过敏；食物的种子（如西瓜子、南瓜子）比该食物（西瓜、南瓜）容易引

> **Rayman妈妈提示**
>
> 对于此类体质的宝宝，应少吃荞麦、小麦等麦类食物，慎食蚕豆、花生、杜果、牛奶、蛋及海鲜等易过敏食物。此外，冰凉的食物、油炸食品、辛辣食品也要尽量减少食用。

起过敏，因为植物种子含有较丰富的蛋白质。

因此，减少一些动物性食品摄入，多摄入一些清淡而含有丰富维生素和植物蛋白质的食物，像大豆、糙米、豆类制品、栗子、胡萝卜、卷心菜、青椒、苹果、桃等，能使宝宝的过敏性体质得到改善。这里的奥妙在于糙米、蔬菜供养的红细胞生命力强，又无异体蛋白进入血流，所以能防止特应性皮炎发生。宝宝平常饮食要营养丰富，才能提高身体的免疫力，也能减少过敏症状的发生。

┃护理指导┃

● 给宝宝纯净的环境。经过检查发现，过敏体质的宝宝有90%对尘螨过敏。有灰尘的地方就有尘螨的存在，所以家庭环境要整理干净。可以使用空气过滤机或除湿机，以降低环境的尘螨数量。另外，近年来有很多防尘螨的家饰，也可以配合使用。只要能降低空气中的尘螨，小孩的过敏症状就能获得改善。

Rayman妈妈 提示

如果孩子进食72小时内出现不舒服的体征即可认为是超过了孩子的耐受度，一般4小时内多发。

● 运动可以减轻过敏症状。临床上有很多过敏体质的宝宝，吃药后过敏症状时好时坏，但适度的运动后症状就会有明显改善，尤其是患呼吸道过敏疾病的宝宝。运动可以提高宝宝的免疫力，免疫功能的提高往往能减少过敏性疾病的发生。尤其建议过敏性体质的宝宝经常游泳，可以选择温水游泳池，无季节的限制可以达到持续运动的效果。

● 宝宝的食物过敏体质一直是困扰家长的主要问题，因为只有5%的变应原是固定的，比如虾或者蟹，但还有95%的变应原是不固定的，这样情况就比较复杂了。假如对鸡蛋、番茄、牛肉、土豆都有轻、中度过敏，单独吃其中的一种食物并不发病，如果两种或两种以上食物一起吃就会发病（如番茄炒鸡蛋、土豆烧牛肉）。所以家长一定要做好饮食记录，防微杜渐。一旦宝宝有皮肤痒、呼吸急促等症状的出现则需立即停止进食，避免引起更严重的过敏症状。

过敏型体质孩子的饮食调养

● 阶段1：开源节流

"开源"即给予孩子适合（身体发育情况）、适度（摄入量）、适用（地域、食材选择方便快捷）、适时（四季食物适合孩子的身体需要）的营养（"四适"原则），稳定、平和、有效地促进孩子未成熟的机体细胞发育完善且强壮起来。

"节流"即避免变应原。节流是为了不让大量身体变态免疫攻击正常的免疫系统，为身体基础建设留有修复和重建的时间和空间。如果避免不了变应原的不断刺激，就等于建设城池的时候不断有敌人来犯，物资和人工储备全部用于战争，这样的拉锯战不仅起不到富国强民的作用，而且内耗巨大，不利于孩子的生长发育。

给过敏型体质的孩子配餐，首先需要排查和避免变应原。过敏型体质在接触过引起过敏的物质时，体内的免疫系统会产生一种特别的抗体（IgE，即免疫球蛋白E），以及一些细胞释放的化学物质（组胺），从而出现过敏反应的症状——通常称为变态反应。免疫球蛋白E指标，是目前我国判定是否过敏的检测标准。如果是过敏，免疫球蛋白E针对变应原的抗体就会特别高，也就是说，检测变应原就是为了检测免疫球蛋白E的水平。一般来说，对5岁以下的孩子或者不愿意接受皮肤试验的孩子，可以采用血液检测免疫球蛋白E的方法，医生一般会推荐检测体内总免疫球蛋白E水平和特异性免疫球蛋白E水平：总免疫球蛋白E代表体内总体过敏水平，并不能说明孩子对何种物质过敏；特异性免疫球蛋白E能够准确地反映到某种物质上，例如牛奶蛋白免疫球蛋白E增高说明对牛奶蛋白过敏。

目前国内的实验室根据等级、功能和环境的不同，能够检测数百种特异性免疫球蛋白E，但是由于婴幼儿年龄较小，涉及取血量限制，每次少量的取血检测只能包括十余种特异性免疫球蛋白E，包括鸡蛋、牛奶、鱼、大豆、肉、海鲜、尘螨、灰尘、花粉等。

实验室检查并不能百分之百确诊过敏。一方面，变应原检查需要体内对变应原有了反应值之后才能测到；另一方面，过敏有很多发作机制，有些不一定测得到。此外，我们测的变应原种类是有限的，很可能查的变应原正好都不是孩子过敏的对象。因此，过敏诊断不应该依赖于检查，而更应重视症状。

有位妈妈在给孩子添加辅食的时候加了番茄，孩子嘴唇周围出现红肿。我建议她进行了总免疫球蛋白E和特异性免疫球蛋白E的检测，结果均为阴性，排除了过敏的可能。但为什么会有嘴唇周围红肿的体征呢？婴幼儿皮肤、黏膜的厚度、质量和功能均不如成人成熟和完善（黏膜厚度大概只有成人的1/6），如果食物中的酸性物质刺激黏膜，很容易引起皮肤和黏膜充血、红肿。所以在给孩子添加辅食的过程中，需要根据孩子的发育程度添加辅食品种，尽量避免超过孩子皮肤和黏膜耐受度、未成熟的食物，或草酸、植酸、果酸含量过高的食物，以避免身体发生类似过敏的假性反应。

在家庭中，推荐使用食物回避+激发试验的方法。进食某种食物后至少观察72小时，若出现异常反应停止进食。食物过敏主要影响消化道（呕吐、腹泻、大便带血等，伴生长迟缓）、皮肤（湿疹和荨麻疹）和呼吸道。症状缓解或消失后再次进食同种食物，如果又出现类似症状就可诊断，停止进食此种食物至少3~6个月。而且不仅要禁食此种食物，含有该食物的其他混合食物也要回避。如牛奶过敏，除停喂含乳糖的配方奶粉外，还要停止进食含牛奶的面包、蛋糕等。既不要任意扩大限制进食的食物范围，也不要不顾及过敏食物。至于预防接种，只有口服脊髓灰质炎疫苗含牛奶成分、流感疫苗含鸡蛋成分，其他疫苗与食物过敏关系不大。

停食期间可选择同类食物中的其他食物，如怀疑大米、小麦过敏，可选小米、燕麦、藜麦等；牛奶过敏可选氨基酸/深度水解配方奶粉。只要食物搭配合理（特殊配方奶粉+粮食+肉+菜）且进食量够就能保证正常生长。完全停食过敏食物（回避）3～6个月后再少量添加（激发）。

● 阶段2：二次排查

经过第一阶段的开源节流，多数过敏情况都会有所好转。但也有一些孩子情况并未得到明显改善，特异性免疫球蛋白E数值有所降低，但总免疫球蛋白E数值并未下降。遇到这种情况可进行二次排查。有位过敏儿，在第一次特异性免疫球蛋白E检查时并没有发现异常，而在二次排查时发现变应原为牛奶，在避免牛奶及其制品摄入一个阶段后过敏症状明显改善，虽然偶尔还会有一些咳嗽，但不会严重到每次都哮喘的程度。

很多时候，变应原并不好找。曾经有位妈妈在反复排查后仍不得要领，我从北京飞到福建，住在孩子家里观察了一周，耐心地进行地毯式排查，最后确定是毛丹过敏。这个家庭是以种植毛丹为主业的，把孩子送到爷爷奶奶家，过敏情况立刻得到改善。还有的孩子过敏是因为居所马路对面就是造纸厂，排风扇正好对着孩子住的二楼……

过敏体质的修复同时也是细胞更新的过程，不会像药物反应那样快速。同时，与感冒后期一样，感冒虽然好了，咽喉黏膜充血和红肿等症状消失需要更长的时间。家长不要过于焦虑和浮躁，恢复期的长短是受孩子的先天体质基础和后天喂养方式、作息习惯、环境等诸多因素影响的。只要有稍许的进步和改善，就说明食疗方向是正确的，后期就是机体慢慢恢复和成熟的将养时间了。

● 阶段3：补中益气、固本培元

引起过敏的三大原因：

一是出生后过早进食配方奶粉，特别是生后头几天。

二是分娩过程（剖宫产）和家中太干净，频繁使用消毒剂。

三是滥用抗生素，导致孩子体内菌群失衡、肝肾损伤、机体代谢失常，以及环境污染等诸多问题。

预防过敏的最好方法是母乳喂养，因为母乳不仅可以提供婴儿所需且容易接受的营养素，而且母乳喂养属于有菌喂养，能帮助婴儿建立肠道菌群。后期的巩固主要在于均衡的膳食结构、合适的生活环境和作息时间，以及平稳的心态。过敏体质的孩子，膳食结构设计个体差异很大，需要专业人士用心分析。无论哪种情况，均衡的膳食结构和持续有效的供给身体发育成熟完善必需的营养素是最终目的，也就是中医常说的——补中益气、固本培元。

因本书篇幅有限，个体情况也变化复杂，案例无法一一细述。如有兴趣，请加我的微信公众号共同探讨和分享。

知识链接： 应对牛奶过敏

A. 牛奶过敏可以选择的配方奶种类

当婴幼儿必须吃奶制品的时候，出现牛奶过敏就要改吃水解蛋白配方奶粉，这类奶粉分成三级：

第一级是氨基酸配方，严格来说，这种奶粉是植物氨基酸的组合配方。

第二级是深度水解配方，这种奶粉是真正地把整个牛奶蛋白水解成特别小的短肽。

第三级是部分水解配方，相对深度水解配方来说，它的短肽或多肽更长一些。治疗牛奶蛋白过敏，主要选择前两种。

从奶粉罐上的营养成分表来看，蛋白质含量高低是氨基酸配方＜深度水解配方＜部分水解配方，但从营养学角度来看三者没有任何区别，区别只是吸收利用率。

氨基酸配方是把大的蛋白质分子，分解到小的氨基酸水平，需要的蛋白分解酶较少，宝宝尚未成熟的消化系统中对蛋白质吸收率会提高。

深度水解配方是把蛋白质水解成短肽，需要的蛋白分解酶和各种营养素、益生菌等条件有所增加，吸收率比氨基酸低一些。

部分水解配方的短肽分子更大，需要的消化系统功能配合条件更高一些，所以吸收率就更低。但是根据含量和健康宝宝机体吸收率共同计算，这三种配方吸收到体内的蛋白质是一样多的。

B. 改喝羊奶、豆奶或全辅食喂养可以吗

研究发现，牛奶过敏的宝宝中有92%对羊奶也过敏，60%对豆奶过敏。也就是说，极个别的患儿改喝羊奶是可以的，需要专业人士确定和分析是否过敏，在调整期间需配合服用相应的益生菌。

豆奶因为营养不够全面，虽然有40%的牛奶蛋白过敏患儿对豆奶不过敏，但也不建议长期喝。基于这些原因，一般营养医师还是建议患儿喝深度水解或者氨基酸配方奶粉为宜。

C. 只吃米糊或各种辅食，可以吗

如果宝宝1～2岁了，可以暂时不喝奶。但是若对牛奶蛋白过敏的小宝宝还不到六个月，胃肠道消化能力不够，辅食的营养不能有效吸收，所以完全用辅食替代配方奶粉会影响孩子的生长发育，还是根据过敏程度选择氨基酸配方或深度水解配方为宜。

02

每天饮食巧安排

以下饮食数据与结构仅供家长参考。如果宝宝因体质或味觉敏感等原因拒绝某种食物，家长可以咨询专业婴儿营养师，进行食物能量换算后调整饮食结构。

0~2岁每天饮食安排

▍每天营养需求▍

婴儿对营养素的需要量与成人存在很大差异，月龄越小，相对体重而言的营养素需要量就越多。同时，由于婴儿体内营养素的储备量相对较少，适应能力也差，一旦不能及时且合理地摄入某些营养素或者发生消化功能紊乱，短时间内就可明显影响婴儿的生长发育。

能量是维持生命和一切活动的基础，充足的能量供给是保证婴儿正常发育的关键，能量供应不足可使生长发育速度减慢，甚至停滞。

人体所需的能量主要由碳水化合物、脂肪和蛋白质提供，在安排饮食时应保证这三类产能营养素比例适宜，过多地依靠某种营养素产热或缺乏某些产热营养素，都会造成营养素浪费或营养代谢失衡。

中国儿童各阶段产能营养素分析表

年龄	膳食能量需要量（EER）中身体活动水平		蛋白质RNI/（克/天）		总碳水化合物EAR/（克/天）	总脂肪占能比/%E
	男	女	男	女		
0～<6个月	90千卡/（千克·天）	90千卡/（千克·天）	9（AI）	9（AI）	60（AI）	48%（AI）
6个月～<1岁	80千卡/（千克·天）	80千卡/（千克·天）	20	20	85（AI）	40%（AI）
1～<2岁	900	800	25	25	120	35%（AI）
2～<3岁	1100	1000	25	25	120	35%（AI）
3～<4岁	1250	1200	30	30	120	35%（AI）
4～<5岁	1300	1250	30	30	120	20%～30%
5～<6岁	1400	1300	30	30	120	20%～30%
6～<7岁	1600	1450	35	35	120	20%～30%
7～<8岁	1700	1550	40	40	120	20%～30%
8～<9岁	1850	1700	40	40	120	20%～30%
9～<10岁	2000	1800	45	45	120	20%～30%
10～<11岁	2050	1900	50	50	120	20%～30%
11～<14岁	2350	2050	60	55	150	20%～30%
≥14岁	2850	2300	75	60	150	20%～30%

注：数据源为《中国居民膳食营养素参考摄入量》（2014年版）。

中国儿童膳食矿物质推荐摄入量（RNI）或适宜摄入量（AI）

矿物质 \ 年龄	0～<6个月	6个月～<1岁	1～<4岁	4～<7岁	7～<11岁	11～<14岁	≥14岁
钙/（毫克/天）RNI	200（AI）	250（AI）	600	800	1000	1200	1000
磷/（毫克/天）RNI	100（AI）	180（AI）	300	350	470	640	710
钾/（毫克/天）AI	350	550	900	1200	1500	1900	2200
钠/（毫克/天）AI	170	350	700	900	1200	1400	1600
镁/（毫克/天）RNI	20（AI）	65（AI）	140	160	220	300	320
铁/（毫克/天）RNI	0.3（AI）	10	9	10	13	男15 女18	男16 女18

矿物质	年龄	0～＜6个月	6个月～＜1岁	1～＜4岁	4～＜7岁	7～＜11岁	11～＜14岁	≥14岁
碘/（微克/天）RNI		85（AI）	115（AI）	90	90	90	110	120
锌/（毫克/天）RNI		2.0（AI）	3.5	4.0	5.5	7.0	男10 女9.0	男11.5 女8.5
硒/（微克/天）RNI		15（AI）	20（AI）	25	30	40	55	60
铜/（毫克/天）RNI		0.3（AI）	0.3（AI）	0.3	0.4	0.5	0.7	0.8

注：数据源为《中国居民膳食营养素参考摄入量》（2014年版）。

脂溶性维生素和水溶性维生素推荐摄入量RNI或AI

矿物质	年龄	0～＜6个月	6个月～＜1岁	1～＜4岁	4～＜7岁	7～＜11岁	11～＜14岁	≥14岁
维生素A（微克RAE/天）RNI		300（AI）	350（AI）	310	360	500	男670 女630	男820 女630
维生素D（微克/天）RNI		10（AI）	10（AI）	10	10	10	10	10
维生素E（毫克-TE/天）AI		3	4	6	7	9	13	14
维生素K/（微克/天）AI		2	10	30	40	50	70	75
维生素B_1/（毫克/天）RNI		0.1（AI）	0.3（AI）	0.6	0.8	1.0	男1.3 女1.1	男1.6 女1.3
维生素B_2/（毫克/天）RNI		0.4（AI）	0.5（AI）	0.6	0.7	1.0	男1.3 女1.1	男1.5 女1.2
维生素B_6/（毫克/天）RNI		0.2（AI）	0.4（AI）	0.6	0.7	1.0	1.3	1.4
维生素B_{12}/（微克/天）RNI		0.3（AI）	0.6（AI）	1.0	1.2	1.6	2.1	2.4

矿物质 \ 年龄	0~<6个月	6个月~<1岁	1~<4岁	4~<7岁	7~<11岁	11~<14岁	≥14岁
泛酸/（毫克/天）AI	1.7	1.9	2.1	2.5	3.5	4.5	5.0
叶酸/（微克DFE/天）RNI	65（AI）	100（AI）	160	190	250	350	400
烟酸RNI	2（AI）	3（AI）	6	8	男11 女10	男14 女12	男16 女13
胆碱/（毫克/天）AI	120	150	200	250	300	400	男500 女400
生物素/（微克/天）AI	5	9	17	20	25	35	40
维生素C/（毫克/天）RNI	40（AI）	40（AI）	40	50	65	90	100

注：数据源为《中国居民膳食营养素参考摄入量》（2014年版）。

婴幼儿均衡膳食结构表

每天摄入量	6个月~<1岁	1~<3岁	3岁至学龄前
乳类及乳制品	配方奶、母乳每天600毫升~800毫升。	母乳继续喂养。配方奶粉80克~100克。2岁后可配鲜奶350毫升。	200克~300克
烹调油	5克~10克	20克~25克	25克~30克
五谷类	40克~110克	100克~150克	大豆及大豆制品25克 谷类、米饭、面条类180克~250克。
蔬菜水果类	25克~50克	150克~200克	蔬菜类200克~250克。水果类100克~150克。
蛋类、鱼虾肉、瘦畜禽肉	蛋黄或鸡蛋1个（官方建议8个月后加蛋黄，1岁后加全蛋）。鱼禽畜肉25克~40克。	蛋类、鱼虾肉、瘦畜禽肉等每天100克。	蛋类60克；（约一个鸡蛋）。鱼、虾类每天40克~50克。

注：数据源为中国营养协会《婴幼儿喂养指南》（2015年版）。

0~6个月喂养指南

分娩后尽早开始让婴儿反复吸吮乳头。坚持让婴儿直接吸吮母乳，尽可能不使用奶瓶间接喂哺人工挤出的母乳。婴儿吸吮前不需过分擦拭或消毒乳头。温馨环境、愉悦心情、精神鼓励、乳腺按摩等辅助因素，有助于成功开奶。按需喂奶，两侧乳房交替喂养。新生儿出生后体重下降只要不超过出生体重的7%，就应坚持纯母乳喂养。

- 产后尽早开奶，坚持新生儿第一口食物是母乳

这个建议的目的主要是通过母乳建立正确健康的消化系统和免疫系统环境，预防过敏。

- 坚持6月龄内纯母乳喂养

纯母乳喂养能满足婴儿6月龄以内所需要的全部液体、能量和营养素，应坚持纯母乳喂养至少6个月。

- 顺应喂养，培养良好的生活习惯

①母乳喂养应从按需喂养模式到规律喂养模式递进。

②当因饥饿引起哭闹时应及时喂哺，一般每天可喂奶6~8次或更多，不要强求喂奶次数和时间，特别是3月龄以前的婴儿。

③随着婴儿月龄增加，逐渐减少喂奶次数，形成规律哺喂的良好饮食习惯。

④婴儿异常哭闹时，应考虑非饥饿原因，积极就医。

⑤特殊情况需要在满6月龄前添加辅食的，应在咨询医生或其他专业人员后谨慎做出决定。

⑥不宜直接用普通液态奶、成人奶粉、蛋白粉和豆奶喂0~6个月婴儿。

- 生后数日开始补充维生素D，不需补钙。

①生后数日开始添加维生素D400国际单位，早产儿出生后就需要添加，尽早抱出户外晒太阳。

②纯母乳喂养的婴儿不需要补钙。

③新生儿出生后应肌内注射维生素$K_1$1毫克。

- 婴儿配方奶是不能纯母乳喂养时的无奈选择。需满足以下指征中的一

条，才建议喂养配方奶。

①婴儿患有半乳糖血症、苯丙酮尿症、严重母乳性高胆红素血症。

②生母感染HIV（人类免疫缺陷病毒）、人类T淋巴细胞病毒感染、结核病、水痘-带状疱疹病毒、单纯疱疹病毒、巨细胞病毒、乙肝和丙肝等病毒感染期间。

③滥用药物、大量饮用酒精饮料和吸烟。

④使用某些药物、癌症治疗和密切接触放射性物质。

⑤经专业人员指导和各种努力后乳汁仍不足。

● 监测体格指标，保持健康生长

身长和体重是反映婴儿喂养和营养状况的直观指标。6个月龄前婴儿每半月测量一次身长和体重，病后恢复期可增加测量次数。监测时建议选用世界卫生组织的《儿童生长曲线》判断生长状况。出生体重正常婴儿的最佳生长模式是基本维持其出生时在群体中的分布水平。婴儿生长有自身规律，不宜追求参考值上限。

7~24个月喂养指南

对于7~24月龄婴幼儿，母乳仍然是重要的营养来源，但单一的母乳喂养已经不能完全满足其对能量以及营养素的需求，必须引入其他营养丰富的食物。与此同时，7~24月龄婴幼儿胃肠道等消化器官的发育、感知觉以及认知行为能力的发展，也需要其有机会通过接触、感受和尝试，逐步体验和适应多样化的食物，从被动接受喂养转变到自主进食。这一过程从婴儿7月龄开始，到24月龄时完成。这一年龄段婴幼儿的特殊性还在于，父母及喂养者的喂养行为对其营养和饮食行为有显著的影响。顺应婴幼儿需求喂养，有助于健康饮食习惯的形成，并具有长期而深远的影响。

7~24月龄婴幼儿处于"1000日机遇窗口期"的第三阶段，适宜的营养和喂养不仅关系到近期的生长发育，也关系到长期的健康。针对我国7~24月龄婴幼儿营养和喂养的需求，以及可能出现的问题，基于目前已有的证据，同时参考世界卫生组织等的相关建议，提出7~24月龄婴幼儿的喂养指南。

• 继续母乳喂养，满6月龄起添加辅食

母乳仍然可以为满6月龄（出生180天）后的婴幼儿提供部分能量，优质蛋白质、钙等重要营养素，以及各种免疫保护因子等。继续母乳喂养也仍然有助于促进母子间的亲密连接，促进婴幼儿发育。因此7～24月龄婴幼儿应继续母乳喂养。不能母乳喂养或母乳不足时，需要以配方奶作为母乳的补充。

婴儿满6月龄时，胃肠道等消化器官已相对发育完善，可消化母乳以外的多样化食物。同时，婴儿的口腔运动功能，味觉、嗅觉、触觉等感知觉，以及心理、认知和行为能力也已准备好接受新的食物。此时开始添加辅食，不仅能满足婴儿的营养需求，也能满足其心理需求，并促进其感知觉、心理及认知和行为能力的发展。

喂养关键：

①婴儿满6月龄后仍需继续母乳喂养，并逐渐引入各种食物。

②辅食是指除母乳和（或）配方奶以外的其他各种性状的食物。

③有特殊需要时须在医生的指导下调整辅食添加时间。

④不能母乳喂养或母乳不足的婴幼儿，应选择配方奶作为母乳的补充。

• 从富铁泥糊状食物开始，逐步添加达到食物多样

7～12月龄婴儿所需能量的1/3～1/2来自辅食，13～24月龄幼儿1/2～2/3的能量来自辅食，而母乳喂养的婴幼儿来自辅食的铁更高达99%。因而婴儿最先添加的辅食应该是富铁的高能量食物，如强化铁的婴儿米粉、肉泥等。在此基础上逐渐引入其他不同种类的食物以提供不同的营养素。

辅食添加的原则：每次只添加一种新食物，由少到多、由稀到稠、由细到粗，循序渐进。从一种富铁泥糊状食物开始，如强化铁的婴儿米粉、肉泥等，逐渐增加食物种类，逐渐过渡到半固体或固体食物，如烂面、肉末、碎菜、水果粒等。每引入一种新的食物应适应2～3天，密切观察是否出现呕吐、腹泻、皮疹等不良反应，适应一种食物后再添加其他新的食物。

喂养关键：

①随母乳量减少，逐渐增加辅食量。

②首先添加强化铁的婴儿米粉、肉泥等富铁的泥糊状食物。

③每次只引入一种新的食物，逐步达到食物多样化。

④从泥糊状食物开始，逐渐过渡到固体食物。

⑤辅食应适量添加植物油。

- 提倡顺应喂养，鼓励但不强迫进食

随着婴幼儿生长发育，父母及喂养者应根据其营养需求的变化，感知觉，以及认知、行为和运动能力的发展，顺应婴幼儿的需要进行喂养，帮助婴幼儿逐步达到与家人一致的规律进餐模式，并学会自主进食，遵守必要的进餐礼仪。

父母及喂养者有责任为婴幼儿提供多样化，且与其发育水平相适应的食物，在喂养过程中应及时感知婴幼儿所发出的饥饿或饱足的信号，并做出恰当的回应。尊重婴幼儿对食物的选择，耐心鼓励和协助婴幼儿进食，但绝不强迫进食。

父母及喂养者还有责任为婴幼儿营造良好的进餐环境，保持进餐环境安静、愉悦，避免电视、玩具等对婴幼儿注意力的干扰。控制每餐时间在20分钟左右。父母及喂养者也应该是婴幼儿进食的好榜样。

喂养关键：

①耐心喂养，鼓励进食，但决不强迫喂养。

②鼓励并协助婴幼儿自己进食，培养进餐兴趣。

③进餐时不看电视、玩玩具，每次进餐时间不超过20分钟。

④进餐时喂养者与婴幼儿应有充分的交流，不以食物作为奖励或惩罚。

⑤父母应保持自身良好的进食习惯，成为婴幼儿的榜样。

- 辅食不加调味品，尽量减少糖和盐的摄入

辅食应保持原味，不加盐、糖以及刺激性调味品，保持淡口味。淡口味食物有利于提高婴幼儿对不同天然食物口味的接受度，减少偏食挑食的风险。淡口味食物也可减少婴幼儿盐和糖的摄入量，降低在儿童期及成人期患肥胖、糖尿病、高血压等心血管疾病的风险。

强调婴幼儿辅食不额外添加盐、糖及刺激性调味品，也是为了提醒父母在准备家庭食物时应保持淡口味，既为适应婴幼儿的需要，也为保护全家人

的健康。

喂养关键：

①婴幼儿辅食应单独制作。

②保持食物原味，不需要额外加糖、盐及各种调味品。

③1岁以后逐渐尝试淡口味的家庭膳食。

● 注重饮食卫生和进食安全

选择新鲜、优质、无污染的食物和清洁水制作辅食。制作辅食前须先洗手。制作辅食的餐具、场所应保持清洁。辅食应煮熟、煮透。制作的辅食应及时食用或妥善保存。进餐前洗手，保持餐具和进餐环境清洁、安全。

婴幼儿进食时一定要有成人看护，以防进食意外。整粒花生、坚果、果冻等食物不适合婴幼儿食用。

喂养关键：

①选择安全、优质、新鲜的食材。

②制作过程始终保持清洁卫生，生熟分开。

③不吃剩饭，妥善保存和处理剩余食物。

④饭前洗手，进食时应有成人看护，并注意进食环境安全。

● 定期监测体格指标，追求健康生长

适度、平稳生长是最佳的生长模式。每3个月一次定期监测并评估7～24月龄婴幼儿的体格生长指标有助于判断其营养状况，并可根据体格生长指标的变化，及时调整营养和喂养。对于发育不良、超重肥胖，以及处于急慢性疾病期间的婴幼儿应增加监测次数。

喂养关键：

①体重、身长是反映婴幼儿营养状况的直观指标。

②每3个月一次，定期测量身长、体重、头围等体格生长指标。

③平稳生长是最佳的生长模式。

不会吃≠不爱吃

在做营养咨询的时候经常遇见的问题是"我的宝宝不爱吃这个或者那个

怎么办"，对于刚开始添加辅食的小宝宝来说，没有爱或者不爱的问题，是发育的问题：宝宝先天具有吸吮反射，吸吮母乳是一种天生的能力（部分早产儿没有这种反射，证明发育尚不完善，不具备生存的基本条件）。但并不是说，宝宝会吸吮就能灵活运用自己的小舌头把食物送进食管里。很多家长观察到所谓宝宝不爱吃，是看到宝宝以吸吮的动作来吞咽食物的结果，就是小舌头把食物泥送到了嘴巴外面（呵呵，想吃，但是方向反了），这是个学习和锻炼的过程，需要家长在这个过程中给予宝宝持续、有效、耐心的辅导。

在刚开始添加水果泥、蔬菜泥的时候，宝宝的大便都有颜色和形状上的变化，甚至怎么吃的就怎么拉（这种情况就要考虑应该给宝宝打得更细一些）。没关系，宝宝都有一个适应的过程，只要不是水样大便就可以继续添加下去。然后根据宝宝的生长情况慢慢改变食物的性状，宝宝的身体适应能力普遍比妈妈想得要好，妈妈们可以胆大心细地添加。但要注意随时观察宝宝的情况，如果觉得加得太快就调慢速度，宝宝是和妈妈一起成长起来的！

1岁左右的宝宝应逐渐变为一日三餐为主、早晚配方奶为辅的饮食模式。以三餐为主后，家长一定要注意保证宝宝辅食的质量，肉泥、蛋黄、肝泥、豆腐等含有丰富的蛋白质，是宝宝身体发育必需的食品，而米粥、面条等主食是宝宝补充热量的来源，蔬菜可以补充维生素、矿物质和纤维素，促进新陈代谢，促进消化。

禁止在空腹的情况下给宝宝吃甜食。空腹情况下给宝宝食用巧克力、冰激凌、奶油蛋糕等食品，不仅降低宝宝吃正餐的食欲，还会因B族维生素大量消耗导致营养不均衡，甚至还会造成肾上腺素浪涌，即宝宝出现头疼、头晕、乏力等症状。甜食仅限于饥饿时吃一点点，并且要限制在进餐前2小时。

Rayman妈妈 **提示**

1～2岁的宝宝牙齿还未长全，食物咀嚼得并不充分，家长除了要把食物尽量做得软烂一些，也要注意叮嘱宝宝吃饭时应细嚼慢咽，只有唾液和食物充分融合后，食物才能得到更好的消化和吸收。

每天饮食安排

中国营养协会推荐2～3岁幼儿各类食物每天需摄入量建议如下：

谷类：如各类米、面等粗细粮食品，150克～180克；

豆制品类：如豆腐、豆芽、豆豉等，25克～50克；

蛋类：鸡蛋、鸭蛋、鹌鹑蛋等，40克；

肉类：包括猪肉、牛肉、羊肉、鸡肉、鸭肉等畜禽肉及动物内脏等，40克～50克；

水产品：鱼、虾、蟹、贝类，40克～50克；

蔬菜：其中绿叶菜应占一半以上，150克～250克；

水果：根据季节选用不同品种，注意有些易上火的水果应限制宝宝食用，如：荔枝、龙眼、橘子等，50克～100克；

奶类：配方奶，250毫升～500毫升，也可以用牛奶、豆奶、豆浆、酸奶等补充；

植物油：10毫升以内；

糖类：蔗糖尽量避免，蜂蜜、枫树糖浆、甜叶菊等15毫升～20毫升。

主食以粥、面为主，副食以鱼、肉、蛋、豆制品为主，水果适量。烹调时应将食物切碎、煮烂，可煮、可蒸、可炖，不宜油炸及使用刺激性配料。

提示

Rayman妈妈

含人工添加剂的食物建议2岁后再食用（能避免食用更好）。如果孩子出现脾胃不和或厌食，可减少加餐或不加餐，增加主餐摄入量和活动量，调整孩子的生理周期，帮助孩子修复胃肠功能，建立正确的饮食习惯。

1岁后应该鼓励宝宝自己吃饭。不论"战场"多么狼藉，家长都应该在1岁后让宝宝一试身手了。这个过程不但会让宝宝感觉到吃饭是一件快乐的事情，还对宝宝今后的手眼协调能力和精细动作、平衡能力、智力发育有不同程度的益处。

儿童一日三餐进食时间与食物搭配范例（子午流注时间表）

	时间	内容
早餐	夏6:00/冬7:00	150毫升～200毫升的配方奶或五谷豆浆、水果蔬菜粥（肉末、燕麦、蔬菜、南瓜等）
加餐	夏8:30/冬9:00	花卷、馒头、全麦面包配鸡蛋，或酸奶、蔬菜、半个水果、果汁、奶糕、玉米、肝泥等
午餐	夏11:30/冬12:00	米饭、面条、面片、虾皮西葫芦饼、蔬菜、肉（鱼、蛋、虾等）
午睡	12:00～13:00	1～2小时
加餐	夏14:00/冬15:00	半个或1个水果、酸奶、果汁等
晚餐	夏17:00/冬18:00	米粥、饺子、馄饨、蔬菜、骨汤面条等
睡前	20:00～21:00	150毫升～200毫升的配方奶或五谷豆浆

辅食性状获得的月份表

6月龄	7~9月龄	10~12月龄	13~24月龄
汤汁状，从细滑的泥糊状到稍微成型的泥糊状。	正常的粥、碎末状，用舌头可以挤碎的类似豆腐的硬度，手指状磨牙食物应该稍硬。	稠粥、黄豆大小的碎丁块，5毫米～7毫米的小段，用舌头可以挤碎的类似香蕉的硬度。	软饭，玉米粒大小的碎块状，1厘米长的小段，类似煮熟的西葫芦的硬度。
吞咽型辅食	蠕嚼型辅食	咀嚼型辅食	向成人模式靠拢

辅食材料种类添加顺序表

谷类薯类 → 蔬菜类 → 水果类

4~6月龄

干豆类和豆制品 → 蛋类 → 鱼虾类 → 肉类 → 食用油

7~9月龄

1岁以后加盐等调味品

03

食物营养巧搭配

母乳

上海儿童医学中心吴圣楣教授带领进行的母乳调查研究前后历时5年，于
2001年5月28日通过鉴定。为了得到国内母乳营养成分的详细资料，对上海地
区的三区一县及浙江省舟山群岛的120名身体健康、无特殊偏食习惯、生活安
定、住院分娩、奶量充足的产妇的乳汁成分进行了测定，测定包括早产儿和
足月儿母亲在不同泌乳期和喂奶前、中、后段母乳中的各种成分，研究得出
了如下结论：

中国母乳六大优点

● 蛋白质含量略高于国外水平。在对孕妇、哺乳期妈妈等人群的调查中
发现，母乳中蛋白质的含量略高于国外，足以满足新生儿的需要。

● 氨基酸含量丰富。氨基酸是组成蛋白质的重要成分。调查发现，在游
离氨基酸中，牛磺酸含量丰富，牛磺酸有助于婴儿脑的发育。此外，组成蛋
白质的氨基酸中以谷氨酸和谷氨酰胺含量高，这类物质是宝宝能量的来源，
并且是组成脑的介质，和肠道的发育有关。

● 脂肪酸含量高。调查中发现，早产儿的母乳成分中的不饱和脂肪酸含
量高于足月儿的母乳，因此，早产儿更适宜吃妈妈的奶。初乳中饱和脂肪酸
含量较低，不饱和脂肪酸含量丰富。这些不饱和脂肪酸对胎儿在宫内最后3个
月到出生后18个月的大脑迅速成长的关键时期及脑神经和神经髓鞘的形成均
有重要作用。而在牛奶和婴儿配方奶中，婴儿体内不能合成的必需脂肪酸和

花生四烯酸明显少于母乳中的含量，这对婴儿的生长发育是不利的。

- 低聚糖含量丰富。国外资料显示，母乳中有100多种低聚糖。在调查中发现，上海市母乳中每100毫升含7克糖，其中有5克乳糖和2克低聚糖。吴圣楣介绍，低聚糖在婴儿体内可有效促进体内双歧杆菌的生长，而这种物质在牛乳中几乎测不到。同时，有害细菌进入肠道后，体内的低聚糖可先与其结合，从而减少有害细菌对人体的侵害。有报道表明，出生6～8天的母乳喂养，婴儿肠道内双歧杆菌占细菌总数的98%，而人工喂养婴儿仅占61%，甚至有人报道，在出生1～3天人工喂养的婴儿肠道内根本未检出双歧杆菌。双歧杆菌在代谢过程中将产生多种有机酸，在促进婴幼儿生长发育、营养调节和防御感染等方面发挥着重要作用。这次调查中共对14种低聚糖做了测定。

- 生长抑素含量高。研究发现，生长抑素在母乳中含量高。这种物质的主要作用是抑制其他消化液分泌，并具有镇静作用。宝宝在吃母乳时，由于自身的消化道会分泌较多的消化液，以促进食物消化，因此母乳中的生长抑素与婴儿本身有互补作用。同时，国际上也有报道表明，用母乳喂婴儿可显著降低妈妈乳腺癌的发病率可能与生长抑素相关。

- 瘦素含量较多。母乳的脂肪球中含有丰富的瘦素，用母乳喂养的婴儿血液中瘦素含量高于用配方奶粉或牛奶喂养的宝宝。科学家的研究表明，婴儿期摄取瘦素，可能会抑制大脑对食欲的反应，进而一生都不会过度饮食，远离肥胖的困扰。

中国母乳五大缺点

- 脂肪含量偏少。我国母乳中脂肪含量偏少，这也应该引起重视，因为脂肪也有其好的方面，适量摄入可满足宝宝生长发育的需要。

- 钙含量低。调查中发现，母乳中钙含量与国外母乳一样，均偏低，这与哺乳期妈妈摄入钙不足有关。

- 氯化钠含量过多。在进行了对脂肪、碳水化合物及微量元素如铜、铁等的总调查之后，又发现母乳中氯化钠含量过高，这与孕妇摄入食盐过多有关。由此可能使肾功能发育尚未完全的婴儿肾溶质负荷增加，有害婴儿健康。

● DHA含量较国外少。母乳中含有的DHA对婴儿的脑发育、提高智力及视网膜的形成有重要作用。在测试母乳的同时，也对市场上出现的几十种配方婴儿奶粉做了测定，除极少数已标注添加了DHA之外，没有发现DHA成分。另外，在对市场上销售的牛奶测定中也未发现DHA成分的存在。尽管在母乳中发现了DHA，但由于上海市一些哺乳期妈妈不吃或少吃海鱼，使得乳汁中DHA的含量低于国外水平及周边部分临海地区。这对婴儿的生长发育是不利的，值得重视。

● 环境毒素污染母乳。需要提醒的是，环境污染对母乳的污染也应该引起重视。不久前就有关于因母乳受农药污染而导致宝宝中毒事件的报道。

用母乳喂宝宝也有一个科学时间段。一般来说，从宝宝出生的第四个月起就应适当加入辅食以补充营养。因为这个时候，母乳中蛋白质含量不足以满足婴儿生长发育的需要；母乳中虽然钙磷比例好，但量不够；又如维生素D不足，在宝宝出生一个月后应补充维生素D等；如果维生素K不足，应在出生后适当补充。

母乳喂养注意事项

● 适当增加脂肪含量高的食物，特别是不饱和脂肪酸的食物。

● 适当增加高钙、DHA食品的比例，可以增加鱼、奶制品、虾皮、海带骨头汤等的摄入。

● 严格控制食盐摄入量，采取低盐饮食：减少食盐、低盐酱油（9%～40%）、海盐的摄入。

● 食物毒素的排除：可以用小苏打、甲壳素、臭氧浸泡等方法清洗入口食物，清除农药残留。

● 母亲的情绪直接影响奶水的质量，焦虑、生气、抑郁、暴怒等不良情绪导致奶水里含有情绪毒素，会导致宝宝烦躁、腹痛、呕吐、腹泻或不明原因哭闹等异常情况的发生。

● 母亲过于刺激的饮食会导致宝宝娇嫩的脾胃不接受母乳，导致宝宝烦躁、腹痛、呕吐、腹泻或不明原因哭闹。

• 6个月后根据宝宝具体情况添加辅食。据有关资料显示，我国婴儿在6个月前的生长指标能达到国际标准，但6个月后即开始落后于国际标准。主要原因之一是对辅食添加不够重视。从婴儿6个月时开始应逐渐添加辅食。添加过程采取数量上由少到多、种类上由简到繁的原则，开始时只喂较少种类，较小量，一两周后渐渐增加。

• 特殊情况请咨询营养医师后调整喂养方案。

奶制品

亚系人种80%会出现乳糖不耐受的情况，宝宝如出现乳糖不耐受的情况，家长并不需要为此担心，此类问题属于人种体质问题，并不是宝宝先天发育不足。宝宝可以在营养师的建议下选择酸奶、酸乳酪等食物摄入，不仅可获得相同的营养，而且由于牛奶中的乳糖已经被乳酸菌转化为葡萄糖，因此绝对不会发生像喝牛奶般产生不良的问题。

乳类营养全解读

0~3岁的宝宝除了母乳外，鲜奶和配方奶、乳酪、酸奶等奶制品成为国内宝宝常见替代母乳的重要食物。

• 配方奶：配方奶是经过改良后的牛奶制品，除了将牛奶里的大分子蛋白质进行分解外，还添加了α-乳清蛋白、DHA、ARA、硫黄酸、铁、锌等营养成分，比较适合1岁以内的宝宝作为母乳以外的主要乳类食品来饮用。

目前市场上出售的配方奶粉主要有高乳糖配方和低乳糖配方两种。高乳糖配方奶粉中的乳糖含量接近母乳，适合大部分宝宝食用；低乳糖配方奶粉中的乳糖含量仅在20%左右，比较适合喝牛奶后会出现腹胀、腹泻、皮肤瘙痒、湿疹等乳糖不耐受的宝宝食用。

• 鲜奶：一般来说，鲜奶中含有比较多的大分子蛋白质（主要是酪蛋白），不容易消化吸收，碳水化合物、磷、铁、碘、镁、叶酸等营养物质的含量也比较少，特别是缺少能促进宝宝大脑发育的卵磷脂。国际上婴幼儿营养师都会建议在宝宝满1岁以后开始喝新鲜牛奶（保证鲜奶的品质），但也要注意从少到多慢慢添加，让宝宝的胃肠有个适应过程，如果出现不耐受或吸收、免疫降低情况，则需要调整饮食结构。

乳类食材巧选择

● 选择接近母乳成分的配方奶粉

母乳中的α-乳清蛋白含量在27%左右，牛奶中的α-乳清蛋白含量一般在4%左右，所以给1岁以内的宝宝选择配方奶粉，首先要看配方奶粉中的α-乳清蛋白含量是否接近母乳中的乳清蛋白含量。

● 根据宝宝的营养需求进行选择

早产宝宝：与足月儿的消化系统相比较弱，家长要注意选择专门的早产儿奶粉，帮助宝宝弥补消化功能弱的缺点，有利于促进宝宝的正常发育。等早产宝宝的体重达到正常范围（大于5千克），才能换成普通的婴儿配方奶粉。

过敏体质宝宝：有些宝宝体内缺乏乳糖酶，容易对普通奶粉过敏。有的宝宝患有哮喘和一些过敏性的皮肤疾病，都需要选择专门的脱敏奶粉。

腹泻的宝宝：防腹泻奶粉是专门针对腹泻期间和患有短肠症宝宝的奶粉，奶粉中的水解蛋白配方，可以避免对肠道的进一步刺激。

根据宝宝的个体不同，家长应该按照宝宝发育短板来选择营养素调整奶粉。缺铁宝宝选择高铁含量的配方奶粉；缺钙宝宝选择高钙含量的配方奶粉；胖宝宝侧重选择蛋白质高、热量低、脂肪低的婴幼儿配方奶粉；瘦宝宝侧重选择蛋白质含量高、热量高、脂肪高的婴幼儿配方奶粉；视力发育不好的宝宝可以选择含有视黄酸的配方奶粉等。

建议给宝宝单独补充DHA、ARA，此类维生素属脂溶性维生素，其保存特点是接触空气后容易挥发、挥发点比较低（避光、避氧、避高温），因其物理特点对保存环境有一定的要求，一般国外的营养素制剂都要求用深色瓶装，并在保存和食用的过程中避免阳光直射等情况的发生。

● 袋装还是罐装

营养学界现在有两种理论，一种观点认为罐装的密封比袋装的好，被细菌感染的概率比较小，所以罐装的比袋装的好；另一种理论是袋装比罐装的密封得要好，因为罐装热熔密封的过程中会挥发一定量的重金属在奶粉中，会对奶粉质量产生一定的影响。无论哪种理论，只要奶粉打开前没有漏气、漏粉或打开后内无凝块、触手松软，有流动感的，都可以放心给宝宝食用。

- 高价奶粉还是平价奶粉

在能力允许的范围内，一般家长都会给宝宝购买高价奶粉或者国外纯进口奶粉。这里需要家长们注意的是：以植物性食材为主的亚洲人种皮肤细腻、性格温和；以动物性食材为主的欧美饮食结构则容易出现毛孔粗大、汗腺发达、性格勇猛急躁等典型特征。如果家长为宝宝选择了容易产生内热的欧美系配方奶粉，就要相应地改变宝宝的整体膳食结构和活动量。

- 很香（甜）的奶粉还是淡淡牛奶味的奶粉

在北京的奶粉PK课程里，家长带来的奶粉相比较出现问题最多的就是味道和颜色。添加了香精、蔗糖的奶粉在口感上更容易让宝宝接受，但同时也破坏掉了天生的味觉系统。让宝宝在刚开始接触味道的时候，就把人工味道当作天然味道认可，会导致宝宝出现味觉迟钝、味蕾退化和免疫降低等一系列的问题。

> **Rayman妈妈提示**
>
> 请尽量选择天然无添加的有机配方奶粉。

▌乳类制作小窍门▐

- 牛奶不能煮沸太久

牛奶加热到60℃～62℃的时候，其中的蛋白质就会出现脱水现象，变得不容易消化。高温加热时间太长，还会使牛奶中的磷酸盐沉淀，并会生成少量的甲酸，使牛奶变酸。

正确做法：鲜奶在旺火上煮开，然后端离火口，等牛奶停止沸腾后再加热，反复3次，才能灭掉鲜奶中的病菌，又保证鲜奶的营养成分不被破坏掉。

- 配方奶粉的调配

配方奶粉应该先放入奶瓶，然后冲入40℃～50℃的温开水，摇晃均匀后立即给宝宝食用。不建议给宝宝食用过高温度的奶水，容易引起口腔和食道黏膜制作酸奶的容器尽量不用洗涤剂清洗，万一清洗不干净，残存的洗涤剂会破坏益生菌的活性，导致发酵失败。另外，容器中也不能有油脂残留。一般来说，发酵好的酸奶需要放入冰箱进行钝化，口感就会变得柔和，吃起来就没有那么酸了。

红肿充血。同样不建议给宝宝喝室温放置超过4个小时以上的奶水。

● 无论是鲜奶还是配方奶都不要加糖

牛奶与蔗糖同煮会使牛奶中的氨基酸和糖起反应，生成一种不容易消化的果糖氨基酸，降低牛奶的营养价值。

● 自己制作酸奶原料：奶粉（建议用纯奶，不可以用高钙奶或脱脂奶）、发酵菌种。酸奶并不仅仅是由牛奶制成的，羊奶、豆浆都可以，风味也很特别，父母们不妨一试。制作方法：常温牛奶与菌种搅拌在一起，放入酸奶机8～10小时就可以吃了。

食材搭配宜与忌

● 宜

牛奶+豆浆：植物性蛋白与动物性蛋白的完美组合，使牛奶中比较缺乏的硫氨基酸、铁、水溶性维生素的含量得到补充，营养更加丰富和均衡。

牛奶+五谷：既能补充蛋白质，又可以提供丰富的碳水化合物、维生素和磷、铁、钙等营养物质，满足宝宝多元化的营养需求。6个月以上的腹泻和消化不良的宝宝，可用米汤冲奶粉，使奶水中形成细小的乳酪凝块，帮助胃肠黏膜上形成保护膜，有利于消化吸收。

● 忌

牛奶+钙元素：钙离子会与牛奶中的蛋白质结合产生不容易消化吸收的沉淀物，降低牛奶中的蛋白质和钙元素的吸收利用率。

牛奶+酸性水果：牛奶中的蛋白质与酸性水果（草莓、柠檬、菠萝等）中的果酸相遇会产生不容易消化的沉淀物，使宝宝出现消化不良或者腹泻。

牛奶+菠菜：菠菜、韭菜等蔬菜中含有大量的草酸，会和牛奶中的钙结合成不容易消化吸收的草酸钙，影响牛奶中钙的吸收。只要是钙含量高的食物，例如豆腐、坚果等，都不可以和草酸含量高的食物一同摄入。

牛奶+巧克力：经常看见超市有牛奶加巧克力的食物。巧克力中含有草酸，会和牛奶中的钙结合成草酸钙，影响乳钙吸收。

宝宝应该怎么吃

乳酪南瓜泥：选择无盐、无糖、无防腐剂的轻乳酪（建议选择日式轻乳酪，而非意式重乳酪）1克，大约宝宝小拇指大小，与4～6份蒸熟的热南瓜泥（大约1个鸡蛋大小）搅拌均匀后即可食用。6个月以上的宝宝可以食用。

酸奶粟米羹：将1勺粟米粉，以及适量熟冬菇、青豆、胡萝卜研磨成泥，搅拌均匀后加少量水蒸10分钟，最后与100毫升酸奶搅拌均匀后即可食用。8个月以上的宝宝可以食用。

蔬菜水果酸奶沙拉：将苹果、香蕉、桃或圣女果、生菜、紫甘蓝等（各种水果蔬菜均可）洗净，切成2厘米大小的丁；柠檬1/2个切成半圆薄片，另外1/2个柠檬切碎，和盐、糖搅拌均匀，腌渍30分钟，做成柠檬酱；将酸奶与柠檬酱搅拌均匀，再与蔬菜水果丁拌匀即可食用。1岁以上的宝宝可以食用。

土豆酸奶沙拉：将土豆去皮后切成小粒并煮熟；将胡萝卜煮烂，切丝后与酸奶拌在一起，再将它们放到土豆粒上即可食用。1岁以上的宝宝可以食用。

蛤蜊土豆浓汤：锅中放油加热，加入洋葱、西芹、蒜泥略炒，然后转小火煮约4分钟；加入1/2的土豆煮3分钟，然后加入鸡汤煮沸，转小火煮至食材变软；将煮软的食材放入果汁机打碎，重新倒入锅中，加入蛤蜊肉、玉米浆、红椒、青椒、水及剩余土豆，转中火煮沸，加入盐、黑胡椒粉调味；食用时与酸奶搅拌均匀，加香菜末一起食用即可。2岁以上的宝宝可以食用。

五谷类

谷类营养全解读

- 大米

大米含量最高的营养物质是碳水化合物。大米（全米、糙米）重点含有维生素A、B族维生素、维生素E和磷、铁、镁、钾等多种营养素。蛋白质的含量不高，仅占8%左右。从食疗角度上看，大米性平味甘，具有补中益气、健脾养胃、和五脏、通血脉的作用，是宝宝生长过程中必不可少的主食。

● 小米

小米中含量最高的仍然是碳水化合物，除此之外还含有蛋白质、脂肪、胡萝卜素、维生素等营养物质，其中维生素B_1的含量是所有粮食之中最高的。

● 面粉

面粉就是小麦磨成的粉，所含有的主要营养素还是碳水化合物。此外，还含有一定量的蛋白质、脂肪、维生素B_1、维生素B_2、烟酸、维生素E和钙、铁、磷、钾等多种营养素，有养心益肾、健脾厚肠、除热止渴的功效。

> **Rayman妈妈提示**
>
> 不建议给1岁内的宝宝食用全麦类食物，尤其是荞麦、燕麦、德国黑麦、大麦等。

● 燕麦

虽然我并不建议给1岁以内或脾胃虚弱的宝宝食用燕麦食物，但并不代表燕麦营养不好，甚至可以这样说，燕麦是谷物中最好的全价营养食品。正因为营养全面，所以对身体尚未发育完全的宝宝来说，并不能完全接受其营养物质。食用燕麦制品，特别是过敏体质（例如：湿疹、哮喘、支气管问题）的宝宝，请咨询营养医师后进行膳食调整。

燕麦中的蛋白质和脂肪（主要是不饱和脂肪酸）含量在谷物中位居第一，碳水化合物的含量比较低。燕麦中具有增加骨骼功能的赖氨酸含量是大米和小麦面粉的2倍以上，具有预防贫血作用的色氨酸的含量也高于大米和面粉。此外，燕麦还含有丰富的维生素B_2、维生素E和磷、钙、铁等矿物质。

燕麦里含有的粗纤维比较多，不容易消化，也容易导致宝宝过敏。过敏体质的宝宝在吃辅食的时候要特别小心，一定要从少量开始慢慢加起，并要注意是否有过敏现象出现。

另外，燕麦片的湿气比较重，脾胃湿热的宝宝吃了以后会出现排便不畅通的情况，最好不要吃。燕麦里所含有的纤维素具有刺激胃肠蠕动、排便的作用，非湿热体质宝宝便秘的时候可以适当吃一些，能够缓解便秘症状。

谷类食材巧选择

● 小米

河北沧州、山西、内蒙古等地多出优质小米。优质小米米粒大小均匀，颜色呈现出均匀的乳白色、黄色或者金黄色，光泽度好；闻起来有清香，尝起来味道微甜，没有任何异味；没有虫吃、杂质，也很少有碎米。劣质的小米多是用黄色素染成的，用手轻轻一捻就会被碾碎；碎米多，闻起来有霉变、酸臭、腐败等不正常的气味；尝起来不但没有甘（甜）味，还有苦、涩或其他不正常的味道。隔年米一般熬不出米油来。

● 面粉

6个月以内的宝宝体内的淀粉酶非常少，对淀粉类的食物消化能力非常弱，不适合吃麦糊、面条一类的麦类食物。6个月以后可以从少到多、从稀到稠地为宝宝添加一些麦糊、烂面条等食物，但是要注意一点，小麦是比较容易引起过敏的粮食，如果宝宝属于过敏体质，家长就不要着急，最好咨询营养师后，或者在等8个月甚至12个月后检测宝宝的过敏指数降低后再开始添加。

正常的面粉（不添加任何增白剂）色泽乳白或者微微发黄，而不是雪白或者灰白。颜色雪白的面粉，绝大多数是添加了大量增白剂。正常的面粉闻起来有一股小麦的清香；如果闻起来有异味，说明是增白剂添加过量；如果能闻到霉味，说明是用发霉的小麦磨的面粉，面粉已经过期，或者已经受到外界环境的污染，就不能给宝宝用来做食物了。

● 燕麦

父母首先要了解市场上的燕麦片和麦片的区别。纯燕麦片是由燕麦颗粒制成的，外观扁平，直径相当于黄豆颗粒大小，形状完整，即使经过处理的速食燕麦片也能看见原来燕麦的形状；麦片则是由小麦、大米、玉米、大麦等谷物混合而成的，燕麦片只占很小一部分，有的甚至根本不含燕麦片。父母最好选择颗粒差不多大小的燕麦片给宝宝食用，这样煮出来的燕麦粥溶解程度相同，不会产生粗糙的口感。

有的麦片里添加了麦芽糊精、砂糖、奶精（植脂末）、香精等添加剂，不但降低了麦片的营养价值，而且会对宝宝的健康和生长发育产生干扰作用。家长们在购买的时候一定要看清楚成分，不要购买燕麦含量过低、含有添加剂的麦片。

不要选择透明包装的燕麦片，因为这样的包装不但其中的燕麦片容易受潮，也容易使营养成分流失，最好选择用锡纸包装的燕麦片。一定要看包装上的蛋白质含量，如果含量在8%以下，说明燕麦片的比例过低，给宝宝食用的时候就必须和牛奶、鸡蛋、豆制品等蛋白质丰富的食物一起食用了。

谷类制作小窍门

● 大米制作要点

少淘米：大米中所含B族维生素是水溶性维生素，又大多分布在米的表面部位，如果淘米次数太多，或者淘米的时候使劲揉搓米粒，会导致B族维生素大量流失，降低大米的营养价值。

煮粥前先浸泡：没有经过精磨的糙米一般很硬，不容易煮烂，如果煮粥前把米先浸泡半个小时（或者放冰箱冷冻柜冷冻一下）煮得就快多了。这里需要家长注意的是，泡米水一定不能扔，因为米表层的营养成分都是水溶性的，都在泡米水里呢。

用开水煮米：特别是用自来水煮饭的家长一定注意，自来水添加的氯气会对大米中的维生素B_1有破坏作用。如果用烧开的水煮米，氯气就能挥发掉一大部分，可以为宝宝保留更多的营养素。

给宝宝煮粥不建议放碱或小苏打。碱或小苏打会使大米中的维生素B_1全军覆没，而且会破坏掉维生素B_2和叶酸，因此一般不建议加到给宝宝煮的粥里（特殊情况例外：例如需要用小苏打食疗的结石宝宝）。其实只要提前把米浸泡一下，就可以把米粥煮得稠软可口了。

● 面粉制作要点

给6个月以内的宝宝制作麦糊、烂面条的时候，一定要煮透，这个时候宝宝的咀嚼和吞咽能力还没有发育完全，煮得不透容易让宝宝咽不下去，卡在喉咙里。煮比较长的面条，最好折短，使宝宝更容易食用。

● 燕麦制作要点

绝对不能用水淘洗燕麦片，否则燕麦里含有的水溶性维生素会大量流失。不管是煮燕麦片粥还是用燕麦打浆，都不要放食盐和蔗糖。一定要避免长时间用高温炖煮，以防止燕麦中含有的维生素遭到破坏。正确的吃法是：生燕麦片煮20~30分钟，熟燕麦片煮5分钟；如果是和牛奶一起煮，3分钟就够了。用牛奶煮燕麦片时最好随顺时针搅拌一下，这样煮出来会浓稠黏滑均匀，并且不会煳锅。

食材搭配宜与忌

● 宜

大米+荞麦：大米中的赖氨酸含量很低，与荞麦中丰富的赖氨酸互补，能够提高两者的营养价值。但是1岁前的宝宝不建议食用荞麦。

大米+玉米：单独吃大米，大米中蛋白质的利用率仅为58%，如果按照2∶1的比例将大米与玉米混合使用，蛋白质的利用率就提高到71%。

大米+豆类：黄豆、黑豆、绿豆、菜豆、芸豆等许多豆类都可以和大米混合搭配。豆类食物中含有丰富的蛋白质和矿物质，混合搭配能提高大米中蛋白质的吸收率，为宝宝提供更全面的营养。

大米+水果、蔬菜：既能为宝宝补充能量，又可以为宝宝补充丰富的维生素和矿物质，营养比较全面。

小米+豆制品、肉类：小米中所含有的蛋白质氨基酸结构不够理想，赖氨酸的含量偏低，和富含赖氨酸的豆类、肉类食材一起食用，有助于弥补小米的不足，提高小米中蛋白质的吸收利用率。

面粉+鸡蛋：鸡蛋营养丰富，与麦类面粉混合制作方便、营养丰富、味道鲜美，很适合宝宝食用。

面粉+豆制品：小麦所含有的蛋白质中赖氨酸的含量比较低，蛋氨酸的含量又比较高；大豆中含有的蛋白质蛋氨酸的含量比较低，赖氨酸的含量又比较高。两种食材同时食用可以起到互补的作用，提高食物的整体营养价值。

面粉+叶类蔬菜：小麦中的维生素C和胡萝卜素的含量比较低，蔬菜中含有丰富的维生素和胡萝卜素，正好可以补充小麦的不足。

面粉+肉类：同吃的时候营养互补，可以增加小麦的滋补强身作用。

燕麦+牛奶：燕麦含有丰富的蛋白质、碳水化合物和纤维素；牛奶含有丰富的蛋白质，两者相加能够为宝宝提供更全面均衡的营养。

燕麦+鸡蛋：燕麦中所含的植物性蛋白和鸡蛋中含有的动物性蛋白能够实现营养互补，提高燕麦中蛋白质的吸收利用率。

燕麦+水果：水果可以补充燕麦中所缺少的维生素C，实现营养互补。

燕麦+玉米：燕麦含有丰富的B族维生素和纤维素，和玉米搭配，B族维生素更加丰富，有利于促进宝宝体内糖和脂肪的代谢。

燕麦+赤豆：赤豆中所含有的蛋白质属于不完全氨基酸，和同样富含蛋白质的燕麦同煮，能起到蛋白质互补的作用，提高赤豆中蛋白质的吸收利用率。

● 忌

大米+赤豆：赤豆适合单独煮或做赤豆沙，不建议与大米同煮，否则容易使宝宝发生口疮。

大米+蜂蜜：不能同时吃，否则容易引起胃痛。

大米+苍耳：同时食用会导致心痛。

小米+杏仁：不能同时吃，否则容易引起呕吐和腹泻。

面粉+枇杷：枇杷含有大量的鞣酸，和小麦中的蛋白质结合，能够形成不容易被消化吸收的沉淀物，还容易使宝宝生痰，所以不建议吃枇杷的时候给宝宝食用麦类食物。

面粉+萝卜：不要一起吃，否则会削弱小麦的滋补功效。

面粉+花椒：不要一起吃，否则会削弱小麦的滋补功效。

燕麦+白糖：燕麦粉和白糖相克，同吃容易使宝宝腹胀。

燕麦+黄豆：燕麦粉和黄豆相克，两者同吃不容易消化。

燕麦+猪肉：两者搭配会使宝宝脱发，所以不能同时吃。

宝宝应该怎么吃

大米与荞麦（脾胃虚弱、1岁以下的宝宝不适用）、水果、蔬菜搭配的粥品非常适合宝宝食用。

米粥油：用大米或小米（推荐）煮粥，粥上面浮着一层细腻、黏稠、形如膏油的米糊皮，中医叫作"米油"，民间叫作"粥油"。很多人不知道这层米糊是米的精华，其滋补力很强，所以行内也有"粥油赛参汤"的说法。人参汤大补元气，但不是人人适合，要吃人参汤必须听从中医的建议。但粥油不同，它没有任何禁忌，家家能烧，人人能吃，不受体质条件所限。

先天不足、脾胃虚弱、容易反胃、经常腹泻、便秘、呕吐的宝宝，喝粥油健脾和胃；虚不受补的人，喝粥油可以补精益气，起到温补的功效。2千克的大米只能煮出一小碗粥油，非常金贵，而且帮助消化吸收效果特别出色，宝宝出生即可食用。北京妇产医院也有过用小米粥油喂养成活早产儿的案例，这里推荐的理由无他，就是因为它是打好宝宝脾胃基础第一餐的不二之选。

6个月后的宝宝可以在小米粥油里加上枣泥一起食用，健脾养胃的同时兼补铁、锌、维生素C等微量元素，何乐而不为呢？

鸡蛋面（麦类+鸡蛋）+肉2片+叶类蔬菜1小把。例如：香菇肉末青菜鸡蛋面、海苔泥鸡蛋糊等。

燕麦与牛奶、水果、玉米、鸡蛋、赤豆、绿叶蔬菜等搭配，都是很棒的辅食搭配模式。

豆类

我国传统饮食讲究"五谷宜为养，失豆则不良"，意思是说五谷是有营养的，但没有豆子就会失去平衡。

豆类营养全解读

豆类包括大豆和淀粉类干豆两种。

● 大豆

大豆包括黄豆、青豆、黑豆、白豆等。大豆的蛋白质含量达35%～45%，其中赖氨酸含量是谷物的2倍以上；脂肪含量为15%～20%；碳水化合物含25%～30%；各种B族维生素含量都比较高，例如维生素B_1、维生素B_2的含量是面粉的2倍以上；含有少量胡萝卜素。但是，干大豆中不含维生素C和维生素D。大豆中含有丰富的矿物质，总含量为4.5%～5.0%。其中，钙的含量高于普通谷类食品；铁、锰、锌、铜、硒等微量元素的含量也较高。

此外，豆类是一类高钾、高镁、低钠的碱性食品，有利于维持体液的酸碱平衡。需要注意的是，大豆中的矿物质生物利用率较低，如铁的生物利用率仅有3%左右。

除营养物质之外，大豆还含有多种有益健康的物质，如大豆皂甙、大豆黄酮、大豆固醇、大豆低聚糖等。豆类中所含有的低聚糖经大肠细菌的发酵，产生二氧化碳、甲烷、氢气等，使人腹胀不适，过去也作为抗营养因素对待，实际上它们对营养吸收并无妨碍。

● 淀粉类干豆

淀粉类干豆包括赤豆、绿豆、蚕豆、豌豆、豇豆、芸豆、扁豆等，脂肪含量低而淀粉含量高。淀粉类干豆的淀粉含量达55%～60%，而脂肪含量低于2%，所以常被并入粮食类中。它们的蛋白质含量一般都在20%以上，其蛋白质的质量较好，富含赖氨酸，但是蛋氨酸不足，因此也可以很好地与谷类食品发挥营养互补作用。淀粉类干豆的B族维生素和矿物质含量也比较高，与大豆相当。

鲜豆类和豆芽中除含有丰富的蛋白质和矿物质外，其维生素B_1和维生素C的含量较高，常被列入蔬菜类中。

豆类食材巧选择

选择：首先观察其颜色及成熟度。质量好的豆色正常，有光泽，豆粒饱满，豆皮紧绷。质次和未成熟的豆颜色差，光泽欠佳，豆粒外皮干瘪有皱，粒不饱满。其次还应观察不完整豆粒的多少，质量较好的豆极少有破粒、霉变、发芽豆粒。

中国豆制品是以黄豆为主，通过一定加工手段将其做成各种食品。现就宝宝经常食用的主要品种介绍如下：

● 豆腐

豆腐物美价廉，营养价值较高，深得妈妈和宝宝的喜爱。我国的豆腐分为南、北两种，质量良好的南豆腐外表柔软、鲜嫩、整齐不破裂，色泽洁白无变质，食之可口细腻，味道鲜美；北豆腐外形见方，块均匀，四角平整，薄厚一致。南豆腐颜色洁白、口感细嫩。北豆腐组织结构紧密，富有弹性，但与南豆腐相比，较粗糙并有少量杂质。

无论南豆腐还是北豆腐，都含有较多的水分，在高温下易变质，因此凡有发黏、变色和有酸臭味的变质豆腐一定不能食用。

洋豆腐对比本土豆腐：豆腐含钙比较高，清淡微苦，豆香浓郁，软而不散，营养丰富，非常适合小宝宝日常食用。可超市里的豆腐虽然还叫豆腐，包装上却有不少外文符号，连名字也慢慢变得奇怪了。为了"接近"国际水平，表现出产品更新换代的技术含量，如今的豆制品企业纷纷引入日本和中国台湾地区的技术，超市中的豆腐也纷纷换成了"木棉豆腐""绢豆腐""内酯豆腐"等来自日本的新鲜名称。一时间，爱赶时髦的家长也纷纷转向这些产品，觉得传统豆腐看起来很土气、很低档。

这些新产品的奥妙之一就是抛弃了老一代的卤水和石膏，改用葡萄糖酸内酯作为凝固剂，添加海藻糖和植物胶之类物质保水。出品率是高了，质地是细腻了，口感是水嫩了，苦味是没有了，但是，这些"洋产品"，真的营养更好吗？

传统与现代，西方与东方饮食文化碰撞起来，哪个更有营养？妈妈们选择起来可真有点费劲，那就让它们来对比一下吧！

要回答这个问题，还是先说说我们从豆腐里面想获得什么养分。豆腐的主要优势，一是提供植物性蛋白质，二是提供大量的钙。用大豆蛋白部分替代鱼和肉类，对控制慢性疾病有利；对奶制品不耐受或不喜欢的人，用豆腐替代奶酪和牛奶，可以供应足够的钙。而且与奶酪相比，豆腐当中镁、钙比较高，成酸性较低，非常有利于小宝宝骨骼的生长健康。分析数据表明：

	钙（毫克）	镁（毫克）	蛋白质（克）
100克南豆腐	116	36	6.2
100克北豆腐	138	63	12.2
100克内酯豆腐	17	24	5.0

看看数据就明白了，为何内酯豆腐的矿物质含量比北豆腐低得多？很简单，因为珍贵的钙和镁主要来自于石膏（硫酸钙）和卤水（氯化钙和氯化镁），而如今使用的葡萄糖酸内酯凝固剂既不含钙也不含镁，用它来作为凝固剂，一点儿也不会增加钙和镁的含量，全靠豆浆本身那一点营养。所以，只要吃50克（鸡蛋大小）北豆腐就可以满足宝宝一日钙需要量的1/3，对于每天喝奶达不到800毫升的宝宝，这显然是很好的营养转换食物。

尽管卤水豆腐通常有点苦味，但这正是镁元素所带来的。也就是说，产品的镁、钙比更高一些。营养学上来看，镁是对心血管健康十分有益的一种元素，对骨骼中发生的一些生物化学反应起到重要的作用，能激活碱性磷酸酶（有些宝宝的化验结果显示碱性磷酸酶有异常，就是镁缺乏的问题），这是一种新骨质结晶形成过程中必需的酶。镁还能将维生素D转化成更为活跃的形式，如果体内镁含量不足，就会导致维生素D阻抗综合征的发生。

可见，要想给宝宝食用豆腐达到补钙健身的目标，还是选择传统制作的豆腐更为明智，而用卤水点的北豆腐尤其理想。那些质地特别嫩的产品，往往添加了更多的保水成分，水分含量过高，营养成分当然就会减少。

豆腐片

豆腐片是半脱水豆制品，东北地区称为"干豆腐"，而南方则称其为"百页"或"千张"。质量良好的豆腐片色白味淡，柔软而富有弹性，薄厚均匀，片形整齐，具有豆腐的香味，如果发现豆腐片变色、变味，说明它已经变质，绝不能食用。

● 豆腐丝和豆腐干

同豆腐片质量基本相同，只是形状不同，选购时参照上述方法即可。

● 熏制品

豆制品的熏制品有熏干、熏素鸡等。这种豆制品具有特殊的熏烤香味，色泽为棕红色，有光泽，应无异味和杂质，但1岁以内的宝宝尽量避免熏制品。

● 其他豆制品

其他常见的有五香豆腐干、兰花香干、五香豆腐丝、炸豆泡、炸素虾、炸素卷、素什锦、辣块、辣干、素蟹、素肚等。其他豆制品因为在加工过程中添加了多种调料，其味各具特色，味道鲜美，但都不适合1岁以内的宝宝食用。如果在保存中通风不够良好，湿度较大或温度较高，都会引起发黏变质。油炸制品虽然保存时间可长些，但不能有哈喇味，否则不可食用。

食材搭配宜与忌

● 宜

豆腐+鱼：豆腐所含蛋白质缺乏蛋氨酸和赖氨酸，和鱼一起吃取长补短，营养价值更高。豆腐含钙量较多，而鱼中富含维生素D，两者合吃可使人体对钙的吸收率提高很多倍。

豆腐+海带：豆腐里的皂角苷成分虽然能促进脂肪代谢，但易造成人体碘的缺乏；海带含碘丰富，将豆腐与海带一起烹调，十分合理。

豆腐+白萝卜：豆腐属植物性蛋白，多食会引起消化不良；白萝卜有促进消化的作用，若与豆腐拌食，有利于豆腐的吸收。豆腐含有丰富的钙，白萝卜不含草酸，不会阻碍钙的吸收。

豆腐+蛋类、肉类：豆腐虽含有丰富的蛋白质，但缺少一种人体必需的蛋氨酸。如果单独烧菜，蛋白质的利用率则很低。如果将豆腐和肉类、蛋类食物搭配在一起，可提高豆腐中蛋白质的营养利用率。

● 忌

豆腐与小葱：豆腐含钙，小葱中含一定量草酸，二者共食，结合成草酸钙，不易吸收。

黄豆与猪血：同食会消化不良。

黄豆与酸牛奶：黄豆所含的化学成分会影响酸牛奶中丰富的钙质的吸收。

黄豆与猪血：同食会消化不良。

毛豆与鱼：同食会破坏维生素B_1。

赤豆与羊肚：同食会引起中毒。

豆浆与蜂蜜：豆浆中的蛋白质比牛奶多，两者冲兑，产生变性沉淀，不能被人体吸收。

豆浆与鸡蛋：阻碍蛋白质的分解，降低吸收利用率。

豆浆与药物：药物会破坏豆浆的营养成分或豆浆影响药物的效果。

宝宝应该怎么吃

偏湿热体质的宝宝应选择绿豆、黑豆、赤豆、菜豆、豌豆、豆芽、豆腐及豆腐制品、豆豉等；偏虚寒体质的宝宝应选择黄豆、扁豆、豇豆、刀豆、蚕豆。

宝宝每餐食用豆制品应以20克～50克为宜。食用过多豆腐容易引起消化不良、胀气等症状，同时能促进体内碘的排泄，长期大量吃豆腐容易引起碘的缺乏。豆浆每天在50毫升～200毫升为宜。

蔬菜类

宝宝需要吃的各种蔬菜按照颜色可以分为：黄色蔬菜（主要有韭黄、南瓜、胡萝卜等），富含维生素E，能减少皮肤色斑，调节胃肠道消化功能，对脾、胰等脏器有益；红色蔬菜（主要有番茄、红辣椒等），能提高食欲、刺激神经系统兴奋；紫色蔬菜（主要有紫茄子、紫扁豆等），有调节神经和增加肾上腺分泌的功效，紫茄子中的烟酸还能增强细胞之间的黏附力，对出血性疾病的宝宝很有帮助；白色蔬菜（主要有茭白、莲藕、竹笋、白萝卜等），可以调节视觉、安定情绪，对心脏病宝宝有一定的益处；绿色蔬菜（青菜）中丰富的叶绿素和膳食纤维、水溶性维生素可以帮助清除体内垃圾，加快新陈代谢。

蔬菜营养全解读

● 根茎类蔬菜

根茎类蔬菜主要有胡萝卜、白萝卜、土豆、藕、山药、红薯、葱、大蒜、竹笋、芋头等。这类蔬菜以淀粉为主，含糖量较高，如胡萝卜、红薯、芋头、土豆、山药等，能部分替代主食。

● 瓜茄鲜豆类蔬菜

瓜茄类蔬菜主要有冬瓜、丝瓜、南瓜、苦瓜、黄瓜、葫芦瓜、番茄、茄子、辣椒等，这类蔬菜含碳水化合物、维生素C、胡萝卜素；鲜豆类蔬菜主要有毛豆、扁豆、蚕豆、绿豆、豌豆、豇豆等，这类蔬菜含有植物性蛋白质、碳水化合物，维生素和矿物质比其他蔬菜高，B族维生素的含量最多。

南瓜有补中益气、消炎止疼、解毒杀虫的作用。熟食补益，生吃可以驱蛔（南瓜子是有效的驱虫药），外用有消炎止疼作用。南瓜还可以健胃整肠，帮助消化，提高人体的免疫力，有滋润喉咙、气管和缓解疼痛的作用。

南瓜中含有丰富的糖类、膳食纤维、胡萝卜素、维生素A、B族维生素、维生素C、维生素E以及钾、钠等营养素。南瓜里包含的胡萝卜素具有抗氧化作用，同时包含较多的维生素A，其含量远远超过了绿色蔬菜，同时富含纤维素，是缓解便秘的优良食物。

南瓜内含有果胶，果胶有很好的吸附性，能黏结和消除体内细菌毒素和其他有害物质，如重金属中的铅、汞和放射性元素，起到解毒作用。

● 叶菜类蔬菜

叶菜类蔬菜，特别是深色、绿色蔬菜，如菠菜、韭菜、芹菜、小油菜、小白菜、荠菜、茼蒿等营养价值最高，含有丰富的维生素C、维生素B_1、维生素B_2、胡萝卜素和铁质，还是维生素B_6、叶酸和钾的良好来源。此外，绿叶菜还有比较多的蛋白质、钙、磷等矿物质，是一种营养价值极高的食材。

绿色蔬菜的主要食疗作用体现在叶绿素上，它犹如人体的血红素，是植物的生命泉源。因化学结构与红细胞的血红素相似，已经被证实对改善血小板及贫血很有效。如果宝宝出现贫血或血液问题，适量食用含有叶绿素的蔬菜、水果对体质恢复将有莫大的帮助。

同时叶绿素为最有效的天然清道夫，能够促进带氧血液的运送，加速新陈代谢。叶绿素能够净化胃肠、肝脏、肾脏及血液中的毒素，中和有益的肠菌、刺激组织繁殖及加速伤口复原。同时，它也帮助消化、调节身体内的钙质及提升对铁的吸收。

● 海洋蔬菜

一直提倡给宝宝吃的食物离人们越远越好（甚至越少经过人手加工越好，另外就是食物的天然性、完整性），于是，营养师把目光更多地投向了海洋。继深海鱼、贝类等食物的营养被人们认同之后，海洋蔬菜越来越受到我们的青睐。在国外，许多人称它们为"长寿菜"，妈妈在为自己的宝宝挑选食品时可不能忽略了。

海洋蔬菜学名叫"海藻"，有70多种，我们熟悉的有：海带、紫菜、石花椰菜、裙带菜等，这些食物热量低，蛋白质、碳水化合物、纤维素、矿物质和维生素的供给很丰富。

氨基酸：蛋白质是生命的物质基础，是生命中第一重要的物质，更是宝宝成长不可缺少的成分。蛋白质是由氨基酸组成的，人体只有在获得各种氨基酸时才能合成蛋白质，其中一些氨基酸必须从食物中获取。海洋蔬菜的蛋白质中所含蛋氨酸和胱氨酸极其丰富，是一般动物性食品所缺少的，所以海洋蔬菜和动物性食品搭配能起互补作用。像海带烧肉、紫菜蒸鱼，被专家认为是最富营养的高蛋白菜肴。

矿物质：矿物质即无机盐，是构成人体组织和维持正常生理活动所必需的各种元素。自宝宝出生开始，妈妈就被告知要保证宝宝的营养全面，保持荤素搭配、酸碱平衡。食补优于保健药品，海洋蔬菜富含无机盐，是食疗佳品，海带和紫菜的含碘高是众所周知的，它们的含钙量也很高，尤其是海带，它的含钙量是牛奶和大豆的5倍，而且它的含铁量是猪肝的6倍，芝麻的30倍。这些营养素能有效预防甲状腺肿大、佝偻病、缺铁性贫血等。海带和紫菜的含钾量也很高，是典型的碱性食品，能调节血液的酸碱平衡。

维生素：维生素是宝宝成长发育所必需的多种有机化合物的总称，存在于天然食物中，必须通过饮食供给，缺少时会患相对应的缺乏症。海洋蔬菜中的维生素十分丰富，如维生素C、维生素B_1、维生素B_2、维生素B_6、维生素E，还有泛酸、叶酸等，其中维生素B_{12}为陆地蔬菜所罕见。此外，海洋蔬菜中还存在着特殊的叶黄素、叶绿素、岩藻黄素等，都具有维生素的生理活性。

碳水化合物：海洋蔬菜成分中50%～60%是碳水化合物，含有丰富的多糖，如褐藻酸、甘露醇等。科学家证实：褐藻酸有预防白血病的作用，还能阻止辐射性物质在肠道的吸收，并迅速排出体外，起到抗辐射的作用。现代生活中的宝宝，从小就接触电视，还有电脑、微波炉、电磁炉等，而且环境污染、废气废水的排放，让妈妈非常担心。海洋蔬菜的抗辐射、抗污染功能可对宝宝起一定的保护作用。

蔬菜食材巧选择

● 陆地蔬菜

首先，应该尽量选择应季菜品。吃菜也要讲究季节，建议家长根据所在地各个季节旺产旺销的蔬菜是什么就吃什么。下面列出的是北京地区各月的旺产蔬菜，供家长们参考。

1月：青菜、卷心菜、菠菜、芹菜、萝卜、慈姑等。

2月：青菜、卷心菜、菠菜、芹菜、菜尖等。

3月：青菜、菠菜、芹菜、菜尖、花椰菜、韭菜等。

4月：青菜、莴笋、鸡毛菜、芹菜、菜尖、花椰菜等。

5月：青菜、卷心菜、莴笋、鸡毛菜、黄瓜、蚕豆、茭白、番茄等。

6月：卷心菜、黄瓜、番茄、土豆、鸡毛菜、刀豆（菜豆）、茄子、南瓜等。

7月：豇豆、茄子、鸡毛菜、卷心菜、冬瓜、丝瓜、毛豆、辣椒、土豆、扁豆、卷心菜、空心菜等。

8月：冬瓜、豇豆、茄子、青菜、鸡毛菜、南瓜、丝瓜、毛豆、辣椒、土豆、扁豆、卷心菜、空心菜等。

9月：青菜、冬瓜、萝卜、丝瓜、毛豆、豇豆、茄子、辣椒、芋艿、茭白、卷心菜、扁豆等。

10月：青菜、卷心菜、菠菜、芹菜、萝卜、芋艿、茭白、花椰菜、茼蒿、生菜、花瓜等。

11月：青菜、卷心菜、菠菜、芹菜、萝卜、莴笋、花椰菜、荠菜、草头、生菜、慈姑、青蒜等。

12月：青菜、卷心菜、菠菜、芹菜、萝卜、塌菜、荠菜、慈姑、花椰菜等。

除了季节外，选择蔬菜时还要注意以下几点：不买颜色异常的蔬菜。新鲜蔬菜不是颜色越鲜艳、越浓越好，如购买樱桃萝卜时要检查萝卜是否掉色；发现干豆角的颜色比其他的鲜艳时要慎选。不买形状异常的蔬菜。不新鲜的蔬菜有萎蔫、干枯、损伤、扭曲病变等异常形态；有的蔬菜由于使用了激素物质，会长成畸形。不买有异常气味的蔬菜。不法商贩为了使有些蔬菜更好看，用化学药剂进行浸泡，如硫、硝等，这些物质有异味，而且不容易被冲洗掉。选择南瓜的时候用手指甲在南瓜上掐一下就会有水渗出来，用食指蘸瓜水少许，与拇指摩擦，如果手上有白色的粉，就说明南瓜是面的。

在市面上贩售的南瓜大部分都是西洋南瓜，跟日本产的南瓜比较起来更甜、更松软，而且像胡萝卜素等维生素的含量也比日本的南瓜要高出许多。此外，西洋南瓜外皮很坚硬，连指甲都无法刺入。购买时则应以颜色深绿、表皮没有损伤的较好，另外挑选较重的为佳。而若是买已切开的，果肉的橘黄颜色越鲜浓，胡萝卜素含量就越多。

此外，若南瓜子呈扁平形状，鲜度通常会比较差。而若在秋冬以外的季节购买，就要选择藤茎枯干、脐眼附近有皱纹的会比较肉厚味美。不过，在日本，南瓜是夏季为盛产期，并以色黑、表皮凹凸均匀者为佳。

海洋蔬菜

海带的级别很多，以色泽发黑、无泥沙杂质、干燥为佳。发出来后呈现嫩绿、薄，质感软，入口清新为上。相反，颜色越淡，质地较硬，入口纤维渣滓较多，口感生咸为下。特别是海盐腌制的干海带，不适合婴幼儿食用。

紫菜经水发后若显蓝紫色，说明它生长的海区内的海水被有毒物质污染，这种有毒物质不能经漂洗和加热而分解，所以这种紫菜不能食用。选择紫菜以色泽紫红，无泥沙杂质、干燥为佳。

即食海苔就是打开可以直接吃的海苔的统称，根据加工方式不同分为烘烤和低温炸制两种。海苔经过烘烤炸制后可以去掉一些寒性，妈妈们不要因为低温炸制就对海苔的营养价值产生怀疑，食物低温炸质是使食物水分含量下降，蒸发速率减慢，食物的温度将随之而上升，最终接近干燥介质温度。真空低温油炸的油的温度为80℃～90℃，可更好地保持食品的营养，也算是一种物理保鲜的方法吧。

有的海苔里面添加了芝麻、玉米胚芽油的配方（建议只选这两种，国内配方有的添加别的食用油，味道、口感、工艺、营养价值远不如玉米胚芽油配海苔来得实在），芝麻富含多种微量元素（补眼、脑的佳品），玉米胚芽油（玉米中的营养成分，尤其是各种维生素和矿物质等大多集中在玉米的胚芽中）含有丰富的B族维生素及维生素E，配合海苔对促进发育和细胞的再生，皮肤、指甲、毛发的正常生长，消除口腔内、唇、舌的炎症，增进视力、减轻眼睛的疲劳，和其他物质相互作用来帮助碳水化合物、脂肪、蛋白质的代谢，有很好的食疗作用。

蔬菜制作小窍门

• 根茎类蔬菜尽量先给无牙的宝宝以泥状食物，等出牙期间需要磨牙的时候再给予块状食物。做块状食物的时候，要把根茎块的棱角削圆了，这样能保证食物的完整状态。给小宝宝食用根茎类蔬菜不要占过一餐进食量的1/2。

• 瓜茄鲜豆类蔬菜

除黄瓜外，其他瓜类尽量做熟给宝宝食用，烹调方式多采用煮、炖、蒸的烹调方法。黄瓜、胡萝卜等可以给小宝宝做天然的手指食物，豆类可以帮助宝宝认识颜色和训练手指协调能力。

• 南瓜制作要点

给宝宝制作辅食以蒸、煮熟透后碾成泥为宜，多与水亲近，一般不采取炸、烤等明火方式。南瓜性温，胃火大、嘴巴有异味、打嗝、脾气大的宝宝不要吃。红薯（地瓜）、山药、板栗等食材，与南瓜的营养素大同小异，家长们可以考虑代替南瓜给宝宝食用。但切记不可以食用过多，以免引起消化不良。

- 叶菜类蔬菜

给宝宝制作蔬菜类辅食的原则就是最大限度地保持营养不流失。对嫩叶类的蔬菜，尽量烹制时间控制在3～5分钟，营养素流失比较少，颜色也比较鲜嫩；豆角类的，相对时间要长，至少要烹熟后食用；一些可以生食的蔬菜，例如胡萝卜、番茄等，尽量做到即做即食。

- 海洋蔬菜

食用海带前，妈妈们常常长时间在水中浸泡它，并试图洗净上面一层白粉，以为是霉变物质。其实那层白粉叫甘露醇，是有益成分。所以，食用海带前不要长时间浸泡、用力搓洗，浸泡用水量为1∶5即可，以免失去有益成分。

食材搭配宜与忌

- 宜

胡萝卜需要与富含脂肪的食物一起烹调，营养吸收更全面。萝卜生吃润肺，熟吃润肠，家长们是想给宝宝调肺还是调大便自己选择。土豆、红薯、芋头等食物性阴性硬，会导致肠道凉，血不下行，多食会导致宝宝腹痛。

山药健脾胃，补元气，但也不适合多食用，一般配合薏米、芡实等食疗效果比较好。

南瓜+绿豆、莲子、山药：这些食材在一起煮粥可以预防便秘，促进宝宝胃肠吸收。

南瓜+洋葱：可以促进钙沉积，对宝宝的骨密度有很大帮助。

南瓜+奶制品：南瓜中的蛋白质和脂肪含量比较小，奶制品中含有丰富的蛋白质和脂肪，正好可以进行营养互补。

南瓜+蛋黄：蛋黄中的营养素可以与南瓜营养互补。

● 忌

菠菜+鳝鱼、韭菜+蜂蜜、莴笋+蜂蜜、芹菜+蛤、黄瓜+花生：同食会引起腹泻；

茄子+螃蟹、茄子+黑鱼、菱角+蜂蜜、枣+海鲜：同食会损伤胃肠功能；

韭菜+牛肉：同食会上火；

茭白+豆腐、竹笋+豆腐：同食会引起结石；

菠菜+猪瘦肉：同食会减少铜吸收；

菠菜+黄瓜、富含维生素C的食物（豆芽、番茄、黄瓜、）+猪肝（南瓜）、胡萝卜+白萝卜：同食会破坏维生素C；

韭菜+牛奶：同食会影响钙吸收；

芹菜+蚬：同食会破坏维生素B_1；

芹菜+螃蟹：同食会影响蛋白质吸收；

莼菜+醋：同食会损伤毛发；

萝卜+橘子或柿子：同食会引起甲状腺肿；

菱角+猪肉：同食会引起肝痛；

南瓜+醋：同食会破坏南瓜中的营养成分。

南瓜+鲤鱼、螃蟹、带鱼、海鱼：同食会引起轻微中毒，与虾同食会引起痢疾（可以用黑豆、甘草解毒）。

南瓜+富含维生素C的食物：由于南瓜含维生素C分解酶，所以不宜与富含维生素C的蔬菜、水果同时吃。维生素C不耐热，南瓜煮熟后此酶即被破坏。所以南瓜宜煮食，不宜炒食，更不宜与番茄、辣椒等同炒。富含维生素C的食物有菠菜、油菜、番茄、圆辣椒、小白菜、花椰菜、红枣、红薯、柑橘等。

▌宝宝应该怎么吃▐

蔬菜中维生素、纤维素和微量元素含量较高，与宝宝的健康关系密切。摄取绿色蔬菜中的营养物质应注意以下几点：

● 不要把蔬菜榨汁作为主要菜肴饮用

蔬菜榨取汁液饮用，会影响唾液中的消化酶分泌。因为咀嚼的作用不单是嚼烂蔬菜，更重要的是通过嚼的手段，使含在唾液中的消化酶充分混合于汁液里，所以蔬菜汁只能作为宝宝的辅助饮食，而在出牙以后应尽量咀嚼食用。

- 可以生吃的蔬菜尽量生吃

青菜未经加热烹饪，可使多种维生素不被破坏和丢失。如萝卜、黄瓜、山芋、柿子椒、西芹等都可生食，既可尝到自然美味，维生素C又没被破坏。但生食蔬菜应注意卫生。

- 吃饭时应先吃蔬菜

当人饥饿时，食欲特别旺盛，面对满桌的美味佳肴，应首先进食蔬菜。因为蔬菜是保持身体营养均衡的重要营养来源之一，尤其是不太爱吃水果的宝宝更要培养这种进餐方法。

- 食用时需煮透的一定要煮透，如扁豆、刀豆有一定的豆角毒素，如果不煮透，毒素没有破坏，食用易发生中毒。

- 食用时尽量不加作料

给宝宝吃绿色蔬菜的最佳吃法，是在开水中快速烫一下，尽量不加作料，力求清淡，品味自然味道。

推荐辅食

海苔海藻泥：市面有销售，可以拌或涂抹到大多数主食里食用。6个月以上的宝宝可以食用。类似泥状辅食还有南瓜栗子泥、南瓜蛋黄泥、南瓜乳酪泥等。

话梅扁豆：白扁豆健脾养胃，配合开胃的话梅、甘草一起煮，是经典的辅食搭配。8个月以上的宝宝可以食用。

平菇海带汤：平菇去柄洗净，焯水沥干，切丝；海带泡发，洗净后切丝，用开水烫一下；锅内倒入高汤，加平菇丝、海带丝烧开，再加绿叶菜、盐、熟猪油，烧滚即可。平菇可以晒干以后磨粉做汤，吸收效果更好。1岁以上的宝宝可以食用。

排骨（火腿）冬瓜海带汤：排骨洗净焯水，捞出后斩成小块，放在锅中加姜、葱，开水炖一段时间，加入海带，炖至排骨九成熟时，加入切成片的冬瓜，将所有食材炖熟，加盐、味精调味即可。1岁以上的宝宝可以食用。

紫菜蛋汤：将紫菜撕成小块，用水浸泡后沥干，鸡蛋磕入碗中拌匀，锅中倒入适量开水，放入紫菜烧沸，倒入鸡蛋液，加盐、酱油，烧沸，装碗，再淋上麻油即可。1岁以上的宝宝可以食用。

水果类

水果大体可以分为两类：适合内热宝宝食用的凉性水果和适合虚寒体质宝宝食用的温热性水果，还有一些水果偏平性。

▎水果营养全解读▎

● 凉性水果

香蕉：性凉，可降压、去燥火。能帮助内心软弱、胆小易惊的宝宝驱散悲观、烦躁的情绪，保持平和、快乐的心情。这主要是因为它能增加大脑中使人愉悦的5-羟色胺物质的含量。抑郁症患者脑中5-羟色胺的含量就比常人要少。畏寒体弱和胃虚的宝宝不适宜吃香蕉。因为香蕉在胃肠中消化得很慢，对胆囊不好。

草莓：草莓属于低矮草茎植物，生长过程中易受污染，因此，吃之前要经过耐心清洗：先摘掉叶子，在流水下冲洗，随后用盐水浸泡5～10分钟，最后再用凉开水浸泡1～2分钟，之后才可以将这颗营养丰富的"活维生素（维生素食品）丸"吃下。

葡萄：虽然葡萄皮的内膜上含有丰富的营养，但是皮和核还是不吃为妙，它们很难消化，也容易胀气。

梨：梨富含维生素和水分，是令人生机勃勃、精力充沛的水果。它水分充足，富含维生素A、B族维生素、维生素C、维生素D、维生素E和微量元素碘，能维持细胞组织的健康状态，帮助器官排毒、净化，还能软化血管，促使血液将更多的钙质运送到骨骼。但吃梨时一定要细嚼慢咽才能较好地吸收。梨性寒，食之过多则伤阳气，身体阳虚、畏寒肢冷、腹胃虚弱的宝宝、产妇不宜多吃或者最好不吃。

柚子：柚子有"天然水果罐头"之称，味甘酸、性寒，含有非常丰富的蛋白质、有机酸、维生素以及钙、磷、镁、钠等人体必需的元素，具有理气化痰、健胃、清肠、润肺、补血、利便、健脾等功效。

苹果：每天吃少量的苹果就能预防多种疾病，同时具有补心润肺、生津解毒、益气和胃的功效。但是由于果糖和果酸较多，对牙齿有较强的腐蚀作用，吃后最好及时漱口刷牙。

番茄：属蔬菜水果同宗，乃是特具番茄红素的超级食物，可抑制体内自由基的产生，防止细胞病变，并且富含柠檬酸与苹果酸，能清热解毒、保肝利尿。

柠檬：含有黄酮类，可杀灭多种病原菌，并且富含柠檬酸及柠檬油（有祛风、清净、利尿、解热、行血、止血、降血压、清凉作用）精，有助于增加肝脏的酶素含量，加速分解致癌的化学物质，清除积存于肝脏内的杂质与毒素。家长可以用柠檬切片冲水给宝宝饮用，以提高免疫力。

西瓜：西瓜饱含水分与果糖、多种维生素、矿物质及氨基酸，除了改善中暑发热、汗多口渴、小便量少、尿色深黄外，有口腔炎、便血的宝宝均适宜多吃，疗效显著。

阳桃：中医认为阳桃具有清热解毒、生津利尿的功效，适用于风热咳嗽、牙痛、口腔溃疡、尿道结石、酒精中毒、小便不利等症，尤其对使用抗生素的宝宝，阳桃有防护黏膜损伤的疗效，但肾功能异常的宝宝千万不能吃。

猕猴桃：含有蛋白质、脂肪、糖、钙、磷、铁、镁、钠、钾及硫等，还含有胡萝卜素。另外还具有药用价值，适用于消化不良、食欲不振、呕吐及维生素缺乏等症。但性寒，易伤脾阳而引起腹泻，故不宜多食。脾胃虚寒者应慎食。

桑葚：分为黑、白两种，均可食用。味甘性寒、补肝益肾、滋阴养血、黑发明目。注意清洗干净后给宝宝食用。

菠萝：菠萝的果肉中含有一种独特的酶，能分解蛋白质。因此，若是吃了大量肉类菜肴后，再嚼上几片鲜菠萝，对消化吸收很有帮助。

榴梿：含有丰富的蛋白质和脂肪，对机体有很好的补养作用，是良好的果品类营养来源。榴梿有特殊的气味，不同的人感受不同，有的人认为其臭如猫屎，有的人认为香气馥郁。榴梿的这种气味有开胃、促进食欲之功效，其中的膳食纤维还能促进肠蠕动。

火龙果：营养丰富，功用独特，对人体健康有绝佳的功效。它含有一般植物少有的植物性白蛋白及花青素、丰富的维生素和水溶性膳食纤维，白蛋白是具黏性、胶质性的物质，对重金属中毒具有解毒的功效。对心火肝热的宝宝，也有很好的食疗效果。

桃：性温，味甘酸，能消暑止渴、清热润肺，有"肺之果"之称，适宜肺病患者食用。桃果实营养丰富，尤其铁的含量较丰富，是缺铁（铁食品）贫血患者的理想食疗佳果。此外，桃含钾多，含钠少，适宜水肿患者食用。炎夏食桃，可养阴生津，润肠燥。

山楂：含有丰富的维生素C、多种人体必需氨基酸和多种有机酸，铁、钙含量为各类水果之冠，还含有黄酮类物质，营养丰富。有重要的药用价值，自古以来，就被誉为健脾开胃、消食化滞、活血化痰的良药。

荸荠：有"冬春佳果"之称，富含维生素和水分，营养丰富、甘美爽口，有清热生津、化痰利咽的功效。

甘蔗：含糖量十分丰富，而且极易被人体吸收利用。此外还含有多量的铁、钙、磷、锰、锌等人体必需的微量元素，其中铁的含量特别多。富有纤维，反复咀嚼就像用牙刷刷牙一样。由于甘蔗性寒，脾胃虚寒、胃腹寒疼者不宜食用。

● 热性水果

荔枝：有生津、益智、促气养颜作用，常吃补脾，益肝，悦颜，生血，养心神，常食荔枝可使人面色红润，身体健康。

龙眼：龙眼味甜，可开胃益脾，养血安神，补虚长智，但因其性热，建议家长根据宝宝体质调配食用。

橘子：味甘酸，性温。有理气润肺、止痢的功效。可以化湿去痰、解毒止咳。但阴常不足、阳常有余的人应少吃，以免上焦火盛。

水果食材巧选择

● 建议吃水果根据季节，如西瓜上市的时节吃西瓜，桃上市时节吃桃。

● 要挑选大小适中的水果，太大的极有可能是激素、膨大剂等催熟的。总之，太大的最好不要买，无论是水果还是河里的螃蟹、鱼和虾。

● 北方卖的南方水果有些是催熟的，因为南方果子熟了后不好运输，只能是生的运过来再加工熟，所以尽量吃本地水果也是一个好方法。

● 一闻、二看、三捏。先闻有没有水果应该有的香味，也闻闻有没有其他的怪味；二看有没有发黑或者烂的地方；三捏就不用多说了。

● 选水果的原则是不光看颜色和光泽，还要看水果的根部是不是够凹，无论什么水果，在蒂的部位凹得越厉害就越甜；看脐部有没有一个圈圈，有的话就是"母"的，"母"的水果比较甜。

● 有的水果为了卖相比较好，使用打蜡等手段。如果在接触水果表面的时候有异样感觉，不建议购买。

食材搭配宜与忌

如果正餐吃的是一些富含钙质的食物，饭后立即吃水果，尤其是含鞣酸较多的柿子、石榴、山楂、葡萄、黑枣等水果，鱼虾中的钙质就会与水果中的鞣酸结合，生成一种坚硬的物质——鞣酸钙。这不仅会降低鱼虾的营养价值，而且还会影响胃肠的消化能力，甚至会发生便秘、腹胀、腹泻、腹痛、恶心、消化不良、呕吐等不适。同时，含有草酸的新鲜草莓不能和含钙高的豆腐、酸奶等一起食用，容易形成不被人体吸收的草酸钙；富含维生素C的柠檬不能和牛奶一起吃，影响消化；荔枝、龙眼等热性水果吃多都容易上火、燥热。

宝宝应该怎么吃

上午、下午还是睡觉前吃

在英国有这样一种说法，即"上午的水果是金，中午到下午3点的是银，下午3点到6点的是铜，6点之后的则是铅"。

新鲜水果的最佳食用时间是上午。同样是吃水果，如果选择上午吃，对人体最具功效，可帮助消化吸收，有利通便，而且水果的酸甜滋味可让人感觉神清气爽，有助于一日的好心情，同时能发挥营养价值，产生有利人体健康的物质。这是因为，人体经一夜的睡眠之后，胃肠的功能尚在激活中，消化功能不强，却又需补充足够的各种营养素，此时吃易于消化吸收的水果，可以应付上午一系列活动所需的营养。

入睡前吃水果不利于消化，尤其是纤维含量高的水果对胃肠功能差的孩子来说，更是有损健康，凉性的瓜类在入睡前更应节制食用。

● 饭前吃还是饭后吃

饭前空腹吃水果，宝宝的胃容积比较小，水果会占据胃的大量空间，影响其他食物的摄入，影响正餐的质量。长时间形成习惯，就会由于缺乏营养素而引起营养不良，对儿童的生长发育极为不利。同时在营养搭配上也是不科学的，这是因为苹果、橘子、葡萄、桃、梨等水果中含有大量的有机酸（如苹果酸、柠檬酸、酒石酸等），会刺激胃壁的黏膜，对胃部健康非常不利。

饭后吃，这种想法对成人来说没错，但是对正在生长发育期的宝宝来说，也是不适宜的。儿童吃饱饭后食物进入胃内需要经过1～2小时的消化过程，才能缓慢从胃中排出。饭后如果立即吃进很多水果，

即会被食物阻滞在胃内，在胃内如果停留时间过长，就会引起腹胀、腹泻或便秘等症状，天长日久将导致消化功能紊乱。同时水果中有不少单糖物质，虽说极容易被吸收，但是对胃肠蠕动比较慢的宝宝来说，就容易引起胀气或便秘。

因此，不要饭前空腹以及饭后立即吃水果，最好在饭后两个小时或在餐前一个小时左右吃。这时水果的维生素会帮助胃肠进行各种营养物质的运化和吸收。

● 吃多少

给小宝宝吃水果，不是吃得越多越好，也不是一点儿不吃，并且不要太复杂。苹果吃多了会伤脾胃；荔枝吃多了会降低消化功能，影响食欲，产生恶心、呕吐、腹泻等不适；杏吃多了会上火；瓜类因为水分多，吃多了会冲淡胃液，引起消化不良、腹痛、腹泻等情况。

含糖量高（甜）的水果，大量食用会导致宝宝食欲不振，甚至还会影响宝宝的消化功能和其他必需营养素的摄入。6个月~1岁的宝宝，以宝宝握紧拳头为大小，一半或整个拳头大小即可。1~3岁的宝宝水果量以拳头的1~2倍为宜。

● 什么季节吃什么水果

至于季节，要看你在南方还是北方，而现在水果一年四季都有，基本不再受气候和地域的限制，宝宝可以爱吃什么就吃什么。不过考虑到有些水果性凉，有些性热，还是要根据个人的体质，不要过量。

肉类（动物性食材）

肉类营养全解读

动物性食材，也就是肉类食品，是优质蛋白的重要来源。肉类蛋白中的赖氨酸含量很高，补充了植物性蛋白中赖氨酸不足的问题；而且肉类的胆固醇和脂肪酸含量高，是婴幼儿发育所必需的。肉类中的脂溶性维生素A、维生素E、维生素K等较为丰富，还含有维生素B_{12}、叶酸、泛酸等水溶性维生素，这些都是婴幼儿健康成长发育不可缺少的营养素。肉类中的铁、锌等矿物质和微量元素在人体中的吸收和利用率很高。肉类食品应当作为婴幼儿食物组成中重要的一类食材。

肉类食材巧选择

只要是经过国家食品安全检查合格的肉制品及鲜活鱼虾，就可以放心地给婴幼儿食用。

食材搭配宜与忌

肉食+茶水：会使肠蠕动减慢，容易形成便秘；

肉食+凉水：容易引发腹泻和消化不良、呕吐等情况。这点需要特别提醒，吃油腻的肉食，尽量不要着凉（脚丫、肚子不要受凉，或者不要给孩子喝凉水），以免引起不适；

猪肝+番茄：猪肝会使维生素C失去原来的抗坏血酸功能；

猪肝+花椰菜：花椰菜中的纤维素与猪肝的铁、铜、锌等结合，不利吸收；

猪肝+豆芽：猪肝中的铜会加速豆芽中的维生素C氧化，失去营养价值；

牛肉+栗子：同食会引起呕吐；

牛肉+土豆：消化土豆和牛肉的胃酸浓度不同，同食易致胃肠功能紊乱。

宝宝应该怎么吃

中国人的传统饮食以植物性食物为主，生理特质顺应植物性食物的需要。肉类作为高脂肪、高蛋白食品，过量食用或偏食对中国人种有负面影响，表现为肥胖、高脂血症、高血压、脂肪肝等慢性疾病。这些疾病在肥胖儿童中也有发生。所以，给小宝宝添加和制作肉类食品需要科学而合理。

● 从6～8个月开始添加

从宝宝6～8个月起，在脾胃吸收状况良好的情况下可以开始添加鱼、虾肉少许。鱼、虾肉的纤维成分较少，肉质鲜嫩，易于消化吸收，特别适合消化道尚不健全的婴幼儿。而且鱼虾类脂肪酸中EPA、DHA含量较高，对婴幼儿神经系统发育有良好的作用。

刚开始时应从单个品种开始，少量添加，给婴儿吃要选择新鲜、无污染的鱼虾，剔除鱼刺和虾壳后烹调。烹调方法尽量简单，以清蒸为好，不要添加任何调味品。婴儿的味觉处在早期形成阶段，要让他体验食物的原有风味，不需要增加其他味道，以免掩盖食物的真实滋味。此外，婴儿的肾脏功能尚不健全，过量吃盐不利于婴儿健康。如果宝宝的牙齿尚未萌出，要将蒸熟的鱼、虾碾碎，用小勺喂小宝宝吃。

● 边喂边观察

观察有无过敏或其他不适。如果宝宝表现正常，可继续添加其他种类。同时注意观察宝宝的表情和反应，一般情况下健康的小宝宝都喜欢吃鱼虾。家长要注意的是，即使婴儿食欲再好也不要过量喂食，以免消化不良或伤胃。观察和记录下宝宝的皮肤反应和排便情况，如果一切正常，可逐渐增加摄入量。

注意进食量由少到多，不要勉强宝宝。如果拒食，一定有理由，家长应尽量找出原因。对体质较弱、有挑食习惯"难喂养"的小宝宝要有耐心。妈妈不能看到其他同龄宝宝已经能吃很多食物，而且长得壮，就加大饭量，逼迫宝宝吃肉，这种急于求成的做法往往造成宝宝逆反和抵触情绪。其实每个宝宝的情况都不相同，而且您宝宝的饮食爱好受父母遗传等影响，具体应用时要掌握个体化原则。

● 食用肉类必须荤素搭配

蔬菜与肉类搭配食用，比例为3：1或4：1比较合适，肉类中蛋白质有助于蔬菜中矿物质的吸收利用。这两种食物搭配，从营养上可以取长补短，相互补充；在口味上，肉类过于油腻，青菜又过于清淡，这样搭配浓淡适中，清爽可口。

植物性食物，如蔬菜中所含的铁，是以碱性三价铁形式存在，而人体内只能吸收可溶性的二价铁。动物性食品，如肉类中组成蛋白质的半胱氨酸具有还原性，能把蔬菜中的三价铁还原成可溶性的二价铁，便于宝宝吸收利用。

在膳食中，酸性食品和碱性食品必须搭配适当，否则容易在生理上引起酸碱平衡失调，使血液偏酸或偏碱，影响人体健康。肉类食品一般属于酸性食品，因为肉类含有较多的磷、氯、硫等酸性元素。而蔬菜多含有钙、钾、钠等碱性元素，属于碱性食品。因此，肉类与蔬菜搭配食用，有利于在生理上保持酸碱平衡，对人体健康是有利的。

荤素搭配还可以使蛋白质达到互补作用，提高蛋白质的利用率。一般来说，动物性食品中的蛋白质属于优质蛋白质，其中必需氨基酸品种、含量、比例都比较接近人体需要，而植物性蛋白质中必需氨基酸与人体需要相差很大。因此，荤素搭配可以起到蛋白质互补作用。

- 纤维不要过粗、过长

肉类应挑选肉质细嫩的部位，做的时候可以先整块儿炖烂，然后切碎连肉汤一起拌在主食里喂宝宝。

- 不要过于油腻

肉类可以留少许肥腻部分，但是一定不能多，否则孩子容易倒胃口。

- 口味偏好

给孩子的食品应该淡一些，挑选新鲜肉类，避免腥味，而且要少放调味品。但孩子也有他的口味特点，妈妈不要用自己的喜好代替孩子的口味。广泛收集儿童菜谱，变换花样，调节食欲，多用学习和游戏的方式吸引孩子就餐。

- 家庭排斥

家长应该避免家庭成员谈论食物的偏好，以免孩子在心理上拒绝某一种食物。

- 适度食用

家长一定要适量给孩子添加肉食，过量很有可能引起消化不良、低热、积食等情况的发生。

- 用餐环境

要在愉快、安静的就餐环境下用餐，培养宝宝细嚼慢咽，慢慢享用的好习惯，有利于消化吸收。

蛋类

▎蛋类营养全解读 ▎

蛋类含有蛋白质、脂肪、卵磷脂、维生素以及钙等人体所需要的营养素，特别是鸡蛋的蛋白质含量在12%～13%，卵磷脂含量高于大豆等食品，婴幼儿食用鸡蛋可以很好地补充蛋白质。

对于成人而言，鸡蛋中由于含有胆固醇而不宜多吃，但是胆固醇对于婴儿来说却有着特殊的功效。胆固醇是维护神经系统的重要物质，因此婴儿根据体重适当食用鸡蛋（或者其他蛋类），对神经系统的发育具有良好的作用。

除了能够提高记忆力以外，蛋黄含有丰富的维生素D（能够为人体补钙，所以冬季晒不到太阳的宝宝应该每天吃一些蛋类食物）。

尽管蛋类具有很高的营养价值，但并不是所有的人群都可以毫无顾忌地食用。对于有脂肪疾病和超重肥胖的宝宝来说，食用蛋类应当有所控制，因为蛋类中的蛋白质以及胆固醇等物质对此类人群并不合适。

蛋类食材巧选择

在保质期内的新鲜蛋类，蛋壳清洁、完整，表层会有一层蜡质。这层蜡质非常重要，如果没有的话不建议购买。

宝宝应该怎么吃

● 煮鸡蛋：营养素最全面

煮鸡蛋看似很简单，却很难掌握火候，时间过短会使蛋黄不熟，过长会使鸡蛋变老不好吃。超过10分钟，蛋白质结构变得更加紧密，不容易使胃液中的蛋白质消化酶接触，所以比较难消化。此外，鸡蛋中的蛋氨酸经过长时间加热，会分解出硫化物，它与蛋黄中的铁发生反应，形成人体不易吸收的硫化铁，营养损失较多，所以不是吃蛋黄就会补铁的。

提示

入春后，可以把大蒜和鸡蛋（鸭蛋、鹅蛋皆可）放在一起煮，或者放几片艾叶，据说可以避"五毒"，保护宝宝一年都不会染疮疾。夏天的时候，以清热祛湿为主，可以煮茶叶蛋和荷叶蛋。

建议制作方法：凉水下锅，水开后5分钟，煮出来的鸡蛋能比较完整地保存营养素。

● 鸡蛋羹：能保存营养素的80%～90%

对于健康宝宝来说，6个月以上即可开始食用蛋黄了，由1/4个蛋黄加起，过多容易引起消化不良，严重的甚至可能引起后期的脾胃不和。6个月后建议为一个蛋黄，8个月可以为全蛋，但每天不应该超过1个鸡蛋。

制作方法：生鸡蛋一个打入碗中，加一小杯温开水及适量盐、香油、虾皮（6个月以后无过敏体质添加）、虾肉泥等搅拌，搅拌后放锅里蒸5分钟即可（最好是用有盖子的容器蒸，蛋羹无孔而且特别嫩）。以鸡蛋刚好凝固又很嫩为最佳，蒸得时间过长，以致出蜂窝孔状，这样的蛋羹质硬，不好消化。

● 蛋黄奶：能保存营养素的70%～80%

制作方法：将鸡蛋煮熟后，取蛋黄，加牛奶或水搅拌至糊状即可食用。

● 蛋黄土豆泥：能保存营养素的70%～80%

制作方法：将研成的土豆泥中加入煮熟的蛋黄研碎搅拌均匀，再加适量调味品上火蒸5分钟即可。

坚果种子类

坚果营养全解读

坚果和种仁含有烟酸、维生素B_6、叶酸、镁、锌、铜和钾，以及多种抗氧化剂等营养成分，素食者常吃坚果有助于摄取自身缺乏的营养元素，以获得均衡营养。

● 花生

花生含有蛋白质、脂肪、糖类、维生素A、维生素B_6、维生素E、维生素K、水分及矿物质钙、磷、铁等营养成分，可提供8种氨基酸及不饱和脂肪酸。蛋白质含量高达30％左右，可与鸡蛋、牛奶、瘦肉等媲美，且易被人体吸收。由于营养价值高，延年益寿，故被称为"长寿果"。花生皮含有大量B族维生素及可以止泻的单宁酸成分，所以还有补血的功效。花生中钙含量极高，故多食花生可促进生长发育。花生可促进人体新陈代谢、增强记忆力及神经系统的发育。

食用禁忌：患有胃肠疾病或容易上火，有湿疹、过敏现象的宝宝不适合食用；跌打损伤、血脉瘀滞的宝宝食用花生后，可能会使瘀血不散，加重肿痛症状。

● 瓜子

瓜子中最常见的是葵花子、南瓜子和西瓜子。多吃南瓜子可以驱虫；西瓜子性味甘寒，利肺、润肠、止血、健胃；葵花子所含的不饱和脂肪酸能降低体内胆固醇水平。

食用禁忌：吃太多葵花子容易形成脂肪肝或肝功能障碍，葵花子蛋白质具有抑制睾丸成分，男性食用太多可造成不育。

● 核桃

与杏仁、腰果、榛子一起，并列为世界四大坚果，是重要的木本油料作物。核桃含有蛋白质、脂肪、糖类、维生素A、维生素B_1、维生素B_2、维生素C、维生素E和锌、镁、铁、钙、磷等营养素，所含油脂比例达到60%以上。核桃的第一大功效是补脑、健脑，被称为"益智果"，在国内也享有"长寿果"的美称。其含有的磷脂能增强机体抵抗力，并可促进造血和伤口愈合。核桃仁还有镇咳平喘的作用。经历冬季的准妈妈，可把核桃作为首选零食。

食用禁忌：核桃助火生痰，内热痰多的宝宝忌食。

● 板栗

板栗素有"干果之王"的美誉，果肉金黄，味道甜香，是中国的特产。果实中糖和淀粉的含量高达70%。板栗壮腰补肾，养胃健脾，活血止血，是做药膳的上等原料。板栗红烧童子鸡就具有滋补功效，尤其适用于咳嗽气喘、消化不良的宝宝。栗子粥，能增进食欲、补肾、强壮筋骨，非常适合长身体的小宝宝。

● 松仁

松仁中钙、磷、铁含量高于其他坚果，经常吃可以滋补强身。由于其营养丰富、味道甘美，自古以来人们就把它作为珍果。它性平味甘，有补气、健脾、止泻、明目、驱虫等功效，对小宝宝津亏便秘有一定食疗作用。

● 榛子

榛子果仁中含有蛋白质、脂肪、糖类、维生素B_1、维生素B_2、维生素E、胡萝卜素。榛子中人体所需的8种氨基酸样样俱全，含量远远高过核桃，钙、磷、铁含量也高于其他坚果。榛子补脾胃、益气力、明目。其含有的锰元素能使骨骼、皮肤、肌腱、韧带等组织坚固。

● 甜杏仁

杏仁有苦杏仁和甜杏仁之分，前者多被当成药物，后者多用于食品。杏仁在我国，不论是入药还是作为保健食品，都由来已久。甜杏仁俗称南杏，稍有甘（甜）味，常供做糖果饼干食用，有润肺养肺、止咳化痰的效用，适合因肺虚肺热而久咳不愈的宝宝食用。3岁以下小儿最多每天食用6个，8～12个月的宝宝最多每天食用3个，否则容易中毒。

小宝宝吃坚果一定要保持适当的量，因为坚果热量非常高，50克瓜子仁中所含的热量相当于一大碗米饭。一般人一天吃30克左右的坚果比较合适，吃多了，多余的热量就在体内转化成脂肪，使人发胖。如果坚果吃多了，当天的烹调用油一定要少用点或少吃点饭。尤其不要在吃饱喝足后又不加节制地大吃。冬天宜吃坚果，夏天尽量少吃。

坚果食材巧选择

● 一看色泽

质量好的干果壳呈黄褐色或棕黄色，色泽均匀。太过漂亮、白净的干果往往经过一些化学处理，且有些产品的化学成分严重超标，食用后会对身体有害。

● 二看外形和果肉

开心果外面那层硬皮为果皮，里面即为果仁，果仁烤制后散发香气，即我们吃的那部分，越嚼其香味越浓，余味无穷。质量好的开心果应为黄皮、紫衣、绿仁，颗粒大而饱满。太白的开心果为漂白后的，最好少食用。好的开心果果壳具有自然光泽，果仁呈自然绿色。一般来说，个头大的开心果比个头小的口感更好，也更有嚼劲。好的开心果，其裂口是果仁成熟饱满后的自然胀开，而某些人工开口的开心果壳大肉小，品质就逊了一筹。

核桃以个大圆整、壳薄白净、出仁率高、干燥及桃仁片张大、色泽白净、含油量高者为佳。挑选方法应以取仁观察为主。果仁丰满为上，蔫瘪为次；仁衣色泽以黄白为上，暗黄为次；褐黄更次，带深褐斑纹的虎皮核桃质量也不好。仁衣泛油则是变质的标志。仁肉白净新鲜为上，有油迹为次；子仁全部泛油，黏手，呈黑褐色，哈喇味的说明已经严重变质，不能食用。榛子也可用此法挑选。

栗子要求果实饱满，颗粒均匀，果壳老成，色泽鲜艳，无蛀口，无闷烂，以肉质细、甜味强、带糯性的果实为上品。具体挑选的方法是：看皮色，凡皮色红、褐、紫等各色鲜明，带有光泽的，品质一般较好，若外壳有蛀口、瘪印、变色或黑影等情况，则果实已为虫蛀或受热变质；捏果实，凡有坚实之感的，一般果肉较丰满，若感到空软，则果实已干瘪或闷热后肉已酥软。此外，还可以将栗子浸入清水中，果实下沉者都较新鲜丰满，反之则果实已干瘪或被虫蛀。

瓜子的质量以粒老仁足，板正平直，片粒均匀，口味香而鲜美，符合本品种的水分、色泽要求者为上等，反之则为低劣。挑选瓜子的具体方法是：看壳面，鼓起的仁足，凹瘪的仁薄，皮壳发黄破裂者为次；用齿咬，壳易分裂，声音实而响的为干，反之为潮；用手掰，子仁肥厚、松脆，色泽白者为佳。

好的龙眼干颗粒圆整，大而均匀，壳色黄亮。干爽的龙眼壳硬脆易破裂，以齿咬核，易碎而有声。受潮者，捏壳只起瘪而不易碎，咬核也带韧性，碎而无声。手指接触果肉，软韧而不湿黏，肉与核易剥离，味甜嫩而带清香，没有干硬的感觉，嚼之无渣或少渣，果肉含水量15%～19%者为佳。如果肉薄质硬，紧黏果核不易剥离，色黑褐而带韧性，甜味不足，嚼之有渣，品质就差。至于摇之有声，味带焦苦，是烘焙过度，品质更差。壳外泛显水迹、黑点，是过分潮湿或因受潮湿后已变质的反映。肉质厚、甜味足的龙眼，其重量比肉质薄、甜味差的重，品质好。另外挑选龙眼干时，要特别注意其有无霉变和虫蛀，发霉有明暗两种，明霉是外壳蒂口发白，说明霉已开始，外壳泛起少数白霉花，则肉已微霉，花多的，肉已重霉。暗霉的龙眼亮色较萎蔫，这是烘焙前鲜果已变质留下的干霉痕迹。

● 三闻气味

打开干果的外包装后注意产品是否有异味。

食材搭配宜与忌

● 坚果不建议和奶制品一起食用。

● 有的坚果，例如花生，容易引起过敏，食用的时候要注意。

● 坚果多数油脂含量比较大，给孩子食用的时候要注意摄入量。

宝宝应该怎么吃

坚果是植物的精华部分，一般都营养丰富，蛋白质、油脂、矿物质、维生素含量较高，对人体生长发育、增强体质、预防疾病有极好的功效。

妈妈们遇到的问题是，坚果好吃但对于还没有长牙齿的宝宝来说咀嚼起来相当困难，如果让宝宝整个吃下去基本上是怎么吃怎么拉，就是在肠道内"走个过场"，营养一点儿没吸收。这里介绍个好方法，妈妈们可以试着做一下：

芝麻、核桃、杏仁、松仁、花生5种坚果，经过合理配比，春夏为2：2：1：2：4，秋冬为2：2：2：2：3，280℃高温烤箱预热10分钟。烤熟，去湿，去油，用擀面杖粉碎，碾压，过细成粉即可。如果没有烤箱就不要加花生，对花生过敏的宝宝去掉花生。

用法：8～12个月的宝宝食用量为每天5克～10克，1～3岁为每天10克～20克。可以拌饭、拌粥甚至做点心馅，家长可以自由发挥。秋季润燥要因人、因症、因时、因地给予不同的膳食，以北京冬天为例，天气比较干燥，好多宝宝肺热肺燥导致咳嗽、咽喉肿痛、支气管炎症、上呼吸道感染，所以增加甜杏仁的比例，补钙的同时也对预防和缓解宝宝燥热的症状很有帮助。

Rayman妈妈 提示

以上配方为秋季配方，秋季润燥要因人、因症、因时、因地而给予不同的膳食。以北京秋冬为例，天气比较干燥，好多孩子因肺热导致咳嗽、咽喉肿痛、支气管炎症、上呼吸道感染，所以需要加大甜杏仁的比例，在补钙的同时对预防和缓解宝宝秋燥很有帮助！但坚果类食物不可多吃，以避免摄入大量油脂，引起消化不良或腹泻。

每个宝宝吃五仁粉的方法都不一样！比如我的小儿子Rayman，还比较小，我就给拌粥吃、拌饭吃，或者和在南瓜小饼里煎烤出来，拿在手里吃。后来觉得不过瘾，放一点点水，拌成糊糊吃（比较浪费，还容易吃多，不建议），还可以蒸包子和馒头里面放点，好香的！

大儿子Jon的吃法比较奇怪，喜欢拿勺子干吃，还爱用小手指捅一下，舔手指吃，带得Rayman也跟着要撒在盘子上舔着吃。一般在注意卫生安全的情况下，只要吃进去我就不干涉，重在结果！事实上，只要给宝宝一个机会，他会给你呈现出"N"种创造性的解决方式，这是我们长大后所丢失的。好在宝宝们嗓子眼儿比较细，不会干噎，妈妈们可以根据自己宝宝的具体情况进行调整。

有的妈妈问，五仁粉是否可以加点白糖或者能否加些盐。宝宝1岁以后，没有甘（甜）或咸味怕宝宝不爱吃。确实，因为是纯粉，所以不会很甜。个人觉得3岁前的宝宝尽量不要食用蔗糖（白糖、白砂糖），肺热的宝宝可以加点冰糖（单晶的黄冰糖）。实在不行可以放点葡萄糖粉，大便干燥的宝宝可以适当添加一些低聚果糖，尽量不要吃白糖。1岁前的宝宝尽量食用食物本身的味道。因为是百搭的，可以根据宝宝的口味进行调整。

还有妈妈问，油脂含量大，宝宝吃了会不会拉肚子。吃坚果等油大的食物不要同时吃生菜、喝生水就不会产生反应，而且五仁粉的加工过程已经去掉了一部分油脂。尽量按照标准用量食用，宝宝的所有饮食一定要循序渐进才有效果，切不可过快过急，吃得太多反而会加重宝宝的肾脏负担。

04

解密食品添加剂

欧美等很多发达国家的婴幼儿食品法律法规上都有这样明确的规定：婴儿食品和饮料不应含有任何人工添加剂、人工甘（甜）味剂。

根据联合国食品法典委员会（Codex Alimentarius Commission）的定义，所谓食品添加剂，就是平时我们不会单独食用（除非你拿来给宝宝当泡泡果奶喝），也不会出现在天然食物中，但在生产、处理、制作、包装、运送、储存时加进食物里的东西，可改变食物的色泽、味道、气味、质感，却不一定能有营养价值。在重量上，添加剂或许不会占食物中很大的比重，但它们都是化学物质，对于肾脏的解毒功能还不完善的宝宝来说，积少成多，对身体发育的影响将是终生的。

近年来，以宝宝为主要消费对象的食品如雨后春笋般涌现，婴幼儿正餐外的食品费用已成为家庭的重要开支项目之一，而且儿童食品在宝宝们膳食中的比例越来越大。但由于多数家长缺乏这方面的知识，因此，在儿童食品的消费中存在着一些健康安全方面的问题，不能不引起人们的重视。

现在中国之所以有较多的问题出现，一方面是有些厂商为了追求高利润而降低食品品质，另一方面则是我们当父母的自己的原因。追根溯源，在那些艰苦的岁月中出生的宝宝出现过这些问题吗？我们的父母亲那一辈怀孕需要三五天就往医院跑一趟吗？生宝宝是很自然的事情，是大自然的规律；养宝宝也是自然界的规律，我们每个人都要经历这些。但是随着科技的发展，人们对教育和养育宝宝的一些误区出现了：说吃奶粉宝宝才能健壮，说要补充这样或那样的东西才能保证营养均衡，其实哪里知道这样的想法只是使得很多商家达到自己的目的。

孩子是家中的宝贝，养育和教育宝宝还是要多多锻炼其适应能力，从饮食上应该让宝宝多接触一些纯天然的完整食物，少吃那些加了化学添加剂的东西。年轻的妈妈爸爸们，为了你们宝宝的将来，还是要自己多动手，不要什么都图方便。也许你给宝宝煮一周的蔬菜水果粥，要胜过去吃很多补充什么什么C的产品吧。每个人都不是生来就会做父母的，关键是我们在这个角色上一定要做得更好、更多。

一些人工食品添加剂的危害

如果宝宝有以下症状，建议在饮食当中摒弃食物添加剂，多数添加剂可能使宝宝的情况难以治疗，甚至会恶化：

- 哮喘、鼻敏感、慢性支气管炎、经常性呼吸道炎症。
- 过度活跃症、情绪不稳定、癫痫、自闭及儿童异常行为问题。
- 湿疹、荨麻疹、牛皮癣等。
- 经常性消化系统问题，如胃胀、腹泻、呕吐、胃肠痉挛、消化不良等。
- 视神经问题、听觉障碍、睡眠障碍。
- 重金属超标，例如铅、汞超标导致的其他健康问题。

> **Rayman妈妈提示**
>
> 市面上的糕点、饼干、面包、巧克力、蛋糕、曲奇饼中多掺入砂糖、代糖甚至人工添加剂。

读懂食物配料表

父母在给宝宝购买食物的时候一定要读懂食物配料表：

▌人工甘（甜）味剂

多少年来，人们习惯用甘蔗等植物来提取白糖、红糖、葡萄糖等，这些糖有营养，热量也高，吃多了对健康有一定影响，小宝宝吃多了容易长蛀牙。后来人们用人工合成的方法得到了比糖甜几十倍甚至几百倍并且热量又不高的人工甘（甜）味添加剂，用来弥补白糖等的不足。不过，随着科学的发展，科学家和营养学家发现这种人工甘（甜）味添加剂对人体也有不良的影响，尤其是身体器官尚未发育成熟的小宝宝。

同时提醒各位家长的是，要绝对禁止给宝宝食用含有阿斯巴甜的饮料和食物。阿斯巴甜是我们在食物，特别是饮料中最常见的一种人工甘（甜）味剂，却是对宝宝神经和内脏发育影响最大的一种物质。阿斯巴甜也称为代糖，其主要成分是天门冬氨酸、苯丙氨酸以及在消化系统中分解出来的甲醇。诚然，天门冬氨酸与苯丙氨酸都是日常食物中含有的氨基酸，是构成蛋白质的成分之一，特别是天门冬氨酸，是神经系统中正常的神经递质，作用是传送信息。但阿斯巴甜中的天门冬氨酸却和自然形成的有所区别，阿斯巴甜中的天门冬氨酸呈现游离状态，不依附神经元，却会导致神经元受到过度刺激而死亡，属于刺激神经系统的毒素。

根据美国食品药品监督管理局不良反应检查监察系统报告显示，游离状态的天门冬氨酸所引起的不良反应包括：头痛、腹痛、作呕、睡眠欠佳、视力障碍、思考不清晰、抑郁、忧郁、烦躁不安、长期疲劳、眩晕、痉挛等，严重的甚至会导致突然死亡。所以美国航空航天局严格规定，飞行员在飞行前24小时是绝对禁止进食含有阿斯巴甜的饮料和食物的。

另一种成分苯丙氨酸是很多父母都听说过的。有一种遗传病，叫作先天性苯丙酮尿症（PUK），就是身体因不能正常代谢苯丙酮，导致脑中堆积苯丙氨酸，患儿表现为智力低下、精神神经症状、湿疹、皮肤划痕症及尿液有鼠尿气味等，所以在国外含有阿斯巴甜的饮料及食物标签上都会写明不适合先天性苯丙酮尿症患者服用。

还有一点就是阿斯巴甜本身不含有甲醇，但是当阿斯巴甜进入小肠碰上凝奶蛋白的时候，会慢慢产生甲醇，即木酒精。甲醇是制造劣质假酒的主要原料，对神经细胞有毒性，最显著的急性中毒症状就是：视力突然下降、模糊不清、视野逐渐收窄、视网膜破坏以致失明，其他症状还有头疼、耳鸣、眩晕、恶心、胃肠不适、四肢肌肉虚弱无力、发冷、失忆、肢端麻痹刺痛、行为异常。

最后要说明的是，阿斯巴甜不能加热，原因是阿斯巴甜只要超过30℃以上就会释放大量的甲醇。试想一下，一瓶含有阿斯巴甜的饮料，在运输、储存的过程中，随时要经历阳光暴晒、闷热颠簸的环境。即使成人经常喝的咖啡，如果含阿斯巴甜，在沸水冲泡的过程中也会释放出大量的甲醇。这就使阿斯巴甜在未遇上小肠的凝酪蛋白前已经含有大量甲醇了。

当宝宝出现情绪不稳定、注意力不集中，甚至视力下降等症状时，父母不要先指责宝宝不听话、任性（太委屈了），甚至殃及家庭其他养育人的教育引导方式方法，首先要做的是排查一下前段时间的食材，并重新审视，严格规范，选用安全健康的食材。

其他人工甘（甜）味添加剂问题基本与代糖阿斯巴甜类似，父母们要注意的是：经化学作用提炼出来的添加剂，多是游离状态的，虽然跟天然的味道、口感相同，但是跟天然食物中存在的状态不同，它们基本不依附、滋养神经和内脏，反而不断地骚扰、刺激宝宝尚未成熟的发育系统，对宝宝的未来影响沉重而深远。

其他市场上比较普遍的人工甘（甜）味添加剂包括：甜蜜素、安赛蜜、糖精等。从营养和一个母亲的角度出发，强烈建议这些人工甘（甜）味剂绝对禁止出现在3岁以内宝宝的食物中。

反式脂肪酸（氢化植物油）

在食物进入人体消化系统的时候，正式脂肪酸7天代谢掉，反式脂肪酸51天代谢掉，这就不难理解，为什么常吃洋快餐、汉堡包的人多肥胖了。

反式脂肪酸（TFA）是所有含有反式双键的不饱和脂肪酸的总称，就是现实生活中人造奶油或人造黄油，被食品加工业者广泛添加到食品中增加食物口感，让食物变得松脆美味，如油炸松脆食品、固化植物油、方便面、方便汤、快餐、冷冻食品、烘焙食品、饼干、薯片、炸薯条、早餐麦片、巧克力、糖果、沙拉酱等。在天然食品中如乳制品，牛肉等反刍动物肉类中也微量存在。它的危害是升高血液低密度脂蛋白固醇（LDL_C），同时降低高密度脂蛋白固醇，增加糖尿病危险，胎儿、婴儿会因母亲摄入反式脂肪酸而被动摄入，容易患上必需脂肪酸缺乏症，对视网膜、中枢神经系统和大脑功能的发生发展产生不利影响，可能会诱发肿瘤，减少男性激素分泌，对精子产生负面影响，中断精子在身体中的反应。

味精（谷氨酸钠）

食品添加剂中最著名的当然属味精了，学名"谷氨酸钠"。谷氨酸钠的起源：日本人用紫菜和一些海洋蔬菜烹调的时候，食物的味道特别好。后来，日本人根据其中的化学成分提取了谷氨酸，用谷氨酸做成的钠盐就是谷氨酸钠，也就是我们常见的"味素"，日本常说的"味之素"。据说食物加入谷氨酸钠可以把原来的味道提高8倍，但过量食用味精后的反应却被国际营养学界称为"中国餐馆综合征"，包括口腔肌肉紧绷，颈、胸、手麻痹，口渴，胸闷，昏厥，出冷汗等，对宝宝来说最大的影响就是损害发育中的脑细胞。

澳大利亚政府是禁止在婴儿食品中加入化学提取的味精的，脑科专家都把味精的谷氨酸与代糖阿斯巴甜中的天门冬氨酸同列为神经毒素，过量摄取会诱发失聪、癫痫、帕金森氏症、低血糖症等，尤其是对老人、儿童的影响较大。

人工色素

每个宝宝都喜欢五颜六色的糖果、色彩缤纷的果冻，然而英国南安普顿大学的最近研究显示：令食品颜色变得鲜艳的人工色素对宝宝的危害程度等同于含铅汽油，除了会导致多动症等行为障碍外，长期摄入6种人工色素还会损害儿童的智力，严重时会令其智商（IQ）值下降5.5分。

柠檬黄：在英国人常吃的青豆茸以及棉花糖中使用，英国禁止在所有3岁以下儿童的食品和饮料中使用。

喹啉黄：经常在果汁和感冒胶囊中使用。

日落黄：经常在泡泡糖和豆型软糖中使用。

蓝光酸性红：经常在润喉糖中使用。

食用胭脂红：经常在软糖中使用。

诱惑红：经常在果冻和棒棒糖中使用。

其他添加剂

抗氧化剂、漂白剂、着色剂、护色剂、酶制剂、增香剂、增稠剂、增味剂、稳定剂、防腐剂等。经过化学提炼出来的人工添加剂，是在色、香、味、触的过程中提高了不少，但因为绝大多数都是游离状态的，跟天然食物中存在的状态不同，吃进身体里不但不会滋养、浸润身体，而且会抢掠、剥夺人体原有的营养素。

对食品添加剂的态度各个国家有所不同，英国的严格规定是：1岁以下婴儿食用的食品中不得含有任何添加剂。但有些专家认为，儿童的大脑和神经系统在1岁以后仍会继续发育，所以为了进一步保障儿童的健康，应该扩大这一禁令的适用范围。

我在北京进行的小范围调查显示：0～3岁宝宝的健康问题主要出现在胃肠吸收率普遍和实际年龄不匹配，而3～10岁宝宝的健康问题则集中出现在食物添加剂和防腐剂、农药残留上。

做父母的不能认为宝宝随着年龄增长，自身的免疫和排毒功能就增强了，在面对人工添加剂的问题上，不仅仅是排出功能增强就可以解决的问题，同时在摄入问题上也要给宝宝铸就一块免疫盾牌。

了解健康食品标识

有机食品

国际上规定，食品安全最高境界（级别）是有机。那么什么是有机食品呢？就是从种植、养殖到加工、生产、包装、运输、储藏所有过程当中，没有任何化学物质添加。也就是说，种植的没有农药没有化肥，养殖的没用生长激素和抗生素。在加工和包装过程当中也不能添加任何化学添加剂。换句话说，有机食品就是完全按照自然的意志生产的，真正意义上100%的纯天然食品。

需要说明的几点：有机食品不是没营养，是非常有营养。德国实验室试验资料证明，有机番茄中的维生素C含量是工业种植的5～7倍。也就是说，你吃一个有机番茄等于吃5～7个大棚种植的番茄。有的妈妈问："我给宝宝吃水果蔬菜了，为什么还会出现维生素缺乏的症状？"因为你给宝宝吃的是工业化大规模生产的产物。

绿色食品

绿色食品仅次于有机食品，又分为两类。一类叫AA级的绿色食品，一类是A级的绿色食品。

绿AA基本上接近有机食品，但与有机食品还是有区别的，家长们请记住：

第一，绿AA对转基因没有限制，也就是绿AA食品种子可以是转基因的，有机食品是不可以的。

第二，绿色食品对转种期没有规定。也就是说，同一块土地，前两年种的东西虽然没有再添加化肥和农药，原来那些化学物质还在。所以在有机的定义里面，这两年种的东西不能叫有机，叫有机转种，有机转种期的产品第三年开始才能叫有机食品。

中国的绿色食品，绿AA也没有限制，也就是说第一年种的就可以叫绿色食品。绿AA还有一些其他的区别，这是最重要的两条区别。除了这两个区别，基本上绿AA食品就接近有机食品了。

绿A级别限制使用农药、化肥，但并不等于说它完全不用，只是它的限制非常严格。也就是说，绿AA比绿A高一个级别。

无公害食品

无公害食品跟绿色食品的区别在于，它用的化肥和农药虽然也有限制但是可以多一些。比如原来用的DDT666这个有机氯的农药（剧毒），危害太大，是坚决被限制的。

无公害食品对农药和化肥的使用种类、数量、时间都有限制，比如在采摘前那一段时间不能使用等。

　　无公害食品与绿色食品另外一个大的区别是，绿色食品对激素、生长激素是有严格限制的，但是无公害食品对激素没有限制。如果担心激素的话，选择无公害食品里边仍然有，但选择绿色食品就没有。如果选择有机食品的话，它肯定没有。所以家长在选择时要记住一个优先顺序，有时候我们把它叫作食品安全金字塔。

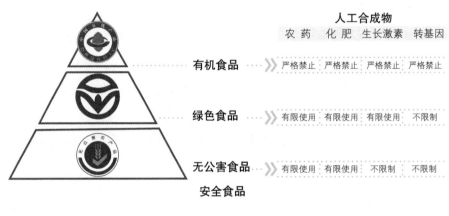

	人工合成物			
	农 药	化 肥	生长激素	转基因
有机食品	严格禁止	严格禁止	严格禁止	严格禁止
绿色食品	有限使用	有限使用	有限使用	不限制
无公害食品	有限使用	有限使用	不限制	不限制

安全食品

食品安全金字塔

05

食物制作准备

- 尽量买有机蔬菜和水果，有机食物吃起来营养丰富又安全。

- 蔬菜蒸熟后再磨碎，保持营养的同时，蔬菜软烂，宝宝容易吃。

- 宝宝1岁前不需加盐（或减盐、低盐）或糖，对宝宝来说原味最好。

- 不要食用油炸、熏烤、脱水食物，不健康。

- 1岁后不需要单独给宝宝做食物，大人的食物在调味道前就可以弄出来给宝宝磨碎吃。

- 一次可以多弄点，分几次吃，但最好一天之内吃完。

- 尽量不给宝宝吃冰箱急冻过的食物（母乳除外，冻起来可以存放6个月）。

- 吃之前让食物自然解冻，提前从冰箱拿出来，一般4小时能够解冻。不可以解冻后重新放入冰箱，容易变质。

- 尽量避免使用微波炉制作食物，因为现代医学和营养学对微波炉制作食物的争议很大，部分学者认为它会破坏食物中的营养元素，甚至有些食物易形成对神经系统、肝脏、肾脏有害的毒素，致使进食后身体出现"结构性、功能性以及免疫上的变化"。

- 食品在加热后喂给宝宝前记住先试试温度。

菜板

菜板是为宝宝制作辅食的必备工具，最好为宝宝准备一个专用的菜板。

注意事项：每次使用前用开水烫一遍，使用后一定要消毒，可以用木质或食用级塑料材质的。

刀具

包括菜刀、果品刀等。注意事项：生熟一定要分开，每次使用后要彻底清洗并晾干，放在通风干燥处。

蒸锅、汤锅

用来给宝宝蒸、煮食物，例如蛋羹、鱼、肉、肝泥以及各种粥品、汤面等。

注意事项：可以选择小号的玻璃、陶瓷、不锈钢锅，忌用铁锅（炒菜时适用）、铝锅、微波炉给宝宝蒸、煮、炖食物。

微波炉是现代家庭非常受欢迎的食物制作工具。因其方便、快捷、干净的特点被父母们接受，几乎属于家庭必备工具。但从健康的角度来看，微波炉仍有很多争议。英国医学报曾经发表报道：微波影响蛋白质的结构，把食物中的左旋脯氨酸转右旋脯氨酸，而后者已经证实是神经系统、肝脏、肾脏的毒素。该报告同时指出，微波炉改变食物的分子结构，致使进食后身体出现结构性、功能性、免疫上的变化。

另外一项瑞典的研究证实，在食用微波炉制作的蔬菜（不含有脂肪、胆固醇），同样会出现食用含有脂肪、坏胆固醇的食物所带来的身体血液变化。所以，就营养学上讲，并不建议给宝宝吃用微波炉制作的食物，特别是含有蛋白质的奶制品。

俄罗斯医学研究人员经多年研究证实，使用铝锅烹饪食品有碍人体健康。据俄罗斯《论坛报》报道，莫斯科埃里斯曼卫生科学研究所的研究人员发现，使用铝锅制作含酸或含碱的食物时，会使铝轻易地溶解于食物中，而金属铝在进入人体后能破坏人体中负责细胞能量转换的三磷酸腺苷，从而妨碍人体细胞的能量转换。

铁锅

世界卫生组织的专家建议使用铁锅，铁锅一般不含其他化学物质，不会氧化。在炒菜、煮食过程中，铁锅不会有溶出物，不存在脱落问题，即使有铁物质溶出，对人体吸收也是有好处的。世界卫生组织专家甚至认为，用铁锅烹饪是最直接的补铁方法。

铁锅虽然看上去笨重，但它坚实、耐用、受热均匀，并且对人们的身体健康有益。由于铁锅导热度适中，在烹饪中易与酸性物质结合，使食物中的铁元素含量增加10倍，从而促进血液新生，达到补铁的目的，因而成为千百年来我国居民首选的炊具之一。

由于盐、醋对高温状态下的铁的作用，加上锅与铲、勺的相互摩擦，使锅内层表面的无机铁脱屑成直径很小的粉末。这些粉末被人体吸收后，在胃酸的作用下转变成无机铁盐，从而变成人体的造血原料，发挥其辅助治疗作用。尽管平时吃的米、面、蔬菜等一般都含有较多的铁，但是，这些铁大多数属于有机铁，胃肠道对它的吸收率只有10%，而铁锅中的铁属于无机铁，很容易被胃肠吸收、被身体利用。用铁锅做饭，可使饭里铁含量增加1倍；用铁锅烧菜，菜肴中的铁含量能增加2～3倍，所以说铁锅补铁最直接。另外，用铁锅烹饪蔬菜能减少蔬菜中维生素C的损失。因此，从增加人体的维生素C摄入和健康考虑，也应首选铁锅来烹饪蔬菜。

有关学者曾做过如下测定：用铁锅煮洋葱，只放油不加盐，煮5分钟后洋葱含铁量可增加2倍；如果加入食盐和番茄酱，煮20分钟含铁量可增加11倍；加入食醋煮5分钟后，含铁量可增加15倍之多。

铁锅又分为精铁锅和铸铁锅两类。精铁锅是用黑铁皮锻压或手工锤打制成，具有锅环薄、传热快、外观精美的特点。铸铁锅就是我们常说的生铁锅。生铁锅是选用灰口铁熔化用模型浇铸制成的，传热慢，传热均匀，但锅环厚，纹路粗糙，也容易裂。据了解，生铁锅还具有一个特性，当火的温度超过200℃时，生铁锅会通过散发一定的热能，将传递给食物的温度控制在

230℃，而精铁锅则是直接将火的温度传给食物。

对于一般家庭而言，使用铸铁锅较好。但精铁锅也有优点，第一，由于是精铁铸成，杂质少，因此传热比较均匀，不容易出现粘锅现象；第二，由于用料好，锅可以做得很薄，锅内温度可以达到更高；第三，档次高，表面光滑，清洁工作好做。

新铁锅使用前要先除去铁锅的怪味，可以在锅里加上盐，将盐炒成黄色，然后在锅内加水和油并煮开。要除掉腥味，可在锅内放少许茶叶，加水煮一下。如要除铁味，则可放些山芋皮煮一下。

铁锅容易生锈，不宜盛食物过夜。同时，尽量不要用铁锅煮汤，以免铁锅表面保护其不生锈的食油层消失。刷锅时也应尽量少用洗涤剂，之后还要尽量将锅内的水擦净。如果有轻微的锈迹，可用醋来清洗。

▎榨汁机、研磨器、过滤器▎

主要是用来给宝宝制作细腻的辅食，最好选择过滤网比较细的料理机。没有的家庭可以用刀将食材剁细碎一些，用网眼比较细的不锈钢过滤网或者消毒过的纱布制作，也能达到相同效果。

注意事项：料理机一定要彻底清洗消毒，每次使用前用开水烫一下，使用后要清洗干净并晾干放置于通风干燥处。

▎计量器▎

包括宝宝专用食物量勺、食用油滴管、精确到1克的厨房食物电子秤、身体测量软尺、体重脂肪秤等。

注意事项：一般要在营养师的指导下进行精准饮食调整，使用计量器的时候注意消毒。

▎餐具▎

美国和英国科学家2010年1月13日宣布，塑料奶瓶中含有的化学物双酚A可诱发心脏病。而双酚A广泛应用于婴儿塑料奶瓶、食品容器等橡塑制品，新生婴儿若使用这些塑料奶瓶，对他们的身体健康会产生极大的危害。

美、英研究人员通过研究美国政府提供的2006年全国营养调查报告得出结论说，受调查者患有心脏病与其尿液中双酚A含量较高存在关联，所以婴儿不宜使用这类塑料奶瓶。

另外一份数据显示：受孕的小鼠在孕期接触双酚A，会导致后代出现永久性的缺陷，同时小鼠后代成年后对雌性激素的反应也异常强烈（与现代社会人类性取向问题日益突出有直接关联），这是因为其后代在胎儿时期DNA就遭到了修改，因此造成成年后对雌性激素高度敏感。

双酚A广泛应用于婴儿塑料奶瓶、食品容器等橡塑制品。此前有动物实验显示，接触到双酚A的老鼠身上出现乳腺癌、前列腺癌等发病征兆。路透社报道，双酚A是全球产量最高的化学物质之一，全球每年生产220多万吨，90%的欧洲人和美国人体内可检测到双酚A残留。请家长尽量选择优质塑料奶瓶和塑料食具，或选择玻璃、原木、陶瓷等餐具。

烹调方法的选择

忌：煎、炸、烤、熏、腌制

煎、炸、烤、熏、腌制食物并不适合小宝宝食用，至少不建议给3岁前的宝宝食用。

煎、炸、熏、烤的食物含苯并芘，不建议给宝宝食用。另外，这些制作方法属于强行脱去食物水分，食物进入身体后产生负压，吸收宝宝体内津液，容易造成口干、舌燥、心火旺盛等内热症状。请尽量给宝宝食用多汁的食物，避免脱水食物。

常见煎、炸、熏、烤食物包括煎鸡蛋、煎鱼、煎牛排、煎包、煎馒头片；油炸制作的各种食品，常见的有炸油条、炸鱼、炸鸡腿、炸臭豆腐等；熏制的各种食品，如熏肉、熏肝、熏火腿、熏红肠、熏鸡、熏鸭、熏鱼、熏蛋、熏豆腐干等；烤

Rayman妈妈提示

维生素C可抑制亚硝胺的合成，并能阻止硝酸盐还原成亚硝酸盐，吃少量腌制食品后，可口服维生素C，减少一些致癌的因素。

制的各种食品，如烤鸭、烤鸡、烤鱼片、烤牛排、烤乳猪、烤全羊、烤猪肉串、烤牛肉串、烤羊肉串、烤馒头片、烤红薯等。

加工的肉制品常常需要添加硝酸盐，以防腐败及肉毒杆菌生长。当硝酸盐碰上有机酸时，会转变为一种致癌物质亚硝胺，所以不建议给小宝宝食用。亚硝胺含量较高的食品有未腌透的酸菜，以及咸鱼、咸肉、虾皮、香肠、虾酱等，应尽量少吃或不吃。

一个人如果从出生到10岁经常食用咸鱼，将来患鼻咽癌的可能性比不食用咸鱼的人高30～40倍。鱼露、虾酱、咸蛋、咸菜、腊肠、火腿、熏猪肉同样含有较多的亚硝酸胺类致癌物质，应尽量少吃。

宜：蒸、煮、炖、焯、生吃

● 蒸、煮、炖

大米、面粉、玉米面用蒸的方法，其营养成分可保存95％以上。如用油炸的方法，其维生素B_2和尼克酸损失约50％，维生素B_1则几乎损失殆尽。鸡蛋是人们常吃的营养比较丰富的食品，由于烹调方法不同，其营养的保存和消化率也不同。煮蛋的营养和消化率为100％，蒸蛋的营养和消化率为98.5％，而炸蛋消化率为81％，所以，吃鸡蛋以蒸、煮为最好，既有营养又易消化。再以花生为例，花生营养丰富，特别是花生仁的红衣，能抑制纤维蛋白的溶解，促进骨髓制造血小板的功能，对各种出血性疾病有较好的止血作用。花生只有煮着吃才能保持其营养成分及功效，如果是炸着吃，虽然味道香脆，但营养成分将损失近一半。

从保存营养的角度来讲，以蒸、煮烹饪方法为最佳，而煎、炸等烹饪方法对食品中的营养保留没有太多的好处。坏处之一是使食盐中的碘挥发，使碘盐中含碘量和人体实际摄入的量不同。因为煎、炸时需要的油温很高，大约有180℃，而碘是一种化学性质活泼的元素，在高温下易挥发，因而，经过油炸高温处理的食盐中，碘的损失率可以达到40％～50％。因此，如果不改变烹饪习惯，即使大力推广碘盐，人们仍然不能达到足够的摄入量。所以，要提倡多吃蒸、煮方法制作的食物，以保证盐中的碘不至于损失太多。

另外，炸、烤的烹饪方法不仅会损害食物的营养成分，还能产生多种有害物质。炸、烤的油温较高，一般在180℃～300℃，致使在高温下食物会发生一系列变化：蛋白质类食物产生致癌的杂环胺类物质，脂肪类产生苯并芘类致癌物和不饱和脂肪酸的环化、聚合、氧化产物，碳水化合物类食品会产生较多的丙烯酰胺类物质，它们也是潜在的致癌物质。科学研究证实，食物的烹饪温度越高，产生的致癌物质越多，亦越难被人体消化吸收和代谢，而低温烹饪方法，如蒸、煮、炖等，是最益于人体健康的。因为这几种烹饪方法的加工温度在100℃上下，不会产生有害物质。因此，营养学家会大力提倡给宝宝使用蒸、煮方法来烹饪食物，避免采用高温的烹饪方法，这样不仅能够减少致癌物质的危害，而且有利于消化吸收。特别是儿童、老人和体弱者的免疫机能较差，解毒能力较弱，更应当特别注意预防食物当中的有害因素。

● 焯

焯水就是将初步加工的原料放在开水锅中加热至半熟或全熟，取出以备进一步烹调或调味。它是烹调中特别是凉拌菜不可缺少的一道工序，对菜肴的色、香、味，特别是色起着关键作用。

焯水的应用范围较广，大部分蔬菜和带有腥膻气味的肉类原料都需要焯水。焯水的作用有以下几个方面：

①可以使蔬菜颜色更鲜艳，质地更脆嫩，减轻涩、苦、辣味，还可以杀菌消毒。如菠菜、芹菜、油菜的绿色通过焯水变得更加鲜亮，苦瓜、萝卜等焯水后可减轻苦味，扁豆中含有的血球凝集素，通过焯水可以解除。

②可以使肉类原料去除血污及腥膻等异味，如牛、羊、猪的肉及其内脏焯水后都可减少异味。

③可以调整几种不同原料的成熟时间，缩短正式烹调时间。由于原料性质不同，加热成熟的时间也不同，可以通过焯水使几种不同的原料成熟度一致。如肉片和蔬菜同炒，蔬菜经焯水后达到半熟，那么，炒熟肉片后，加入焯水的蔬菜，很快就可以出锅。如果不经焯水就放在一起烹调，会造成原料生熟不一、软硬不一。

④便于原料进一步加工操作。有些原料焯水后容易去皮，有些原料焯水后便于进一步加工切制等。

焯水的方法主要有两种：一种是开水锅焯水；另一种是冷水锅焯水。

开水锅焯水就是将锅内的水加热至滚开，然后将原料下锅。下锅后及时翻动，时间要短，要讲究色、脆、嫩，不要过火。这种方法多用于植物性原料，如芹菜、菠菜、莴笋等。焯水时要特别注意火候，时间稍长颜色就会变淡，并且也不脆、嫩。因此放入锅内后，水微开时即可捞出凉凉。不要用冷水冲，以免造成新的污染。

冷水锅焯水是将原料与冷水同时下锅。水要没过原料，然后烧开，目的是使原料成熟，便于进一步加工。土豆、胡萝卜等因体积大、密度高，不易成熟，需要煮得时间长一些。有些动物性原料，如白肉、牛百叶、牛肚等，也是冷水下锅加热成熟后再进一步加工的。有些用于煮汤的动物性原料也要冷水下锅，在加热过程中使营养物质逐渐溢出，使汤味鲜美，如用开水锅焯水，则会造成蛋白质凝固。

这里推荐家长们焯烫蔬菜，是因为对宝宝的好处很多。第一，可以去除残留的农药；第二，一些草酸含量高的蔬菜，如菠菜、茭白、空心菜，用开水焯一下可以避免草酸被宝宝身体吸收，与钙结合形成肾结石；第三，可以去除一些蔬菜里的辛辣苦涩味；第四，做凉拌菜的时候先把蔬菜焯一下，可以杀死附着在表面的微生物，不仅吃起来更安全，颜色也好看一些。

然而从营养的角度来分析，蔬菜焯过后，其中的水溶性营养成分会流失，比如对人体有益的维生素C、B族维生素、胡萝卜素等，都会流失到锅里。但如果在沸水中加入1%的食盐，蔬菜就处在体内外浓度相对平衡的环境中，其可溶性成分扩散到水中的速度就会减慢。

● 生吃

传统的中华饮食以熟食为主，但是近年来西风东行，很多追求健康的妈妈，都在问同一个问题：生食究竟好不好？多大的宝宝可以开始生食了？提倡生食的观点认为：烹调、煮熟食物会破坏食物的生命力，在生物化学层面上消灭了食物的酵素，破坏了不耐热的维生素，改变了脂肪酸的形态，破坏了蛋白质的结构等。

话虽如此，事实上却是有一些人，在生食的初期，整个人变得很清爽、轻松，但是日子久了，逐渐出现手脚冰冷、体力不足、精神涣散，易有食物过敏、便秘的问题。这里，每种饮食观点的解释都是有依据的，但是忽略了生命的整体平衡。生吃的食物倾向于寒，会减慢身体的活动，小宝宝属于稚阴稚阳的个体，寒热变化极快，朝热夕可寒，因此给小宝宝添加生食的时候一定要谨慎。

苜蓿芽、绿豆芽、生菜、黄瓜、小麦草、螺旋藻、白萝卜、百合、空心菜、西蓝花、草莓等寒性食材，加上没有炉火的加热，就更加寒大了，是不建议小宝宝食用的。虚寒体质的宝宝，一般都会因为寒气较大影响生长发育。

事实上，这些养分也不是在烹调后就完全消失，只是减少了一些。要热吃，又要减少营养素的流失，可以减少烹调时间，用水煮（不要用油炸）。此外，我建议1岁后的宝宝用一些减盐或低盐的味噌、酱油或醋，可以补充一些天然的食物酵素。

宝宝可以在4个月后逐渐摄入生蔬菜、水果，建议由温性食物开始，例如枣、苹果、黄瓜等。关于生水的摄入，是由水的质量和宝宝体质决定的，需要具体分析对待。生肉、生海鲜食物，建议在12岁之前都不要摄入。

吃和喝是摄入问题，拉和撒是排出问题，这4点代表身体正常的内循环状态。家长如果能掌握这4点，宝宝健康的基础就会打得很牢固。睡眠是对身体进行修补、再循环的一个过程，玩是宝宝最愿意接受的一种学习方式。家长通过观察和调整这6个方面，即可知道宝宝的健康状态。

Rayman妈妈提示

寒与热的平衡原本就是很简单的东西。我们的热可以来自食物、太阳、环境以及提高身体转化的效能。家长在为宝宝选择生食的时候，就要特别注意用热性食物来调和，还要注意多晒晒太阳，直接吸取热，同时多运动以促进身体制造热的功能。

Part 4

宝宝常见健康
问题的饮食调养

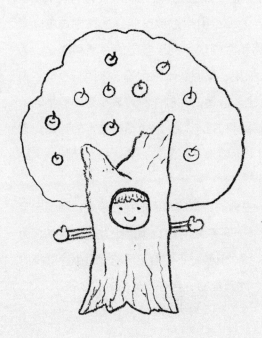

01

脾胃不和

吃得好还要吸收好，只有吸收好营养才会好。然而，现在许多父母只知道让宝宝多吃，而不知道怎样让宝宝吸收好。按照中医的说法，吸收好也就是健脾养胃的问题。健脾养胃的基本原则就是要长期坚持正确的食疗方向和食疗顺序。

宝宝出生6个月以后，随着消化系统的发育成熟和淀粉酶的分泌开始逐步添加五谷杂粮。在给4~6个月的宝宝添加过渡期食物时应该首选大米和小米（粟），因为与麦制品相比，谷物较少引起过敏反应。烹饪方式应以煮为主，将米面、豆腐、谷物做成粥和泥糊状，利于宝宝的吞咽和消化。为了使营养全面均衡，可在粥中加入肉泥、菜泥、水果泥等，米面与豆类、肉蛋类和菜类的比例在3（4）：2：1比较合适。在制作时可放少量的植物油，但不要添加盐、糖、味精及其他调味料和香辛料，以免损害宝宝的味觉。胃肠功能紊乱的宝宝可以加点小米粥（不要米只要汤），养胃补血健脾效果比较好。

1岁左右的宝宝过渡到以谷类为主食的近似成年人的膳食模式。随着宝宝胃肠道和吞咽功能的发育成熟，可将五谷杂粮与肉、菜搭配做成软饭菜、面条、馄饨、饺子、包子等给宝宝吃。3岁前最好不要给孩子吃太过生冷油腻的食物，比如冰激凌、巧克力、饮料、冰镇食物、含有防腐剂的小食品等。

宝宝脾胃不和的主要原因

▌饮食结构与吸收功能不同步▐

在日常接触宝宝的过程中，我发现大多数宝宝脾胃不和的原因是家长给予的饮食结构与宝宝的胃肠发育程度不匹配。也就是说，宝宝因为先天发育、后天环境、自我发育进程的不同，各个时期所给予的饮食结构应有所侧重。大量的实测数据显示，北京相当一部分0～3岁宝宝的胃肠蠕动和吸收率（生理年龄）与实际年龄不相符，这里包括超标和不达标两种情况。一是多出现在先天发育不足的宝宝身上（特别是早产儿，喂养一定要以宝宝的实际生理年龄为准），二是后天父母喂养的膳食结构过早或者过晚，过急或者过缓的情况比较多。

▌生病期间盲目进补▐

宝宝在生病期间，细胞运转多用于与体内病毒抗战，自然减弱了对进入胃肠的食物消化和吸收能力，这个时候，父母最适合给宝宝一些清淡的流质或半固体的食物，比较容易使虚弱的脾胃消化吸收。生病的时候，父母首先要做的就是帮助、保持宝宝进行正常的消化吸收，不要给身体增加负担。宝宝的身体气血是一定量的，这个时期只要能把食物的基础营养运化到体内，就可以帮助宝宝恢复健康。如果这个时候父母给宝宝进补大量的食材，一方面不足以把营养运化到身体里，补的作用不明显；另一方面，调动身体的"作战部队"去消化运转食物，会降低一定的免疫力。虽然营养物质有了，但身体却没力气把这些营养物质运输到需要的部位。这种情况就是典型的"功过相抵"甚至得不偿失。

抗生素会对宝宝的肠道黏膜产生非常严重的损伤，经常使用抗生素的宝宝会有腹泻、便秘或消化不良的情况发生。虽缩短了病程（有的时候，病程并未缩短），但是康复调整期却延长"N"倍。这个时候，建议根据宝宝的具体病症找营养医师养护好脾胃（首要目的）。

因此，生病的时候，不要马上给宝宝进行调补，不要让宝宝的身体做左右为难的事情，等宝宝身体好了，只要脾胃吸收功能不受损伤，进入康复期的饮食调理将事半功倍。

饮食调养方法

▎果蔬素粥是养胃佳品▎

6个月～3岁的宝宝首选粥品为果蔬素粥。蔬菜粥清香扑鼻，色泽鲜艳，营养丰富，是6个月以上小宝宝的首选。中医讲甘淡味是养胃的，蔬菜，尤其是绿叶蔬菜，含有丰富的维生素，是人体所需维生素的主要来源之一，还可以提供丰富的矿物质、纤维素等人体必需的营养素，具有安全良好的药用价值。常见的白菜、萝卜、土豆、芹菜等，都对机体有独到的疗效，妈妈们可以根据自己宝宝的体质和健康状态选择相应的食材，以促进宝宝的健康。

水果粥果香味浓，清而不腻，香甜可口，还有很高的药用价值。果品有鲜果和干果之分，鲜果有鲜艳的色泽、浓郁的果香、甜美的味道；干果即常说的硬果和坚果类。水果的营养成分和蔬菜相似，是人体维生素和矿物质的主要来源之一，水果普遍含有较多的糖类和维生素，而且还含有多种具有生物活性的特殊物质，因而具有较高的营养价值和保健功能。但是水果蔬菜入粥也有颇多的讲究，妈妈们除了根据孩子的口味喜好之外，还要根据果蔬的寒、温、热等性质来选择。

推荐食疗方

奶香麦片粥（1岁以上宝宝适用）

食材：牛奶250毫升，麦片100克。

做法：将牛奶和麦片同煮成粥即可。

功效：健脾养胃，滋心润肺，补充B族维生素，促进肠蠕动。

山药薏米粥（1岁以上宝宝适用）

食材：大米适量，淮山药（铁棍山药）100克，薏米100克。

做法：将淮山药和薏米用食物料理机粉碎后，与大米同煮后食用。

功效：健脾养胃，祛风除湿，去水肿，提高免疫力。脾胃虚弱的孩子连续食用一个月。

山药萝卜粥（8个月以上宝宝适用）

食材：大米适量，山药200克，白萝卜50克。

做法：将山药、白萝卜去皮，切成小片，与大米一起慢火同煮成粥即可。

功效：理气顺脾，促进肠蠕动。呕吐后的孩子食用效果好。

嫩莲子粥（8个月以上宝宝适用）

食材：嫩莲子50克，大米200克。

做法：莲子用食物料理机粉碎后与大米慢火同煮成粥即可。

功效：补脾涩肠，宁心安神，腹泻的孩子吃比较好。

茴香菜粥（8个月以上宝宝适用）

食材：茴香50克，大米200克。

做法：茴香洗净，切成末备用；米粥煮熟后关火，加入茴香末，焖5分钟后即可。

功效：顺气，止痛，健胃，对消化不良、食欲不好的孩子有效果。

龙眼栗子粥（1岁以上宝宝适用）

食材：大米适量，龙眼20克，栗子100克。

做法：栗子去壳，用食物料理机粉碎，与龙眼、大米一起慢火同煮成粥即可。

功效：补气健脾，强壮筋骨。

饭豇豆（芸豆）粥（1岁以上宝宝适用）

食材：饭豇豆20克，大米200克。

做法：饭豇豆浸泡24小时，与大米一起同煮成粥。

功效：健脾胃，清内热。

白菜粥（8个月以上宝宝适用）

食材：白菜心100克，大米200克。

做法：米粥煮至黏稠，白菜心切丝同煮5分钟后关火即可。

功效：清热养胃，通利二便，内热体质的孩子要经常吃。茭白也有这个功能。

石榴西米粥（1岁以上宝宝适用）

食材：石榴一个，西米100克。

做法：西米浸泡2小时后加1000毫升水同煮成西米露，关火加剥好的石榴子，凉凉即可食用（可以放冰箱冰镇，吃前半小时取出，放至室温食用）。注意：在食用时应有成人看护，以防宝宝对石榴子产生误吸。

功效：生津止渴，健脾开胃，夏天宝宝吃效果好。加椰汁味道更好。

砂仁粥（1岁以上宝宝适用）

食材：砂仁1克～3克，大米100克。

做法：将以上两种食材同煮成粥。

功效：适用于消化不良、小腹胀气、食欲不振、气逆呕吐的孩子。

赤豆红枣糯米粥（1岁以上宝宝适用）

食材：赤豆50克，红枣4～6枚，糯米150克。

做法：赤豆浸泡24小时，与糯米、红枣同煮成粥。

功效：开胃补脾，生血养元。

Rayman妈妈知识小链接：熬粥小秘籍

● 浸泡：先将米用冷水浸泡0.5～1小时，这样做的好处一方面是省时间和火，另一方面是米粒涨开以后滋味能进去。

● 瓷羹匙：煮粥时在锅内放几个瓷羹匙，这样粥不容易煳。

● 火候：先用大火煮开，然后转小火煮烂，这个很重要，粥的香味就此而出。

● 搅动：搅动的时候顺着一个方向转，这样是为了使粥更稠。技巧是开水下锅时搅拌几下，盖上锅盖熬20分钟左右的时候开始不停地搅动，一直持续10分钟，至粥黏稠为止。

● 点油：改小火以后10分钟点少许色拉油，粥会特别鲜美。

● 米、料分开煮：这样每样东西熬出来不串味，特别是辅料为肉类和海鲜的时候，更应该这样做。

02

口腔异味

口腔异味是一个信号

经常有家长反馈，不知什么时候开始宝宝小嘴里散发的不再是清纯的奶香了，取而代之的是酸酸的、怪怪的不洁气味。焦虑的家长会问道："我的宝宝到底怎么了？生病了吗？怎么帮助宝宝赶走口腔异味呢？"口腔异味是宝宝身体异常的一个信号。当宝宝出现口腔异味的时候，家长需要从以下几方面考虑：

饮食结构不合理

由饮食结构不合理导致的消化不良，在冬季发生的情况比较多。因为在二十四节气里面，冬季以藏为主，各种营养元素都要储备起来，以待春季生发的时候供应宝宝身高、体重以及各种器官快速生长发育的需求。这个时期，由于活动空间和活动量的减少，宝宝身体的新陈代谢功能会逐渐减缓，不会像春夏季那么旺盛快速，营养物质的相对需要量也不会像春夏那么多。如果秋冬的饮食结构和春夏一样，或给宝宝吃零食过多、暴饮暴食、吃不洁净的食物，就会加重胃肠负担，损伤脾胃，造成胃肠道疾病以及消化功能紊乱和消化不良。宝宝就会表现出厌食、口臭、便秘等症状。

秋冬季风干物燥，人体小环境应适应自然大环境，饮食结构应以滋阴润燥、藏而不泄为主。如果身体内部缺乏体液滋润，会引发睡眠不安、脾气急躁（心火）、咳嗽、上呼吸道反复红肿发炎（肺火）、口腔异味（胃火）等。此时，如果不注意让宝宝补充水分和滋阴润燥的食物，口腔中的水和唾液减少，口腔干燥，细菌分解释放、挥发性产物增多，小嘴巴也会发出臭味。请不要忽视水和唾液的作用，它们可以在口腔中润滑黏膜、清除微生物，维持口腔内环境。

不良生活习惯

妈妈每天有给宝宝清洁口腔吗？没有给宝宝建立口腔清洁或刷牙的好习惯，小嘴巴当然会散发出不洁的气味。当口腔内有积奶或积存的食物残渣未能及时洗净，或嵌塞于牙间隙和龋洞中的食物发酵腐败时，产生的吲哚、硫氢基及胺类就会散发出异味或臭味。

身体有炎症

● 口腔溃疡：口腔溃疡发生的部位多见于宝宝口腔黏膜及舌的边缘，常是白色溃疡，周围有红晕，碰到的话会十分疼痛，特别是吃了酸、咸等具有刺激性的食物时，疼痛会更加厉害。口腔溃疡的小宝宝更易发生口臭，并常伴有血涎。口腔溃疡病因复杂，不一定就是因为上火，很可能和宝宝偏食有关。

● 牙龈炎：患有牙龈炎时，口腔会发出异味或臭味。

● 呼吸道疾病：气管炎、肺炎、肺脓肿、支气管扩张等疾病会影响消化系统功能，导致胃肠功能紊乱而消化不良产生异味，或者疾病本身导致呼出气体可带腐烂臭味。

● 鼻源性疾病：宝宝玩耍时把异物塞入鼻腔发生腐败，引发鼻炎、鼻窦炎，也会引起口腔异味。

此外，某些患有中耳炎的宝宝也会有口臭。

饮食调养方法

如想让宝宝小嘴巴香香，请按照以下原则改善饮食结构：

避免食用以下食物

不吃或少吃含精制的糖类、面包、蛋糕、通心粉、乳制品、咖啡因、柳橙类水果、番茄、青椒、碳酸饮料、油炸食物、辛辣食物、红肉、豆类，减少盐的摄取量。

加工食品、垃圾食物及所有乳制品会刺激黏膜分泌过量，导致蛋白质消化不良。节制花生、扁豆及大豆的用量，它们含有一种酵素抑制剂。

▌注意食物的搭配▌

蛋白质与淀粉、蔬菜与水果都不是有益的搭配，牛奶最好不要与三餐同食，糖与蛋白质或淀粉合用也不利于消化。每天高蛋白质食物摄入量应少于总摄入量的20%以下。蔬菜水果应占辅食比例的1/3以上。

▌服用微生物制剂▌

消化不良也可用微生物制剂来改善，因为缺乏有益菌尤其是双歧杆菌是最常见的导致消化不良因素。适当给宝宝添加酸奶，可促进胃肠蠕动、改善肠道功能，具有抗便秘、抗腹泻的双重作用，还可以调节肠道pH值，促进人体对钙、镁等微量元素的吸收。

▌喝米汤▌

米汤、大麦茶及玉米茶对胀气、排气多及胃灼热等病症有效，同时五谷是最补气的，对应冬藏于人体大有裨益。使用5份的水加1份的谷物（米或大麦），煮沸10分钟；盖上锅盖再慢炖50分钟；过滤，冷却后，一天喝数次。

日常护理指导

▌注意口腔卫生▌

刷牙是保持口腔洁净、防止口腔疾病、远离口臭最有效的方法。1岁以下的宝宝，在哺乳后或每天晚上，妈妈应用纱布蘸温水清洁宝宝口腔，或者让宝宝喝些温开水冲洗口腔；1岁以上宝宝不妨在每天晚上喝些温开水，或用淡盐水（0.5克精盐，200毫升温水）漱漱口，也可试着用手指牙刷刷牙；2岁以上的宝宝就可以自己学刷牙了，不过为了保证有效刷牙，还得在妈妈的帮助下完成。在这一阶段，妈妈培养宝宝早晚刷牙的好习惯才是首要任务！

睡前停食

平时不要让宝宝吃不洁净的食物，特别是睡前不要吃过甜的和油腻的东西。让宝宝多吃些水果和蔬菜，增加纤维素、维生素摄入量，可以促进肠道蠕动，减少宿便，这样也有利于防治胃肠和口腔等疾病，防止宝宝口臭的发生。

多喝开水

要督促和培养宝宝多喝些温开水，以保持口腔环境的湿润和清洁，减少口腔疾病的发生。这样，宝宝才能"口吐芬芳"，远离疾病。水量应以宝宝小便颜色为准，正常的颜色为淡黄清澈的，发白说明饮水量过多，发黄说明饮水量过少。注意含糖饮料不包括在内。

食具清洁

宝宝所用的食具、奶具等要经常清洁消毒。如果是母乳喂养，妈妈就要多注意乳头的洁净卫生，减少致病菌的感染，防止宝宝胃肠和口腔等疾病的发生。

打开加湿器

冬季天干物燥，室内外温差比较大，宝宝皮肤娇嫩，水分流失会较成人快速。北方自供暖家庭尤其要调整室内湿度，可以打开加湿气，或者在暖气上晾晒湿衣服。

吃点小药

当发现宝宝有口臭时，妈妈最好带他到医院做个检查，确定宝宝是否患有消化不良、龋齿、鼻腔口腔疾病、牙周炎等，再进行有针对性的治疗和药物调理。当病变治愈时，宝宝的口臭也就会自行消失了。在治疗时，一定要在医生的指导下合理用药。

增加运动量

大多数运动量的增加均有益于消化。

03

便秘

宝宝便秘害处多

粪便在大肠内停留时间过长，其水分被大量吸收，粪块儿就会干硬，无法顺利排出，这便形成了便秘。日本学者饭野节夫在《宝宝饮食与健脑》中指出，宝宝便秘会变得呆头呆脑。他在研究中发现，2～6岁的宝宝如果长期便秘，很容易造成精力不集中、缺乏耐性、贪睡、喜哭、对外界变化反应迟钝、不爱说话、不爱交朋友等问题。经常性的便秘，宝宝会感到腹胀不适，但因无法表述自己的这种不适，更不能引起家长的重视，其注意力过多集中在便秘不适上，故会对外界事物态度淡漠而显得呆头呆脑。有的宝宝几天排便一次；有的宝宝虽然排便，但量太少。由于体内不能及时将废物排出，蛋白质腐败物就会被肠道吸收到体内，容易引起毒性反应。便秘的宝宝常会感到头晕、头痛、焦躁不安、腹部膨胀、食欲减退、口酸口臭、眼屎和湿疹增多，对健康非常不利。

宝宝为什么会便秘

由于婴儿膳食种类较少，常吃的食物中纤维素少而蛋白质成分较高，因此很容易发生便秘。特别是没有接受母乳喂养的孩子，饮食大多以牛奶、糖类为主。牛奶中含蛋白质高，存在钙磷比例不适宜、磷含量偏高、在肠道内形成皂钙过多等问题，还有菜泥、水果泥等添加不及时，7个月以上仍给予泥状或者糊状食物，没有添加菜末等含有粗纤维、可以软化大便的食物，导致大便秘结。如果在幼儿期仍以市售精细软类儿童食品为主食，便秘就更为严重。

婴幼儿正处于生长发育阶段，本身就容易产生内热。如果过多食用肥甘厚味的食物，偏食，不吃蔬菜、水果，时间长了可能造成消化功能下降，让食物长时间滞留在肠道内，与内热两热相加，即可损伤体内津液，形成便秘。

宝宝居住的室内温度过高，水分丢失严重，又未能及时补充，尿量少，肠道特别是大肠内水分被吸收，也会导致大便秘结。有的孩子自幼被溺爱，缺乏规律睡眠，尤其是夜晚不睡、白天多睡者，最易发生便秘。没有建立良好的排便规律：有些家长不注意培养宝宝排便习惯，对于宝宝的排便没有给予关心和帮助，或者宝宝要排便时分散了注意力，打断了宝宝排便的欲望，时间长了，肠道内的水分被吸收，引起大便秘结。

由于大便秘结，排便时宝宝肛门容易受到损伤，发生肛裂。再次排便的时候，当大便通过有肛裂的部位时，宝宝就会感觉到疼痛。为了减少疼痛，宝宝机体自然反应为保护性不排便，也会导致大便秘结，久而久之形成恶性循环。

饮食调养方法

食用双歧因子

人体内最大的微生态环境是肠道，其中生活着100余种、数以十万亿计的细菌，包括有益菌、有害菌和中立菌三大类。其中，双歧杆菌是最主要的有益菌，具有抗氧化和清除自由基的作用。它是肠道的守护神，与肠黏膜细胞结合形成微生物屏障，抑制有害菌生长，抵御外来病原菌入侵，增强人体免疫力。孩子便秘后会造成益生菌缺水而无法繁殖，食用双歧因子后，双歧因子不但能为益生菌提供食物，还能保持肠道水分，促进肠道蠕动。

如果是喝鲜牛奶引起的便秘，可以更换不引起大便秘结的母乳化奶粉、有机益生奶粉等；抑或给宝宝添加果汁、菜水（胡萝卜汁、芹菜汁等），促进肠道蠕动。不要给大便秘结的宝宝喝煮熟的苹果水，因为苹果水富含鞣酸，鞣酸具有收敛作用，不适合便秘的宝宝食用，在大便干结的情况下食用会加重或诱发便秘。

养成良好的饮食习惯

鼓励孩子多吃新鲜蔬菜（不建议食用菠菜，因为菠菜中的草酸，可以使用芹菜、油菜、空心菜、白菜代替）、水果（不建议食用反季节水果，孩子6个月前不要吃梨），比如胡萝卜水和苹果水；五谷杂粮制成的食品，如荞麦、玉米、大麦等富含纤维素的食物。忌食冰激凌，奶酪、粳米、胡萝卜等不要进食过量，因为这些食物会加重孩子已经出现的便秘。品种和花样可以多一点，平衡营养成分。注意每天给孩子补充足量的水。

建议家长自己动手制作新鲜的酸奶，以使酸奶里面的益生菌含量有保证（国内标准每克含100万活性菌达标，国际标准每克含1000万活性菌达标）。一般成品酸奶能保证14天之内的活性菌不会低于国内标准。在超市购买的酸奶一定要看清是否含有防腐剂、稳定剂、香精、色素等添加剂。

推荐食疗方

甜杏仁粥（10个月以上宝宝适用）

食材：甜杏仁5克～10克，大米150克。

做法：将甜杏仁磨碎与米同煮成粥。

用法：1岁以下的孩子每天食用杏仁不能多于7颗。如果用成品杏仁露不能多于100毫升，1～3岁不能多于200毫升。

242

功效：滋阴润肺，止咳平喘，润肠通便。适合干燥季节。

松仁芝麻粥（10个月以上宝宝适用）

食材：松仁10克，芝麻5克，米150克。

做法：将上述3种食材同煮成粥食用。

功效：补虚润心、清肠燥。

自制酸奶（8个月以上宝宝适用）

食材：有机奶粉500毫升，发酵菌一袋。

做法：将发酵菌种与有机奶粉混合搅拌均匀，放入酸奶机中发酵8～10小时，凝成半固体状即拿出，入冰箱钝化后口感更佳。注意从冰箱里拿出的食物要在室内放置半个小时后再给孩子食用。如果口味过酸可以添加自制果酱（天然水果如草莓、杧果）、蜂蜜（1岁以上）、麦芽糖浆、糙米糖浆、果汁、甜叶菊等天然甜味调整口感。

功效：润肠通便，开胃健脾，促进消化。适合各个季节。

日常护理指导

0～3岁的宝宝便秘需要使用内外结合的方法，通过耐心地治疗才能根除。如果是因为生活环境温度过高引起的体内津液流失严重，请家长保持生活环境的凉爽，并及时给予温开水和富含水分的食物，具体可以参照燥性体质调理。

养成按时吃饭、按时睡觉的好习惯，形成有规律的人体生物钟。这样有利于孩子胃液正常发挥作用，有助于食物的消化。婴儿从出生60天以后起就可以训练定时排便。因进食后肠蠕动加快，常会出现便意，故一般宜选择在进食后让孩子排便，建立起大便的条件反射，就能起到事半功倍的效果。大一些的宝宝应该养成每天早晨在大肠经旺的时候（5:00～7:00）排便的好习惯。

注意保持口腔卫生。牙齿不好，孩子就会变得挑食、食欲不振，这也会影响他排便的能力。所以，平时除了教育宝宝注意餐后正确刷牙外，也应定期（每3个月）带他到牙医诊所做检查。

便秘治疗方法

对婴幼儿便秘首先要寻找原因，若系母乳喂养，因母乳量不足所致的便秘，常有体重不增、食后啼哭等表现。对于这种便秘，只要增加乳量，便秘的症状即可缓解；配方奶粉喂养的婴儿更易发生便秘，这多半是因其中酪蛋白含量过多，因而使大便干燥坚硬，也就是通常说的"上火"。

对于6个月以内的婴儿要区别对待，母乳喂养的婴儿可以适当添加益生菌，配方奶喂养的婴儿可以在配方奶中添加低聚果糖或者益生菌，目的都在于促进肠蠕动，有助于通便。对于6个月以上的婴儿，可适当增加辅食，最好将卷心菜、青菜、荠菜等切碎，和蓖麻油一起放入米粥内同煮，做成各种美味的菜粥给宝宝吃。菜粥中含有大量的B族维生素等，可促进肠肌肉张力的恢复，对通便很有帮助。还可在日常生活中适当食用清热去火的食物，如生麦芽。另外可适当增加果汁，如鲜榨橙汁、苹果泥等。

这种情况需要根据婴幼儿年龄选择不同的食物。不建议吃香蕉泥，主要是不想让孩子肾脏增加糖含量的负担。有的孩子在婴儿期得糖尿病有这方面原因，更别说龋齿和香蕉反季节人工催熟的问题了。苹果是双向的，腹泻、便秘都可调节。

Rayman妈妈**提示**

婴儿的胃肠道神经调节不健全，胃肠功能发育不完善，一般情况下请勿用药物通便，容易导致胃肠功能紊乱、发生腹泻等。

便秘的药疗和食疗固然重要，但除去病因必不可少。必须做到生活有规律、不挑食、少吃寒冷饮食才能根治便秘。父母需根据上面提到的方法结合孩子的实际状况，不断地、耐心地加以调理，这个过程有可能是几个月，甚至是半年，必定是量变到质变的过程。

暂时缓解便秘的办法：用筷子蘸香油轻轻点击宝宝的肛门，或用筷子来回抽拉，动作要轻柔。润肠的同时还可以刺激宝宝排便。但任何外力方法都只治标不治本。治本的办法是，根据宝宝的具体情况，调整宝宝整个饮食结构，增加膳食纤维，减少不容易消化的食物，增加蠕动和吸收。个体情况不同，具体请咨询营养医师。

04

腹泻

宝宝发生腹泻后，家长们切不可病急乱投医。先了解清楚宝宝到底是因为什么导致的腹泻，到底是哪种类型的，辩证地看待宝宝的腹泻，将会达到事半功倍的效果！

宝宝为什么会腹泻

宝宝长时间腹泻，首先要确定是什么原因引起的，可以把宝宝的大便装入干净玻璃瓶里，送去医院化验一下，这样可以避免宝宝交叉感染。确定病因以后，有针对性地用药和护理就很简单了。

宝宝短期腹泻，首先要考虑宝宝最近吃什么了，或者是否肚子受凉了。比如有一次Rayman是因为在深秋的时候吃了进口的提子（阴性，比较凉），加上变天，所以导致风凉腹泻，合并胃肠功能紊乱导致的腹泻，但并无发热腹痛等症状。处理方式是海盐包热敷肚子，配合益生菌。食疗方式参考下面谈到的风寒性腹泻。

有的宝宝喜欢光脚在屋子里跑，有的睡觉爱蹬被子（内热体质），或者从寒冷风大的室外回来马上就给宝宝吃东西。对于这种肚子里压到凉气的宝宝，可以用老姜在嘴里嚼出汁液来，按在宝宝肚脐上，顺时针揉3分钟（时间长了宝宝就会感觉很辣），打嗝或者放屁以后症状就会缓解。虽然当时不会立竿见影，但多揉几次对缓解风寒腹泻很有帮助。

邻居小朋友阳阳腹泻，经化验是痢疾杆菌引起的，有发热、腹痛、大便黏液甚至出现脓血等症状。这种感染性腹泻从医院化验单可以看出来，需要在以上基础上用些抗生素配合止泻药，才能达到很好的效果。食疗则采用抗菌、提高免疫的大蒜粥。

家长需要注意的是，宝宝腹泻不会马上好，应该是逐渐好转，病程1～3天，要有心理准备。

宝宝腹泻和发热的时候（"菌痢型"），如果找不到原因，大部分辅食建议先暂停，特别是不要给宝宝吃油腻、生冷、干硬、粗纤维等不容易消化的食物，忌食既易胀气又不易消化的牛奶、鸡蛋、蔗糖、豆类等食物。

饮食调养方法

菌痢型腹泻食疗方

可以吃些小米粥、菜末粥、龙须面、小面片等脂肪含量低、少渣、半流质的食物。

● 大蒜粥（6个月以上宝宝适用）：紫皮大蒜4～6瓣，大米粥适量，将大蒜去皮切片，下粥里煮熟即可。不仅治疗腹泻，对预防感冒、提高免疫力效果也超级好！

● 炒米煮粥（4个月以上宝宝适用）：把生大米或生糯米（南方制作后叫"阴米"）放在铁锅里用小火炒至米稍稍焦黄，然后用这种焦黄的米煮粥。有助于止泻，并能促进消化。

Rayman妈妈**提示**

小婴儿在喝粥时只喝米汤就可以了。

非菌痢型腹泻食疗方

非菌痢型腹泻绝对不能让宝宝禁食，特别是腹泻的时候，宝宝身体丧失了大部分的水分、营养素和矿物质，应及时补充，否则很容易导致营养不良，恢复得也慢，还容易使抵抗力进一步下降，出现更多的问题。应该给宝宝吃些无粗纤维和低脂肪的食物，应该以软、烂、温、淡为主要饮食原则。

脱脂酸牛奶可以给宝宝吃一些，适当补充益生菌对宝宝很有好处，但大剂量、高纯度的益生菌应在宝宝餐后1个小时以后补充，否则肠道蠕动增加了胃里却没有食物，结果会适得其反。

日常饮品的补充可以选用大麦茶，具有公认的保健作用，早已被日本、韩国妈妈用作处理婴儿腹泻的家庭常备饮品，并具有清热解毒、助消化、健胃、暖胃等效果。

有些腹泻与体质有关

以下腹泻类型跟孩子平时体质有关，一旦发生类似症状，父母就需要按照下面的食疗方子予以一段时间的调理（不针对止泻）。治疗腹泻的米汤可以用大米汤、糯米汤、玉米汤、小米汤和高粱米汤，或加芡实20克、水500毫升熬粥。6个月以上的宝宝腹泻用石榴皮和石榴子煮水喂食有收涩的作用，一次50毫升～100毫升，也有效果。

脾虚型腹泻食疗方

主要表现为时泻时止或久泻不愈，大便稀薄或带有白色奶块儿，食后便泻，面色苍白。

- 胡萝卜水：新鲜胡萝卜250克，连皮切块煮烂，代水给宝宝喝。
- 栗子汤：栗子3～5个，去壳捣烂，加水煮成糊状，加少量白糖，每天2～3次。
- 米仁鸡金粥：薏米30克，鸡内金1个，大米25克煮粥，有利于健胃消食。

湿热型腹泻食疗方

主要表现为大便如水样伴有不消化的食物，呈草绿色或黄色，小便黄、少。

- 乌梅汤：乌梅10个，加水500毫升煎汤，加适量红糖，代水给宝宝喝。
- 橘枣茶：橘皮10克、红枣10个，沸水煮10分钟，代水给宝宝喝。
- 马齿苋粥：鲜马齿苋60克洗净切末，与粥同煮即可。

风寒性腹泻食疗方

主要表现为大便稀薄如泡沫状，色淡，臭气少，肠鸣腹痛，伴有发热、鼻塞流涕等。

- 姜枣饮：取干姜丝3克、大枣3个，放瓷杯中，以沸水150毫升冲泡，加盖泡10分钟，随意饮用。

- 糯米固肠饮：糯米30克（略炒），山药15克，煮粥，熟后加胡椒末、白糖少许。

- 姜枣橘饮：姜50克、枣6个、橘皮半个，切丝备用，水500毫升，在一起煮沸至200毫升即可。

伤食性腹泻食疗方

主要表现为腹胀、腹痛，泻前哭闹，大便酸臭如蛋花状，口臭、厌食等。

荠菜水：用新鲜荠菜30克，加水200毫升，文火熬至50毫升，一次喝完，一日2~3次。

- 苹果汤：用一个苹果洗净，连皮切碎，加水250毫升和少量的盐，煎汤代水用。适用于1岁以内的宝宝，1岁以上的宝宝可以吃苹果泥。苹果中的果胶能吸附毒素和水分，鞣酸具有收敛作用，要注意的是，有的菌痢型患儿吃了会加重腹泻。

- 胡萝卜山楂煎汁：山楂要用炒山楂，不是新鲜的山楂。可以去药店买，一次15克；新鲜的胡萝卜2个，红糖适量，在一起煎汁，连吃2~3天，适合伤食腹泻的宝宝。

日常护理指导

首先要加强食品和水源的管理；其次是提倡母乳喂养，尽量避免夏季断奶；第三是要合理喂养，添加食物要一步一步进行，切不可过快过多；第四是要养成良好的卫生习惯；第五是非菌痢型腹泻用小儿中药泻痢丹或者高纯度益生菌就可以达到效果，菌痢型需要在医生指导下使用消炎药配合止泻药。

Rayman妈妈 提示

要避免长期使用广谱抗生素，长期使用广谱抗生素会导致宝宝肠道菌群紊乱，使腹泻加重或者久治不愈。

05

厌奶

宝宝为什么会厌奶

　　每个成长中的宝宝都会经历类似的情况，厌奶分生理性和病理性两种情况，持续的时间长短也有所不同。

┃生理性厌奶┃

　　生理性厌奶（厌食）通俗说法是这样的：4～6个月，宝宝身体机能的发育逐渐成熟，能够自动调节各种营养素的吸收比例，此时家长可根据宝宝的生理发育情况，适当添加矿物质和维生素丰富的食物了，如红枣泥而非蛋黄，因为过早摄入胆固醇高的食物，对成年后的健康无益。

　　这个时候，宝宝的胃肠蠕动和消化吸收能力也在相应地调整。蛋白质和矿物质在体内消化运转的时间本身就比脂肪和碳水化合物的时间长，出现厌奶（厌食）属于正常情况，家长不需要担心。

　　这样的吸收转型关键期，大约分别在3个月、6个月、12个月，根据宝宝的身体素质不同，时间长短也不同，一般为半个月到1个月，也有的达两个月。还有少数宝宝没反应，自然过渡。另外，不建议给宝宝用针石治疗，小宝宝很娇嫩，再小心也容易碰坏内脏，有些损伤是不可逆性的。

　　吸收转型期对宝宝小小的胃肠和肝肾都是种挑战，建议让宝宝自己调整与适应，这样激发出来的免疫力非常强，妈妈可以适当给宝宝按摩腹部和捏积，帮助宝宝快速恢复。时间的长短就要由宝宝的体质决定，但也并不是指时间短宝宝的体质就好，只能说明宝宝自身适应能力非常强，妈妈要珍惜哦。

病理性厌奶

厌奶（厌食）的原因是多种多样的，比如生病或者是气候变化（秋冬上火）引起的，就要归为病理性的了。家长要辩证地对待，不能一概而论。

很多妈妈对宝宝厌奶很着急，千方百计要宝宝吃东西。可是越急宝宝越不吃，针管、喂药器、勺子等十八般兵器一一上阵，最后弄得宝宝一见奶就哭（恭喜妈妈，宝宝学会表达自己的感情了）。妈妈产后身体虚弱还没补过来，一着急，奶水里就带有很大的火气，宝宝吃了胃肠不适（里面就像有团火似的，难受死了），甚至妈妈的奶水因为着急上火消退了，就会更加延长宝宝的厌奶时间，得不偿失啊！

其实，这个时候应该恭喜妈妈爸爸：宝宝的身体开始自我调整了！这是为出生6个月后母体带来的抵抗力消失进行预演呢。所以，深呼吸，调整好心情，妈妈的温柔和耐心是对宝宝最大的鼓励和支持。

宝宝厌奶怎么办

知道了宝宝不吃奶的原因，还可以试试下面的方法：

● 吃配方奶粉的可以换奶粉，羊奶脂肪颗粒是牛奶的1/3，更适合在消化系统转型期厌奶情况下给宝宝食用。

● 将配方奶粉调浓一点或稀一点。

● 把奶凉凉一点，这一点很重要。很多有上呼吸道问题的宝宝，就是因为小的时候吃太热的奶，咽喉和口腔的黏膜被长期刺激而充血了。

● 换奶嘴。聪明的宝宝嘴巴很敏感，奶嘴软硬是不是合适，宝宝一尝就知道了。

● 家长可以看看宝宝的生长曲线，看看宝宝是不是有一段时间长得特别快，如果是这样，就是在那段时间内过量地吃配方奶粉，内脏非常累，在告诉妈妈"牛奶太多了"。这样就建议多喂点果汁或水。你千万不能急，宝宝只要生长得好，就应该没有多大的问题。一般情况不建议经常去医院，医院的环境过于复杂，病毒相对较多，本来宝宝没有病，被传染了就不好了。

● 如果宝宝厌奶持续时间超过15天，或者是实在不忍心看宝宝饿瘦的话，可以试一下以下方法：南方常用品质好的开奶茶（满月以后就可以用），对因为内热食积引起的食欲不佳效果比较好。有健脾理胃性质的食疗方，对感冒生病以后食欲不好的宝宝效果较好，例如健胃宝、益生菌、鸡内金、冰糖山楂（北京叫炒红果，胃酸的宝宝不能用）、酸奶、话梅扁豆等。南方地区常用的"小儿肠胃水"（肥仔水），对于宝宝消化不良、胀气（摸摸小肚子是硬的）、呕吐、两个月以上宝宝生理性肠绞痛、出牙不适等效果良好。

● 如果宝宝因积食引起厌奶，建议给宝宝喝几天清粥，让负担过重的脾胃休息几天，自然会好的。

● 湿热体质引起的厌奶（厌食）请参照本书"PART 3"，根据体质调整饮食结构。

● 禁止睡觉的时候强行喂奶甚至追着宝宝喂饭，否则会引起宝宝强烈的反抗情绪。试想一下，你要睡觉的时候别人要强迫你吃东西，你会是什么感觉？宝宝小，但不代表他没有思想，家长要特别注意！

● 过甜的食物伤脾胃，已经添加辅食的宝宝厌奶，家长要先排查前段时间宝宝的饮食结构中肥厚甘腻的食物是不是摄入过量了。

06

厌食

食欲不好 ≠ 厌食

经常有父母说自己的孩子食欲不好，厌食了。其实，食欲不好并不等于厌食。孩子食欲不好必须先排除是否患有感冒或慢性疾病（如长期泄泻、慢性肝炎、肺结核等），如果是因为上述原因，此时的厌食是自然的，等到疾病痊愈后厌食自然会改善。真正的厌食是指孩子长期食欲不振，甚至拒吃，这种情形一般持续两个月以上，才算是厌食。

宝宝为什么会厌食

▌疾病所致▐

吃是人的一种天性，如果1岁以下的小宝宝，特别是新生儿，有明显食欲低下的现象，多是疾病所致，例如败血病、结核病、佝偻病和各种营养素的缺乏（例如锌）。急慢性疾病可导致胃肠动力不足（功能性消化不良）引起厌食。可以肯定的是：几乎所有抗生素长期使用都会引起肠道菌群紊乱、微生态失衡，造成腹胀、恶心与厌食。

▌各种不良生活习惯的影响▐

不良生活习惯包括吃得过多、过饱，生冷、油腻、硬性食物摄入太多。有的父母过分担忧孩子的健康和营养，总是担心孩子吃得不够多、不够好。这样的家庭通常采取诱骗、打骂、多给零食等催逼方法，企图让孩子多吃，结果常适得其反。不停地给孩子吃这吃那，孩子的胃里总有东西，血糖不下降，自然也就不会有食欲。还有的父母机械地要求孩子每顿一定要吃够多少量，致使孩子对吃饭产生厌烦情绪。在吃饭问题上同孩子斗狠比犟，父母没有不败的。孩子不想吃是因为他的胃肠需要自己进行调节，需要暂时休息一下。

情绪等精神因素的影响

情绪等精神因素对于宝宝的食欲影响也很大。例如，7个月的妞妞，只要爸爸和妈妈一吵架就厌食、呕吐、睡眠不安，甚至发热，结果妈妈和爸爸不得不整天在妞妞面前"秀恩爱"。另有一些父母对孩子的爱和关注不够，也会影响孩子的情绪和食欲。还有的父母对孩子要求过高，过分限制孩子的自由，不让孩子与其他小朋友玩耍，或过多地限制他的活动场所，影响孩子的情绪，使孩子食欲降低。

气候原因

气温高、湿度大的夏天，或者热带城市，因为大量排汗导致锌流失严重，会严重影响孩子的胃肠功能，使消化液分泌减少、消化酶活性降低、胃酸减少，导致消化功能下降，引起厌食。

宝宝厌食怎么办

确定病因

对于厌食严重的孩子，首先要做体格检查及必要的化验，以判断是否是由于全身或消化系统疾病引起，是否是药物影响，是否有微量元素或内分泌素缺乏的问题。还要调查患儿家庭、托儿所及学校的环境，看有无不良精神刺激或不良饮食习惯，然后确定病因。

轻度食欲不振可能是正常个体差异或者吃零食过多等不良习惯所致。虽有轻度食欲不良，但孩子活泼、愉快、精神头足，无其他症状的，父母多不用担心；如果伴有疲倦、精神萎靡、低热等现象，多系结核或其他感染，需要带孩子去医院检查；如果伴有腹疼和便血，应注意胃十二指肠溃疡、寄生虫病等问题；如果孩子反应迟钝、皮肤粗糙、少汗和发育不良，就应该注意是否有甲状腺功能低下；如果厌食的同时具有多汗和肋骨串珠、方额、颅骨软化等骨骼改变，一般多考虑缺钙。

推荐食疗方

山楂鸡肫皮（1岁以上宝宝适用）

食材：山楂3钱，鸡肫皮（中药店有售）1钱，水半碗。

做法：将山楂和鸡肫皮加水煮熟即可。

用法：饭前吃完，1日2次，连吃3天。

功效：开胃，助消化。

荞麦芝麻粉粥（1岁以上宝宝适用）

食材：荞麦100克，芝麻粉20克。

做法：将上述两种食材同煮成粥即可。

用法：3岁以下每天不得多于100毫升。

功效：开胃宽肠，下气消积，清泻内热。

07

咳嗽

宝宝为什么会咳嗽

小儿咳嗽是一种症状，是一种保护性反射动作，通过咳嗽把呼吸道中的"垃圾"清理出来。咳嗽同时往往伴有咳痰，痰就是垃圾。这么说来，咳嗽是好事，就不需要止咳治疗了？不是的，当呼吸道中没有"垃圾"，只是充血、水肿，或由于长期咳嗽刺激，使咳嗽中枢持久处于高度兴奋状态，这时的咳嗽就不是具有保护作用的反射动作了，就应该积极止咳了。即使是保护性的，如果咳嗽剧烈，影响睡眠和进食，也要治疗。止咳治疗也包括祛痰、化痰、减轻呼吸道黏膜水肿、恢复气管内膜纤毛作用等。因此，止咳不是简单地服用化痰止咳药，首先要分析宝宝咳嗽的原发因素，针对具体情况给予治疗，才会收到良好效果。

咳嗽用药要对症

感冒时，上呼吸道黏膜充血水肿，产生刺激性咳嗽，而下呼吸道（气管和肺泡）并无"垃圾"堆积，这时的咳嗽对机体并无任何保护性作用，弊多利少。可单独使用小儿止咳糖浆、非那根止咳糖浆、急支糖浆等止咳药。这种情况下细菌感染可能性不大，一般不必使用抗生素。

当孩子患上支气管炎、肺炎时，气管及肺内有较多的"垃圾"，可选用止咳祛痰药蛇胆川贝液、蛇胆陈皮末等，增加呼吸道黏膜分泌，使痰液变稀，易于咳出，减少对气道的刺激。抗生素虽对病毒感染无效，但这个时期大都合并细菌感染，所以医生大多选用广谱抗生素联合治疗。

风热咳嗽调养方法

风热咳嗽表现为发热、流涕、咳嗽、喉中痰鸣、咳吐黄痰、日重夜轻、小便黄赤、大便干燥、舌红苔厚腻、指纹红紫等。调整以疏风清肺、化痰止咳为主，可用鱼蛤石花汤：生石膏30克、鱼腥草10克、金银花10克、海蛤粉10克、杏仁10克、前胡10克、川贝母6克、橘红6克、木蝴蝶6克、水煎服。每天1剂，水煎2次取汁约200毫升，分3～4次服，少加白糖为引（适合于1岁以上，1～3岁每次10毫升）。

风热咳嗽应该吃什么

宝宝患风热咳嗽时，可以吃冬瓜汤、炒丝瓜、炒藕片、炒苦瓜，能够起到消内热、祛火、止咳的作用。辛辣、容易上火的食物禁止食用，如羊肉、狗肉、乌骨鸡、鱼、虾、枣、龙眼肉、荔枝、核桃仁、辣椒、樱桃、蚕蛹。

●梨+冰糖+川贝：把梨靠柄部横断切开，挖去中间核后放入2～3粒冰糖，5～6粒川贝（川贝要敲碎，研成末），把梨对拼好放入碗里，上锅蒸30分钟左右即可，分两次给宝宝吃。此方有润肺、止咳、化痰的作用。

●煮萝卜水：白萝卜洗净，切4～5薄片，放入小锅内，加大半碗水，放火上烧开后，再改用小火煮5分钟即可。等水稍凉后再给宝宝喝，此方治疗风热咳嗽、鼻干咽燥、干咳少痰的效果是不错的，2岁以内的宝宝服用此方收到的效果更好。如果是寒热交杂的咳嗽，可以再加5～6粒花椒同煮。

●三根水（清热方）：芦根、茅根、葛根各10克，同煮水10分钟，温后加冰糖给宝宝食用即可。此方同样适合风热感冒。

●柿子：性大寒，能清热、化痰、止咳。但1岁以上宝宝一次只能吃半个，吃多了肚子会不舒服。同时不能空腹食用。

●西瓜：性寒，能治一切热症。宝宝在夏天如患了风热咳嗽，可以多吃西瓜。但风寒感冒不适合吃，因为西瓜性凉容易使宝宝呕吐。

● 枇杷：性凉，能润肺、化痰、止咳，适宜热性咳嗽吐黄脓痰的宝宝吃。

● 荸荠：性寒，荸荠水能化痰、清热。取2～3个荸荠去皮，切成薄片，放入锅中，加一碗水，在火上煮5分钟即可。此方对热性咳嗽吐脓痰者效果好。

风热咳嗽（风热感冒也适用）不能吃什么

● 龙眼肉：甘温滋补食品，热咳者忌用。正如《本草汇言》中所说："龙眼肉甘温而润，恐有滞气，肺受风热，咳嗽有痰有血者，又非所宜。"《药品化义》亦云："甘甜助火，……若心肺火盛……皆宜忌用。故凡外感风热初起，以及肺热咳嗽、咳痰黄稠或带血者，切忌之。"

● 核桃仁：又称核桃肉，性温味甘，无论是风热型咳嗽还是肺热型咳嗽，均应忌食。《本草经疏》中早有告诫："肺家有痰热……皆不得施。"李时珍亦说："痰火积热者，不宜多食。"

● 樱桃：性味甘温。《日用本草》中指出："其性属火，能发虚热喘嗽之痰。"所以，风热型咳嗽和肺热咳嗽，咳痰黄稠者，忌食之。

● 桃：性温，味甘酸。《别录》中早已指出："多食令人有热。"《滇南本草图说》认为多食助热。《随息居饮食谱》也有"多食生热"之说。故凡风热咳嗽或肺热咳嗽者，多食桃，弊多利少。有助热、生热之虞，应当忌食。

● 狗肉：属温热食物，易助热生火，只宜虚寒之体，不宜热性病症。《本草纲目》早有告诫："若素常气壮多火之人，则宜忌之。"故属肺热咳嗽和风热型咳嗽者当忌食。

● 桂皮：为辛温的常用调味食品，其性大热，一切热病之人皆忌之。《本草经疏》中早已指出："……肺热咳嗽……法并忌之。"故在风热咳嗽和肺热咳嗽期间，调味品中切忌加入桂皮或肉桂。

● 胡椒：亦为常用的辛辣性热调味品。明代李时珍曾说："盖辛走气，热助火，此物气味俱厚也。"《本草经疏》指出："咳嗽吐血……切勿轻饵，误服之，能令诸病即时作剧，慎之慎之。"故肺热或风热咳嗽者切忌。

• 茴香：无论大茴香还是小茴香，其性味皆辛温，肺热咳嗽者均忌食。《本草经疏》就曾指出，肺、胃有热及热毒盛者禁用。故凡咳嗽吐黄痰脓痰之人，切忌以之作调味品食用。

此外，风热咳嗽的宝宝忌食温热滋补食品，如牛肉、羊肉、鹅肉、鸡肉、虾子、大枣、糯米、荔枝、松仁、栗子、洋葱、带鱼、鲂鱼、鲩鱼、生姜、葱、人参、黄芪、黄精、冬虫夏草、紫河车、砂仁等。

风寒咳嗽调养方法

风寒咳嗽表现为咳嗽频作，痰色白稀薄，恶寒无汗，发热头痛，鼻塞不通，打喷嚏流清涕，喉痒声重，全身酸痛，小便清长，舌苔薄白，指纹红紫。调理重点以疏风散寒、宣肺止咳为主，可用苏桔甘草汤：苏叶10克，桔梗6克，麻黄3克，甘草6克，橘红6克。水煎，服法同前。

风寒咳嗽应该吃什么

• 生姜+红糖+大蒜：宝宝患了风寒感冒，喝温热的生姜红糖水就能起到很好的治疗作用，如果宝宝同时还伴有咳嗽，可在生姜红糖水里再加2～3瓣大蒜一起煮，要用小火煮10分钟，把蒜头的辣味煮掉，这样宝宝才肯喝。

• 蒸大蒜水：取大蒜2～3瓣，拍碎，放入碗中，加入半碗水，放入一粒冰糖，把碗加盖放入锅中蒸，大火烧开后改用小火蒸15分钟即可。当碗里的蒜水温热时喂给宝宝喝，大蒜可以不吃。一般一天2～3次，一次小半碗。大蒜性温，入脾胃、肺经，治疗寒性咳嗽、肾虚咳嗽效果非常好，而且方便简单，宝宝也愿意喝。

• 烤橘子：将橘子直接放在小火上烤，并不断翻动，烤到橘皮发黑，并从橘子里冒出热气即可。待橘子稍凉一会儿，剥去橘皮，让宝宝吃温热的橘瓣。如果是大橘子，宝宝一次吃2～3瓣就可以了，如果是小贡橘，宝宝一次可以吃一个。最好配合大蒜水一起吃，一天2～3次。橘子性温，有化痰止咳的作用。吃了烤橘子后不仅痰液量会明显减少，镇咳作用非常明显，而且宝宝都愿意吃。

●麻油姜末炒鸡蛋：将一小勺麻油放入炒锅内，油热后放入姜末，稍在油中过一下，随即打入1个鸡蛋炒匀。当宝宝风寒咳嗽及体虚咳嗽时，每晚让宝宝在临睡前趁热吃一次，坚持吃上几天，就能收到良好效果。

●梨+花椒+冰糖：梨1个，洗净，横断切开挖去中间核后，放入20颗花椒、2粒冰糖，再把梨对拼好放入碗中，上锅蒸半小时左右即可，一个梨可分两次吃完。蒸花椒冰糖梨对治疗风寒咳嗽效果非常明显，但有的宝宝不喜欢花椒的味道，家长可自己选择是否添加。

●三根水（驱寒方）：葱根、香菜根、白菜根适量，水开后放入，味道出来即可关火，过度煮沸则辛性直冲中焦，不但解表效果不好，反引起身体内热，切忌！

▌风寒咳嗽（风寒感冒也适用）不能吃什么▌

宝宝风寒感冒时，家长应注意以下性寒凉的食物不能给宝宝吃：绿豆、螃蟹、蚌肉、田螺、蜗牛、柿子、柚子、香蕉、猕猴桃、甘蔗、西瓜、甜瓜、苦瓜、荸荠、慈姑、海带、紫菜、生萝卜、茄子、芦蒿、藕、冬瓜、丝瓜、地瓜等。

●柿子：性大凉，当忌之。《本草经疏》云："肺经无火，因客风寒作嗽者忌之。"《随息居饮食谱》中亦说："凡中气虚寒，痰湿内盛，外感风寒，皆忌之。"

●百合：其性虽平，根据前人经验，风寒咳嗽者仍应忌食之。清代医家王士雄曾说："风寒痰嗽者勿食。"《本草正义》中也指出："风寒外来，肺气不宣之咳，尤为禁品。"

●薄荷：性凉，味甘辛，风热咳嗽者宜之，但风寒感冒咳嗽和寒痰咳嗽（包括慢性支气管炎咳痰清稀色白有沫者），概当忌之。正如《本经逢原》中所说："多服久服，令人虚冷。"《本草经疏》亦云："咳嗽若因肺虚寒客之而无热症者勿服。"

● 香蕉：性寒，味甘，属大凉水果，风寒型咳嗽之人宜食辛温之物，故忌食香蕉大寒之品。

● 李子：其味甘酸，酸性能收敛。《随息居饮食谱》中说："多食生痰。故凡风寒型咳嗽之人，寒邪未解，咳痰色白者忌之。"

● 乌梅：味酸，凡急性咳嗽之人，外邪未解，咳嗽痰多之人切忌之。因乌梅味酸敛肺，食之咳嗽难愈。《药品化义》中说："咳嗽初起，气实喘促，胸膈痞闷，恐酸以束邪气，戒之。"

● 石榴：味酸，外感风寒咳嗽者忌食。因其酸涩敛肺，食之肺气失宣，其咳益甚。《日用本草》云："其汁恋膈成痰，损肺气，病人忌食。"《医林纂要》亦说："多食生痰。故凡风寒型咳嗽痰多难咯者，切忌之。"

● 橘子：性凉，味甘酸。《本草拾遗》中认为橘子性冷，虽有止咳润肺之功，但风寒咳嗽之人忌食。《中药大辞典》中也明确告诫："风寒咳嗽及有痰饮者不宜食。"

● 梨：性凉果品，风热咳嗽者虽宜，但风寒型咳嗽者则忌食。《本草通玄》中说："生者清六腑之热。"《本草经疏》中早有告诫："肺寒咳嗽，寒痰痰饮，……法咸忌之。故在风寒感冒初期咳嗽痰多色白之人，应当忌食。"

● 蚌肉：性寒，味甘咸，大凉食品。《本草衍义》中说："多食发风，动冷气。"《随息居饮食谱》亦云："多食寒中，外感未清，脾虚便滑者皆忌。风寒型咳嗽之人，外寒未解，咳痰色白者忌之。"

● 蚬肉：性味甘寒，大凉之物。《本草拾遗》指出："多食发嗽及冷气。故属寒咳之人，咳嗽多痰，色白有沫者，法当忌之。"

● 螃蟹：性味咸寒，大凉食物。《随息居饮食谱》中指出："中气虚寒，时感未清，痰嗽便泻者均忌。风寒型咳嗽之人，外邪未解，咳嗽痰多色白者，应当忌食。"

● 蛤蚧：性凉，味咸，能补肺益肾，定喘止嗽，只宜虚咳之人，外感风寒型咳嗽则忌食之。《本草经疏》中早有告诫："咳嗽由风寒外邪者不宜用。"《得配本草》中也说："阴虚火动，风邪喘嗽，二者禁用。"

阴虚燥咳调养方法

表现为咳嗽日久、干咳无痰，或痰少而黏，不易咯出，口渴咽干，喉痒声嘶哑，手足心热，午后低热，大便秘结，脉象细数，舌红少苔，指纹紫青。调理重点以清肺养阴、化痰止咳为主，可用养肺止咳汤：生地15克，北沙参10克，麦冬10克，五味子6克，小茴香6克。水煎，服法同前。食疗方可参考虚型与燥型体质食疗方。

肺寒咳嗽调养方法

这类咳嗽常见于秋冬天气寒冷或骤受风寒引起咳嗽，日久不愈，日轻夜重，咳嗽痰鸣，咳痰白稀，便溏溺清，纳呆神疲，舌淡苔薄苔白，指纹暗淡。调理重点以温肺散寒、化痰止咳为主，可用冬花五炙饮：炙冬花10克、炙杏仁10克、炙枇杷叶15克、炙紫花6克、炙米壳6克。水煎，服法同前。食疗方可参考虚型与寒型体质食疗方。

08

感冒

风寒感冒还是风热感冒

感冒一定要分清是风寒感冒还是风热感冒，症状不一样，食疗的方法也大相径庭。

风寒感冒的主要表现

风寒感冒主要表现为流清涕，涕白色或稍微带点黄。如果鼻塞不流涕，喝点热开水，开始流清涕，这也属于风寒感冒，舌无苔或薄白苔。如果是风寒感冒的话，用清热解毒、定惊安神的温和小药可能就会出现孩子呕吐的情况，因为风寒感冒本来就是受凉，用寒性的药物可能会引起胃肠的不适。父母可用大蒜与姜、葱给宝宝驱寒。姜、葱、蒜同属阳性，对驱寒、辟邪、提气、促进血液循环效果都非常显著。

风热感冒的主要表现

风热感冒主要表现为发热、头痛、咳嗽痰黏、咽喉肿痛等症状。中医认为，风热感冒是由于风热之邪犯表和肺气失和所导致的。生病期间，家长应注意孩子的膳食平衡，合理控制肥甘厚腻食物的摄入量，给孩子多吃些蔬菜、水果，多饮水，加快新陈代谢，保持排便通畅，消除体内积热。此外，少去空气流动性差和人流量大的场所。

内热体质容易感冒

经常有父母问，孩子感冒了，吃了药好多天了，可还是流鼻涕、咳嗽，应该怎么处理等问题。首先要说的一点：什么样的孩子最容易感冒、发热？因为中国大部分地区的气候原因，中国的孩子很多都属于内热体质。内热体质又可以细分为燥热和湿热两种。这里主要讲一讲湿热。所谓湿热，即通常所说的"水湿"，它有外湿和内湿之分。外湿是由于气候潮湿或涉水淋雨或居家潮湿，使外来水湿入侵人体而引起；内湿是一种病理产物，常与消化功能异常有关。

中医认为脾有运化水湿的功能，若体虚消化不良或暴饮暴食，吃过多油腻、甜食，脾就不能正常地运化而使水湿内停，并且脾虚的人也易招来外湿的入侵，外湿常困阻脾胃使湿从内生，所以两者是既独立又关联的。

所谓热，是一种热象，湿热中的热是与湿同时存在的，或因夏秋季节天热湿重，湿与热合并入侵人体，或因湿久留不除而化热，或因阳热体质而使湿从阳化热，因此，湿与热同时存在是很常见的。

湿热体质在小孩子身上最直观的表现就是，大便先干后湿，容易长湿疹，舌苔黄，小便黄，厌食。燥热体质的表现与湿热有所区别，大便完全干硬，体内缺水，口渴舌干，舌苔白，小便黄，也是厌食。

内热体质的孩子，在季节交替的时候特别容易感冒和发热，这也就是中医所说的"内热外感"。所以，日常保健中，如果是这种体质的孩子，那么清火祛湿是保健最关键的一点，能做到这一点孩子就不容易生病。

小感冒可以不吃药

有些父母一看到孩子感冒了，马上给孩子吃药，恨不得一两天就能好。其实，有些时候一些小感冒只要护理正确（比如在饮食上清淡、多喝水、注意保暖），不吃药也完全可以自愈。如果感冒比较厉害，可以配合使用一些中药，西药还是尽量能少吃就少吃、能不吃就不吃。当然，这些都是在确诊孩子只是普通的感冒、发热的前提下。如果经过检查确诊是支原体引起的感冒、发热，还是要在医生指导下配合抗生素来治疗。

Rayman妈妈提示

艾叶包在沐浴的时候要捞出来（使用量也一定要掌握好），预防浓度过高会引起过敏性皮疹。

如果宝宝是风寒感冒，可以用艾叶煮水给宝宝洗澡。艾叶北方叫艾蒿，可以在中药房买到，以在端午时节采摘的药性最好。寒症的孩子可以用来煮水洗澡（出生后肚脐长好的孩子就可以开始洗了），10克也就几毛钱。

● 预防量：0～6个月的宝宝，每次10克～20克，每天1次；6～12个月的宝宝，每次20克～30克，每天一次；1岁以上的宝宝，每天30克，每周2～3次。

● 治疗量（已经流鼻涕或者发热了）：0～6个月的宝宝，每次20克～30克，每天一次；6～12个月的宝宝，每次30克～50克，每天一次；1岁以上的宝宝，每次50克，每天一次以上。严重寒气入侵的需要连续洗3天。3天后无论症状好转与否，都不能继续再洗了。

预防的话可以兑凉水，感冒后期的孩子不能兑凉水，用热水晾温，先泡一下，发一下汗，必须等孩子汗散干了才能抱出浴室，但绝对不能出门！需要尽量洗出汗来，寒气才能跟着汗液排出，诀窍是往孩子身上不停地轻轻撩水，同时注意给孩子补淡温盐水。注意这个时候可千万不能再着凉了，因为这个时候寒气刚逼出来，毛孔是打开的，再进去寒气就不好治了，逼出的汗一定要擦干、散干了再抱出来，切记！

艾叶的透疹作用也非常好，刚发出点小红点以后就可以用了，辅助孩子快速把疹子发出来。但疹子还没有发出来的时候不能用，否则会把疹子逼回去。

如果说，孩子感冒好几天了，药也吃了，仍然流黄鼻涕、咳嗽、嗓子里有痰，但是精神很好，吃饭、睡觉两不误，孩子很可能感冒已经好了，只是因为前期的感冒、流鼻涕，引起鼻黏膜充血，诱发了季节性鼻炎，并且带动了嗓子里的痰吐不出来。这时候很多妈妈会很着急，带孩子去医院打针。如果是这种情况，建议妈妈们给孩子吃点化痰的小中药，去药店买一瓶呋麻滴鼻液（6个月以上宝宝适用），用水稀释（水和滴鼻液的比例是1∶1），在给孩子清洁鼻腔以后连续滴1～2天，症状即可缓解。有痰的话可以买雪梨，清洗去核，放入少量川贝粉上笼蒸5～8分钟，凉凉后给孩子吃，每天一个就可以，保健效果不错。肺热的孩子平时可以给予罗汉果、秋梨膏等清肺热的保健饮品。

09

鼻塞

现在有很多清理小宝宝鼻腔的工具，设计得很好，但并不很实用。因为小宝宝根本不让爸爸妈妈碰触自己的鼻子，这种自我保护意识来自于天性，父母非要"逆天而行"不可，与宝宝的天性做斗争，结果很可能就是两败俱伤。

其实不用购买工具也可以解决鼻塞的问题：宝宝鼻黏膜水肿，鼻腔里看不见分泌物，可用热毛巾（不要太热，稍微高于体温即可）敷宝宝的鼻根部或者脑门，就可以临时缓解。如果有清鼻涕，用柔软的纱布条蘸水，捻成布捻子，伸入宝宝的鼻子中慢慢地转，就可以带出来了。

大多数宝宝有硬的鼻痂，我建议每天给宝宝洗澡以后揉一下宝宝鼻翼的两侧，刺激一下，使宝宝打个喷嚏，就可能把鼻痂带出来了。有的妈妈说让宝宝哭一下也有效果，给宝宝闻热水也是一个不错的方法。但无论什么方法，遇到拒绝就不要再硬来了，以免损伤宝宝的鼻黏膜，导致鼻黏膜出血。

另外一种情况是宝宝鼻出血，多见于干燥的季节或者内陆地区，有时身体（主要是肺）燥热的宝宝容易流鼻血。这个时候，可以给宝宝冲点杭白菊喝，10朵左右，浓浓的一杯，加点冰糖，会很快缓解症状的。容易鼻干、出鼻血的宝宝在饮食上要多注意滋阴润燥、带黏液的食物，例如莲藕、百合、银耳等，建议吃一段时间，即可调整过来。

10

咽喉红肿

▎饮食宜与忌

咽喉红肿一般都是风犯肺热导致的，要真正地彻底治愈咳嗽、咽喉红肿只有先治疗原发病，同时在饮食上一定要注意清淡、爽口，避免过多食用湿热、燥热的食物。新鲜蔬菜如青菜、大白菜、萝卜、胡萝卜、番茄等，可以供给多种维生素和矿物质，有利于机体代谢功能的修复；黄豆制品含优质蛋白，能补充由于炎症而使机体损耗的组织蛋白，且无增痰助湿之弊；可适当增添少量瘦肉等富含蛋白质的食物。菜肴要避免过咸，尽量以蒸煮为主，不要油炸煎烩。俗话说："鱼生火，肉生痰，青菜萝卜保平安。"在孩子因肺热导致咽喉红肿时，在饮食上注意一下是有道理的。

推荐食疗方

蜂蜜醋香油饮（1岁以上宝宝适用）

食材：蜂蜜、醋、香油各少许。

做法：将蜂蜜、醋、香油按1∶1∶1比例混合。

用法：每次1茶匙，让孩子徐徐咽下（越慢越好），每天3次。

此味道酸甜可口，一般孩子是不会拒绝的。

功效：对咽喉红肿有良好效果。此方对夜咳、久咳也很有帮助。

甘蔗萝卜饮（1岁以上宝宝适用）

食材：甘蔗、白萝卜、百合各50克。

做法：将甘蔗、白萝卜去皮，榨成汁，各取半杯；将百合煮烂后混入甘蔗汁和萝卜汁备用。

用法：每天临睡前给孩子服用1杯。

功效：具有滋阴降火的功效，适用于虚火偏旺、喉干咽燥、面红、手足心热的孩子。8～12个月的孩子可以直接喝用白萝卜煮的水。

薄荷粥（1岁以上宝宝适用）

食材：新鲜薄荷10克，米100克。

做法：同煮成粥即可。

功效：对感冒内热、咽喉肿痛的孩子比较适合。

11

发热

刚出生的健康宝宝即有眨眼反射、抓握反射等自我保护能力。同样，发热也是身体对外来的细菌、病毒侵入的一种警告，是人体一种天生的自我保护功能。发热的孩子只不过对微量的细菌、病毒比较敏感而已，这样反而激发了自身的免疫力。父母不要因为孩子偶尔发热就对孩子未来的体质产生忧虑，有研究发现：一些小时候经常感冒、发热的孩子，长大后身体素质甚至比不爱生病的孩子还要好。

发热期的护理

发热常见的原因有上呼吸道感染、胃肠或泌尿道感染、肺炎、不明发热等，家中应常备退烧药或栓剂（退热肛栓，很好用，又不伤胃肠）。孩子发热时父母不必惊慌，可依下列方法做初步处理：

首先要确定体温

首先要把体温表甩到35℃以下，以免误测高温让父母虚惊一场。然后把体温计夹在孩子的腋窝处，等待10分钟以上。体温低于37℃属于正常体温，37℃～38℃只能算低热，超过了38℃也别慌，孩子对温度的耐受程度和大人是不一样的，不要认为大人到这个温度会难受得要命，孩子也会这样，哪怕到了39℃，孩子也许表现得都还挺有精神。当孩子发热的时候父母心态一定要放平稳，慌张是于事无益的。这个时候，一定要保持镇定，这是从容应对孩子生病的首要前提。

补充足够的水分

必须给孩子补充足够的水分，包括温开水、果汁、水果等，最好是多喝温开水。因为体液、尿液、汗液都是降温的重要途径，各种退热药也就是利用排出体液来达到降温的目的，而且用退热药之前也必须有足够的水分摄入做前提，打点滴就是一种被动的输入水分的方法。依不同体重而调整，一般而言10千克者至少一天应摄入1000毫升水，20千克者则至少应摄入1500毫升水。若天气闷热导致多汗，应再适当增加摄取量。

预防高热惊厥

孩子6个月以后，建议家里常准备些退热贴，一旦发热超过38℃即可在脑前、脑后各贴一片，这样有利于保护脑细胞不受高热的损害。如果没有备，可以用温湿毛巾敷脑门，这种方法传统、简单而经济，效果也是一样的。因为发热多半都是感冒之类上呼吸道疾病引起的，可以给孩子喝一点常备的感冒冲剂类中成药，前提是父母要分清是风寒感冒还是风热感冒。

可以给孩子肛塞一粒小儿退热栓，也可以用安乃近滴液1～2滴滴鼻，这是比较安全、常用又有效的药物退热方法。囟门尚未闭合、高热无寒战又无汗的宝宝可使用囟门逼汗法退热。爸爸（一定要是年轻男性）双手搓热，用掌心捂在孩子囟门上，坚持10～20分钟，逼出汗即可。年轻男性的阳气要重一些，一般情况下远比产后气血两虚的母亲捂效果要好得多。

如果上述方法都没有见效，或是体温过高的话，可以马上给孩子进行一次温水浴。在水里浸得时间稍长一点，洗过之后隔15分钟再测一次体温，如果不降可以再进行一次。可以用温热的毛巾在孩子的脖子两侧、胳肢窝、腹股沟（也就是大腿和肚子相连处）多轻擦几遍，直到皮肤发红为止，这样有

271

利于散热。

如果以上你做到了，一般来说孩子的体温是可以控制住的。至少，可以保证孩子不会受到高温的威胁，不会发展到惊厥的地步，而且有足够的时间来观察、转移和等候医治。

寒战期的护理

发热可以简单地分为寒战期和退热期。寒战期：四肢冰冷、发抖，应该予以保暖，如增加衣被、四肢热敷、温开水摄入等；如果在寒战期有头疼出现，可先使用冰枕，减缓不适感。

退热期的护理

退热期：四肢温暖、流汗，可减少被盖，穿宽松衣物，保持室内空气流通，室温宜保持在24℃～26℃（夏季热时室温可再下降），使用冰枕及擦澡。使用冰枕5～10分钟需注意四肢是否温热，若冰冷则需再保暖，暂停用冰枕，小于3个月的宝宝建议用水枕，不用冰枕。退热期洗温水澡（水温36℃～37℃，泡20～30分钟），使皮肤微血管扩张及由水蒸气而达到散热的目的。

饮食调养方法

▍**发热时饮食五忌**

一忌多吃鸡蛋。因为鸡蛋内的蛋白质在体内分解后会产生一定的额外热量，使机体热量增高，加剧发热症状，延长发热时间，增加宝宝的痛苦。

272

二忌喝豆浆。喝豆浆会影响药物的分解、吸收，降低药物的疗效。并且，豆浆蛋白质含量比牛奶还高，所以在身体比较脆弱时会导致身体难以吸收。

三忌多喝冷饮。如果是由不洁食物引起的细菌性痢疾等传染病导致的发热，胃肠道功能下降，多喝冷饮会加重病情，甚至使病情恶化而危及生命。

四忌多食蜂蜜。蜂蜜是益气补中的补品，如果多服食蜂蜜会使孩子内热得不到很好的发散、消除，容易并发其他病症。1岁以内的孩子食用蜂蜜会导致肉毒杆菌毒素中毒。

五忌强迫进食。有些家长认为发热消耗营养，于是强迫孩子进食。其实，这种做法适得其反，不仅不能促进孩子的食欲，还会倒胃口，甚至引起呕吐、腹泻等，使病情加重。

Rayman妈妈**提示**

很多孩子睡觉前或者睡觉中发热是饮食习惯的问题，而不是炎症或者体质问题。比如，睡前给孩子喝热奶，导致孩子睡眠中发热和大量出汗。建议给孩子喝奶的温度不要超过30℃，夏天常温即可，温度太高一则影响营养吸收，二则对孩子的睡眠、口腔黏膜和胃肠黏膜有很大的影响，容易导致发热和咽喉红肿、肺热、咳嗽等上呼吸道问题的出现。

12

幼儿急疹

《育儿百科》上说幼儿急疹是婴儿在周岁之前必过的关口，大多数婴儿都会有这个经历。婴儿首次出现高热也多半是由于幼儿急疹，幼儿急疹只要得过一次以后就不会再感染。2周岁之前如果没有得幼儿急疹，长大以后也不会发病。5个半月的时候Rayman受风着凉有点发热，但是一直没见感冒症状。我觉得Rayman是幼儿急疹，就没去医院，也没吃药，只是物理降温，挺了3天，红红的小疹子发出来烧就退了。

Rayman的体质比哥哥好，生病了该怎么玩还怎么玩，精神头也不错。哥哥发疹子的时候就比较打蔫，发出来的时候痒啊，使劲用手抓脸。奶奶有经验（家有一老，如有一宝呀！），说这个时候可以用点紫草霜，紫草霜里含有冰片，凉凉的止痒效果比较好。没有紫草霜用郁美净也可以。还要找个小手套包一下手，以防抓破脸。孩子因为难受所以比较娇气，白天都是大人轮流抱着的。喝奶也要哄得昏昏欲睡才肯吃；困了也不好好睡，非要立着趴在大人肩膀上不可，贴着大人的脸和脖子才哼哼唧唧入睡（估计宝宝也知道那样凉快）。因为没有经验，我还担心地哭了两场（貌似有点产后抑郁似的控制不了自己的情绪），但也是过了3天小红疹子出来烧就退了，还吃了药，反复了几次。现在想来是白吃药、白受罪了。

一般婴儿在6个月以后易发幼儿急疹，因为从这个时期起，婴儿从母体获得的免疫力已基本消失。不建议6个月以前的宝宝加牛初乳，和妈妈的免疫力重复了，反而起反作用。家长要注意，千万不要在这个时候把牛初乳加上，要让宝宝把自己的抵抗力激发出来，这是对宝宝最好的选择！即使度过幼儿急疹期，牛初乳也不是随便加的，实热的宝宝不能加，因为牛初乳本身是温热性的食物，吃了容易引起上火；湿热的宝宝吃的时候要配合清热去火的食物；虚寒体质的宝宝，是比较适合吃这种食物的。

▌出疹期间的护理▐

● 出疹期间不建议给宝宝洗澡，建议用温水擦身。母乳喂养的妈妈忌吃荤、葱、蒜等。

● 环境管理：室内宜空气新鲜，每天通风两次（避免宝宝直接吹风以防受凉），保持室温于18℃～22℃，湿度50%～60%。

● 休息：绝对卧床休息至皮疹消退、体温正常为止。

● 饮食：发热期间给予清淡易消化的流质饮食，如牛奶、豆浆、蒸蛋等。常更换食物品种并做到少量多餐，以增加食欲利于消化。多喂温开水及汤，利于排毒、退热、透疹。无须忌口，并应补充维生素A。恢复期应添加高蛋白、高维生素的食物。

● 高热的护理：体温在39℃以下时不需做处理，超过39℃时可给予小剂量退热药物（退热肛栓或者滴鼻退烧都可以）或物理降温，忌用冰敷与沐浴降温。衣被穿盖适宜，忌捂汗，出汗后及时擦干更换衣服。

● 五官及皮肤黏膜的护理：室内光线要柔和，常用生理盐水清洗双眼，再滴入抗生素眼液或眼膏，可加服维生素A预防干眼病。防止呕吐物或泪水流入外耳道发生中耳炎。及时清除鼻痂、翻身拍背助痰排出，保持呼吸道通畅。加强口腔护理，多喂水，可用生理盐水含漱。保持床单整洁干燥与皮肤清洁，在保温情况下每天用温水擦浴更衣1次（忌用肥皂）。腹泻儿注意臀部清洁，勤剪指甲防抓伤皮肤而引起继发感染。

● 家长观察：如出疹不畅、疹色暗紫、持续高热、咳嗽加剧、鼻塞喘憋、发绀、肺部啰音增多，或出现频咳、声嘶，甚至哮吼样咳嗽、呼吸困难，或出现嗜睡、惊厥、昏迷等，应考虑出现了并发症需立即住院治疗。

小油菜香菇粥（8个月以上宝宝适用）

食材：小油菜、香菇、大米或者糙米适量。

做法：小油菜、香菇洗净切碎，加入已经煮好的米粥里再熬煮3～5分钟即可。随餐服用。

功效：油菜富含多种营养素，有助于防治皮肤干痒；香菇中的营养素有助于增强人体免疫力。

荠菜豆腐羹（8个月以上宝宝适用）

食材：鲜荠菜连根250克，豆腐250克，荸荠粉适量。

做法：荠菜、豆腐加水适量煮开，调入适量荸荠粉至浓稠，加入适量盐调味。每天分两次，温服。

功效：清热利水，柔肝养肺。

竹笋鲫鱼汤（1岁以上宝宝适用）

食材：鲜活鲫鱼1条（约250克），春笋50克，葱丝适量。

做法：鲫鱼去鳞及内脏，洗净；春笋洗净切片，鲫鱼入锅，放入春笋片和葱丝；加水适量炖至汤浓，加盐少许调味。每天1剂，分3次温服。

功效：清热、益气。适用于小儿水痘、麻疹、风疹等。

绿豆皮饮（8个月以上宝宝适用）

食材：绿豆皮15克，冰糖15克。

做法：绿豆皮煎水，加冰糖，冲服。

功效：清热解毒，润肺生津。

甘蔗马蹄饮（6个月以上宝宝适用）

食材：红皮甘蔗（连皮去节）、马蹄（即荸荠）适量。

做法：煎汤代茶饮。

功效：清热去火，但寒性体质者不宜饮用。

13

食源性过敏或摄入性过敏

果果妈说3岁的果果在幼儿园吃杧果过敏了，小脸红肿发痒，时好时坏，持续一段时间了。咳，都是杧果惹的祸！杧果属于温性的食物，吃多会出现上火的症状。宝宝出现轻微的症状不一定是过敏，有的人上火后会在嘴角或眼角出现红点，有可能只是上火。给宝宝搭配吃一些凉性败火的食物，如葡萄、西瓜之类的水果也可以，暂时先不要给宝宝用药，观察两天，说不定过两天就没事了！

其实不仅是杧果，桃、虾、鸡蛋等食物也会引起过敏。近年来，因为环境污染严重，加上饮食种类和饮食习惯的改变（自由基增多），过敏体质的孩子逐年增加，像气喘、过敏性鼻炎、异位性皮肤炎、习惯性便秘等，都是过敏体质的表现。

食物是引发过敏的重要因素

食物性过敏体质主要指对食物中的异体蛋白质过敏，食物中异体蛋白质的含量越高越容易诱发过敏性疾病。荤腥类食物比蔬菜容易诱发该病。为此，科学家研究想出的妙策是：减少一些动物性食品的摄入，多吃糙米、蔬菜，就能使孩子的过敏性体质得到改善。这里的奥妙在于糙米、蔬菜供养的红细胞生命力强，又无异体蛋白进入血液，所以能防止特应性皮炎发生。小白菜、香菇是不错的选择，小白菜或者小油菜含有天然的缓解过敏症状的物质。另外过敏期间可以用葡萄籽油来烹调宝宝的食物，其中的葡萄多酚本身就是抗过敏药物中提取的重要成分。

饮食调养方法

致敏食物黑名单

改善过敏体质要从环境和饮食两方面着手，大环境我们不易改变，因此饮食的改变就显得更为重要。许多医学报道也印证，如果能从日常饮食上调整，对过敏体质的改善会有很大的帮助。避免食用以下容易致敏和刺激的食物：

● 冰冷的食品。冰冷的食品容易刺激我们的咽喉、气管和胃肠道，引起血管和肌肉的紧张而发生收缩，因而引起一些过敏反应。

● 油腻的食品。小孩喜欢吃油炸食物和大鱼大肉，这些油腻的食品容易妨碍胃肠的消化能力，胃肠功能失常也是导致过敏的一大原因。

● 辛辣刺激的食品。一些辛辣刺激的调味品会散发有刺激性的气味，容易刺激呼吸道和食道，也容易引发过敏的发作。

● 虾、蟹等咸寒食品。这些食物含有较高的异体蛋白质，很容易激发体内的过敏反应，因此要避免摄取。

相反地，一些清淡而含有丰富维生素和植物性蛋白质的食物，像大豆、糙米、荞麦、豆类制品、栗子、胡萝卜、卷心菜、青椒、苹果、核桃等则应多去摄取，且平常饮食要营养丰富，才能提高身体的免疫力，如此也能减少过敏症状的发生。当然，如果能再配合适当的运动及保持乐观的心情，对过敏体质的改善都将非常有帮助。

推荐食疗方

三黑汁（10个月以上宝宝适用）

食材：黑芝麻9克，黑枣9克，黑豆30克。

做法：将上述3种材料蒸熟后打汁去渣。每天一剂，可常服。

功效：温肾健脾，增加免疫力，可用于过敏体质缓解期。

糖醋姜汤（8个月以上宝宝适用）

食材：醋半碗，生姜50克，红糖100克。

做法：将生姜洗净切片，放入锅内后加醋及红糖，小火煮沸后至红糖溶化，去渣服用。

功效：散瘀、解毒、健脾，主治食鱼、蟹等食物引起的荨麻疹。

辛夷花蛋（10个月以上宝宝适用）

食材：辛夷花12克，鸡蛋2个。

做法：加水适量同煮，蛋熟去壳后再煮片刻，食用时饮汤吃蛋。辛夷花在药店有售。

功效：祛风通窍、止痛，主治风寒头痛、鼻塞、慢性鼻炎。

三子芝核粥（10个月以上宝宝适用）

食材：苏子10克，莱菔子10克，白芥子6克，芝麻20克，核桃仁20克，白米50克。

做法：将苏子、莱菔子、白芥子加水煎成汁，再加入芝麻、核桃仁及白米煮粥。可时常服用。

功效：健脾、温肾、化痰、降气，主治喘症。

日常护理方法

建议用干净的毛巾、温开水加少许食盐洗脸，如果红肿明显应选用炉甘石洗剂外搽，渗出多时用3％硼酸溶液湿敷，硼酸具有消炎、收敛的作用。家中有芦荟胶的也可以给宝宝涂抹上，应用十分安全并广泛。必要的时候可以吃一些抗过敏药物缓解症状，不要用手去摸或者抓过敏的地方。还有一个秘方就是用苦楝树叶加水煮沸来洗，这个最有效，而且能使皮肤更细嫩光滑，苦楝树很常见，但是城市中不好找。另有一些中医的外用方，要视宝宝具体情况和体质而定。

14

视力发育问题

保护视力的首选食物

对宝宝视力发育有益的首先就是动物性食物中的维生素A、植物性食物中的胡萝卜素,这些营养素是保护眼睛、维持正常视力的"灵丹妙药"。富含维生素A的食物有深海鱼类、粗粮(包括玉米、燕麦及坚果类等种子类食物);富含胡萝卜素的食物如胡萝卜、白菜、豆芽、豆腐、红枣、橘子等。还应多吃海带、海苔、紫菜等海洋蔬菜,都有吸收与抵抗放射性物质的作用,对人体造血功能以及遗传基因的稳定有一定的保护作用。植物性食材每天都可以适量摄入,动物性食材则每周适量进食3次为宜。因为我们每天给宝宝提供的奶里面动物性因素已经很高,现在很多宝宝内热有这方面的原因。

市面上所说的富含DHA、ARA、Ω-3等食物主要有深海鱼类、核桃、亚麻籽等,根据宝宝的发育情况分阶段适量摄取对宝宝的视网神经发育非常有好处。孕期由4个月开始母体摄入,婴儿从出生4周后开始摄入。根据每个宝宝发育情况不同,剂量需要参考专业医生意见摄取,不能一概而论。

孕期和未添加辅食期间可以摄入一定量的鱼肝油,但需要说明的是,国内医院提倡的鱼肝油基本是维生素AD滴剂,AD滴剂对促进钙吸收很有帮助,但很多不含有DHA、ARA、Ω-3等有助于视网膜发育的营养物质,需要妈妈在购买的时候看清配方成分表,不能混淆。我一直提倡的是以食疗为主,希望妈妈们还是多给宝宝摄入深海鱼、核桃和亚麻籽等食物,因为早在

2006年世界卫生组织就要求所有药品生产质量管理规范（GMP）厂家标注鱼肝油的重金属含量，但是国内这方面还不是很完善，希望家长们谨慎对待，尽量以摄入天然食物中的营养素为主。

与眼睛有关的常见问题

当宝宝出现眼睛暗淡无光、视力下降、夜间看物不清、不断揉眼睛（干眼病和角膜软化），以及眼睛发炎、红肿、见光见风流泪等症状时，就说明宝宝有可能缺乏维生素A或胡萝卜素，需要适量补充。应多吃些胡萝卜、白菜、豆芽、豆腐、红枣、橘子以及牛奶、鸡蛋、动物肝脏、瘦肉等食物，以补充人体内维生素A和蛋白质。最好是多喝水，每天至少喝1.5升水，还要适量多吃粗粮和水果，特别要吃柑橘类水果、葡萄、柠檬、香蕉、杏，还要定期地吃些含钙食物，要避免吃动物性脂肪和糖，少吃油腻的东西。

在咨询过程中有妈妈问我，宝宝老是眼睛红红的，并且眼屎多，滴了眼药水就好了，一停药又红了，眼科医生说是泪腺还没发育好，这种情况要注意些什么呢？

中医理论认为：肝开窍于目，这个宝宝肝火旺盛，所以表现在眼睛红肿及眼屎增多。因此，明目保健措施多以养肝肾之阴、补心肝血分、平肝潜阳、泻降肝火为主。内热大的宝宝，特别是长期心火肝热

的宝宝，就应该特别注意清肝泻火、养肝明目了。建议多吃苜蓿、豌豆苗、韭菜、胡萝卜等黄绿蔬菜，菊花具有养肝清火明目之功效，是人们喜爱的泡茶佳品。1岁以上的宝宝可以饮用。

还有的父母都是高度近视，担心宝宝会被遗传。确实，家长如果是高度近视，宝宝遗传近视的可能性比较大，要特别注意避免视力衰退。平时要多

给宝宝吃鱼、谷物食品、柑橘类水果与红色果实。还要注意远离那些加重近视的食物，特别是糖、肉和全脂奶酪要尽量少吃，或者不吃。

适量的营养素摄入对宝宝眼睛是有好处的，但有一句话叫：过犹不及。什么东西都有一个度，都有一个量，宝宝的吸收能力有限，所有的东西不是宝宝全部能吃得进去的并吸收利用的，要根据宝宝的脾胃吸收情况具体对待，切不可操之过急。恨不得把天下所有的好东西都堆在宝宝身上，这种拔苗助长的生活习惯和急迫心情只能使宝宝的脾胃长期处于一个超负荷循环运行的状态，最后被迫停工休息。

15

睡眠问题

子午流注表从亥时开始（当日晚21点）到寅时结束（次日凌晨5点），是人体细胞休养生息、推陈出新的时间，也是地球旋转到背向太阳的一面。阴主静，要有充足的休息才会有良好的身体状态。正如睡觉多的婴儿长得胖、长得快，爱闹觉的宝宝发育一般都会受到影响。

宝宝晚上的睡眠时间和质量直接影响到长大后的气血水平和健康状况，最佳的睡眠时间是晚上9点至早晨五六点钟，入睡最晚不能过11点。现在中国"70后、80后"中，从小在农村生活的气血水平要远远比在城市生活的气血水平、身体素质和抗压能力高出一节，可以作为我们生活中一个实际的参考标准。

宝宝为什么睡不好

▎饮食原因▎

这个因素占很大比例。中医讲究，胃不和则寝不安，主要有两个方面需要父母注意：一是过饱：一些父母晚上喜欢给宝宝吃得过饱，高蛋白饮食、过于油腻等，在睡眠时宝宝胃肠蠕动慢，消化能力差，多余的没有及时消化吸收的食物在肠道中发酵、产气，引起腹胀、腹部不适，宝宝表现为夜里哭闹、睡眠不安等；二是有的宝宝饮食没有规律，在夜里有吃奶的习惯，常常在夜里有饥饿性苦恼、睡眠不安等，注意调理后即可缓解。

▎营养素缺乏▎

需要在给宝宝检查后确定补钙或者鱼肝油；宝宝不舒服，首先表现为烦躁、苦恼，患病时睡眠不安多伴有发热、咳嗽、腹泻等症状，容易找到原因；患有贫血、低锌的宝宝夜里也有不同程度的睡眠不适；有些宝宝是因为维生素和微量元素缺乏导致的，特别是B族维生素缺乏会导致宝宝睡眠不安的比例很大。

睡眠条件不好

睡眠条件不好引起不适或与身体有病有关，如饥饿、被子盖得太多、尿布湿了或尿裤太紧、咳嗽、鼻子不通气等。出牙期的宝宝因为出牙不适也会引起睡眠不安，同时会出现发热、呕吐或者夜惊的情况，家长需要给点肥仔水以舒缓宝宝出牙不适。

有些疾病的康复期，例如腹泻、上呼吸道感染、肺炎等，甚至在打预防针后几天，宝宝也会出现睡眠不安的情况。

睡前过度兴奋

幼儿睡眠不好也可与睡前过度兴奋或紧张、日常生活的变化（如出门、睡不定时、搬家）、有新的保姆或陌生人来有关（如常照顾宝宝的奶奶走了会引起婴儿晚上睡眠不安）等，经常更换抚养人会使宝宝睡眠障碍的发生率明显升高。过节时宝宝过度兴奋、受惊，比如放炮、突然小狗叫、人来人往引起的宝宝情绪问题，也可以影响宝宝的睡眠。

调查发现父母以及主要养育人的情绪也是宝宝睡眠障碍的重要影响因素。

宝宝的内在原因

小儿的内在因素对睡眠也有影响。大脑神经发育尚未成熟，情绪易激动，平时家长娇惯的宝宝更容易发生睡眠障碍；平时脾气暴躁经常无端发火的宝宝睡眠障碍的发生率是温顺、听话宝宝的1.73倍，原因是这些宝宝神经系统兴奋性较高。晚上睡眠差、早晨不易唤醒的宝宝神经系统成熟相对较晚更易出现睡眠障碍。宝宝生理上尚未建立固定的作息时间表；宝宝生物钟日夜规律的调整，要依赖宝宝生理成熟度的配合。如果宝宝天生的气质，倾向过度敏感、无规律、反应强度高或低反应，不但要花很长时间来建立自己生物钟的规律性，也较难适应环境的变化。心火肝热的宝宝容易出现夜晚睡觉不安分、来回翻腾、撅着屁股睡等。这类宝宝需要在饮食上忌肥厚甘腻，多食清热滋阴的食物，同时推天河水、攒竹等位置清热去火。护理环境需温度、湿度适合，忌干燥、高温、湿热、闷气等环境。

帮助宝宝一夜安睡

在了解了引起睡眠不好的因素后，我们会发现有时每隔2~3小时宝宝还会出现轻度哭闹或烦躁不安的情况，家长可以采取轻拍或抚摩宝宝的方式，使宝宝重新入睡；不要马上又抱又哄，或给他喂奶和喝水，这样会养成宝宝夜间经常醒来的不良习惯。某些神经类型的正常小儿晚上睡眠很差，但只要吃、发育增长没问题就不必太担心。此外，应安排个安静、舒适的睡眠场所，室温适宜、空气清新、被褥厚薄合适、灯光可暗些；培育良好的睡觉习惯，睡前不过于兴奋或做大运动量的活动，不宜训斥宝宝。每天晚上到9点就关灯，大家都睡觉或到另外的房间去活动，创造一个安静的环境，让宝宝入睡。主要抚养人平和、镇静的眼神也可以作为安慰剂来帮助宝宝恢复平稳心态。婴儿最好侧睡，尤其是吃饱后应向右侧睡，俯卧易压住口鼻影响呼吸，仰卧会因吐奶而引起呛咳。逐渐让宝宝养成右侧睡的习惯，不要轻易破坏这种习惯。晚上不要逗宝宝玩，喂饱后就让宝宝自己入睡，哭也不要管，几天后自然会形成习惯。加强体育锻炼，有利于宝宝夜间深睡眠，在晚上6点以前的固定时间安排锻炼是宝宝睡眠保健的一个良好措施。

▍安眠食物大搜索▍

● 小米：又称粟米，性味甘，咸，凉。陈粟米性味苦、寒，建议家长选择新米。李时珍在《本草纲目》里说小米"煮粥食益丹田、补虚损、开肠胃"。其功用在于健脾、和胃、安眠。现代医学认为：饭后的困倦程度往往与食物蛋白质中的色氨酸含量有关。色氨酸能促使大脑神经细胞分泌出一种使人欲睡的血清素-5-羟色，它可使大脑思维活动受到暂时抑制，人便产生困倦感。大脑神经细胞分泌出这种物质越多，人就越感到困倦。小米中色氨酸的含量在所有谷物中独占鳌头，每100克可食部含色氨酸量高达202毫克，是其他谷类食物无法比拟的。另外，小米富含易消化的淀粉，进食后能使人产生温饱感，可促进人体胰岛素的分泌，进一步提高脑内色氨酸的数量。

● 牛奶：又称牛乳，性味甘，平。牛奶是一种治疗失眠较理想的食物。牛奶中含有使人产生困倦感觉的生化物质色氨酸，可以起到使人安眠的效果，加上牛奶的营养所产生的温饱感，更可增加催眠的效果，脱脂牛奶与不脱脂牛奶具有同样的作用。建议家长晚上睡觉前给睡眠不好的宝宝喝些牛奶（1岁以上宝宝适用）。

● 百合：有润肺止咳、清心安神之功效。临床多用于治肺痨久咳、咳嗽痰血、热病后余热未清、虚烦惊悸、神志恍惚、脚气浮肿。《日华子本草》谓其"安心，定胆，益志……"经临床观察，百合对神经官能症引起的心悸、失眠、多梦有较好疗效。对心火肺热的宝宝很有裨益哦！

● 猪心：性味甘，咸，平。有安神定惊、养心补血之功效。猪心作为营养与药用菜肴，已有悠久的历史了。民间素有"以心补心"之说，这也是有道理的。猪心，其蛋白质含量是猪肉的2倍，而脂肪含量仅为猪肉的十分之一。此外，还含有较多的钙、磷、铁、维生素等成分。可用来加强心肌营养，增强心肌收缩力。可治惊悸、怔忡、自汗、失眠等症。注意，猪心不太容易消化，不要让1岁以下的宝宝食用。

● 酸枣仁：性味甘，平。有养肝、宁心、安神、敛汗之功效。治虚烦不眠、惊悸怔忡、烦渴、虚汗。药理研究证实，酸枣仁煎剂给大白鼠口服或腹腔注射均表现镇静及嗜睡，无论白天或黑夜，正常状态或咖啡引起的兴奋状态下，酸枣仁均具有镇静、催眠作用。经临床应用证明，生用、炒用都有催眠效果。药店有售，自己买回家煮好了，不要买超市里现成的；如果买，最好选择不添加任何人工制剂的。

● 茯苓：性味甘，淡，平。有利水渗湿、健脾、安神之功效。《本草衍义》说："茯苓、茯神，行水之功多，益心脾不可阙也。"《本草纲目》也

288

讲："后人治心病必用茯神，故洁古张氏于风眩心虚，非茯神不能除，然茯苓未尝不治心病也。"超市的茯苓饼加蔗糖比较多，不建议购买，还是老原则：药店购买，1岁以内的宝宝每天不超过5克，1～3岁不超过10克，多了会中毒！

● 莴苣汁：性味同莴苣，苦、甘、凉。《本草拾遗》称其"利五脏，通经脉，开胸膈"。据有关资料表明，莴苣茎、叶、皮的乳白色浆液，具有镇静、安神的功效，可助宝宝睡眠。临睡前服食效果明显，日常中可以给宝宝多吃点。

● 小麦：有养心神、益心气的作用。古方有甘麦大枣汤，以小麦20克，大枣5个，甘草3克，用水3碗，煎至1碗，睡前一次服完，1岁后适用。不适合麦类过敏的宝宝。

● 糯米：补气血、暖脾胃，适宜体虚之人及神经衰弱者食用，尤以煮稀饭，或与红枣同煮稀粥最佳，能滋润补虚、温养五脏、益气安神。不适合脾胃虚弱的宝宝多食。

● 西谷米：能补脾益气，适宜体虚之人，或神经衰弱者食用。《柑园小识》云："健脾运胃，久病虚乏者，煮粥食最宜。"若同红枣、莲子或核桃等煮粥食用更妙。适合夏天食用。

● 鹌鹑蛋：鹌鹑的肉与蛋，其营养价值比鸡的高，鹌鹑肉含蛋白质比例为24.3%，比等量鸡肉高4.6%，鹌鹑蛋含蛋白质比例为13.5%，比等量鸡蛋高1.7%。特别是鹌鹑蛋富含卵磷脂，是高级神经活动不可缺少的营养物质，所以容易受惊的宝宝宜常吃些鹌鹑蛋，大补元气哦！每天最多吃2～4个。

● 牡蛎肉：牡蛎肉能治疗失眠烦热、心神不安。《医林纂要》认为：牡蛎肉"清肺补心，滋阴养血"。崔禹锡《食经》亦载："治夜不眠，志意不定。"故神经衰弱之人食之颇宜。同时补锌哦！

● 龙眼肉：能补血安神、益脑力，是一种滋补健脑食品，尤其适宜思虑过度、心神失养引起的神经衰弱、健忘失眠、心慌心跳、头晕乏力等人食用。龙眼肉含有丰富的葡萄糖、蔗糖、泛酸、维生素A、B族维生素等物质，这些物质能营养神经和脑组织，从而调整大脑皮层功能，改善甚至消除失眠、健忘症状，并能增强记忆力。中医古方"玉灵膏"就是用龙眼肉与白砂糖熬制而成的，用于脑力衰退、神经衰弱之人。民间常用龙眼肉4～6枚，用莲子、芡实等量，加水炖汤于睡前服。还有用龙眼肉2～4粒，酸枣仁1汤勺，泡开水1杯，宝宝6个月起晚睡前代水饮。龙眼肉性热，寒症的宝宝吃很有裨益，内热的宝宝尽量不要食用。

● 葡萄：不仅含有很多糖分，还含有卵磷脂、蛋白质、氨基酸、果胶、维生素和矿物质等，有营养强壮作用。《神农本草经》中说它"益气倍力，强志"。葡萄能健脑、强心、开胃、增加气力，性凉，胃肠不好的宝宝容易拉肚子，谨慎食用吧。

● 核桃（胡桃）：历代医家视之为健身益寿、补肾抗衰食品，常吃核桃，对人的大脑神经也很有益。它含有丰富的脂肪油，主要成分为不饱和脂肪酸，含维生素A、维生素B_1、维生素B_2、维生素C、维生素E和磷脂，以及钙、磷、铁、锌、镁等微量元素。凡神经敏感容易受惊的宝宝宜早晚空腹各食核桃2～3枚。民间也有用核桃仁、黑芝麻、白砂糖共研为末，早晚各服1汤匙，颇有效果。过量容易引起内热。

● 松仁：性平，味甘，能养心安神。《本草纲目》中就说过：松仁养心气，润肾燥，益智宁神。古方"柏子养心丸"治疗"劳欲过度，心血亏损，精神恍惚，夜多怪梦，怔忡惊悸，健忘遗精"，就是以松仁为主要成分，"常服宁心定志"。它是一种理想的滋养强壮食品，凡神经衰弱者均宜食用。油性比较大，过量容易引起腹泻和消化不良。

● 红枣：在民间常做补血食品，能益气、养心、安神。古代医家常用以治疗神经衰弱的病症，如《千金方》中治"虚劳烦闷不得眠"，相当于现代医学所说的神经衰弱失眠症，用大枣20枚同葱白七茎煎服。经常服食大枣，对于身体虚弱、神经敏感、睡眠不安的宝宝来说，大有益处。过量容易引起内热。

● 莲子：有养心、镇静、安神之功效。《神农本草经》中称它"主补中、养神、益气力"。明代李时珍说它能"交心肾，益精血"。适宜神经衰弱者以之同芡实、糯米煮稀粥吃。清代养生学家曹廷栋在《老老恒言》中亦云："莲肉粥，补中强志，兼养神益脾。"民间多用莲子加盐少许，水煎，每晚睡前服。过量容易引起消化不良。

● 芝麻：是一种抗衰老食物，神经衰弱之人也宜食之。《神农本草经》中载："补五内，益气力，填脑髓。"《食疗本草》还说它能"润五脏，填骨髓"。据现代研究，芝麻中的确含有丰富的不饱和脂肪酸，丰富的维生素E、卵磷脂等滋补强壮、健脑防衰的营养成分。过量容易引起消化不良。

● 银耳：有补肾、润肺、生津、提神、益气、健脑、嫩肤等功效，还能补脑强心、消除疲劳。据分析，银耳含有丰富的胶质、多种维生素和17种氨基酸、银耳多糖、蛋白质等营养成分，都对神经衰弱者有益。不适合痰多、湿气比较大的宝宝。

● 枸杞子：是一味药食兼用之品。《药性论》中载："能补益髓诸不足，安神。"《摄生秘剖》中的名方"杞圆膏"，主治神经衰弱，认为有"安神养血，滋阴壮阳，益智，强筋骨，泽肌肤，驻颜色"的作用，就是以枸杞子配合等量的龙眼肉熬制而成的。1～3岁的宝宝食用枸杞子每天不要超过6粒，否则容易上火。

● 黄鱼：崔禹锡《食经》中记载："石首鱼主下利，明目，安心神。"石首鱼即黄鱼，故不寐者宜食之。黄鱼刺少又鲜嫩，6个月以上宝宝适用，但过敏体质的宝宝不要食用。

16

出牙不适

影响宝宝出牙早晚的原因

孩子什么时候出牙？一个要看妈妈在怀孕期间的补钙情况（这个因素占30%，小孩子出生时牙槽基本都长好了）；另一个要看遗传（遗传至少占50%以上的比例），这点可以问问爷爷奶奶、姥爷姥姥，爸爸妈妈小时候是怎样出牙的，如果爸爸妈妈小时候出牙晚，孩子是不可能早出牙的，除非换爹换妈；剩下的20%才是摄入和吸收钙的情况。所以，孩子出牙早晚都正常，2岁前后基本都会出到20颗，妈妈们担心的重点不应该是出牙早晚的问题（不出牙是绝对不可能的），而是怎样帮助宝宝度过出牙不适。

怎样应对宝宝出牙不适

宝宝一出牙妈妈的烦恼就来了——哭闹、吭唧、呕吐，甚至发热、咳嗽、腹泻全来了，反正是不舒服，长过智齿的妈妈都知道，出牙是非常难受的，肿胀、疼痛，所谓"牙疼不是病，疼起来要人命"说的就是这种情况。

而很多父母在孩子发生以上问题的时候都忽视了"出牙不适"这个关键问题，而认为是孩子免疫力低下导致的发热、腹泻、呕吐，有的新手父母不知道宝宝到底怎么了，是不是吃得不对了，需要不需要打针吃药……弄得六神无主、惊慌失措、疲惫不堪的。

唉，都是出牙闹的！

想想，硬硬的牙齿要突破皮肤黏膜、毛细血管和肌肉组织长出来，一个要长，一个不让长，抵抗力弱的孩子当然就会表现出各种各样的症状了。也有孩子什么症状都没有，该吃该喝该玩一点儿没耽误，不过这样的孩子太少见了，属于极品。

有的孩子白天懒洋洋的，半夜哭闹。严重时，出现发热、呕吐、腹泻、咽喉红肿情况，多见于先天不足、抵抗力差的宝宝。

这个时候可以给宝宝点儿磨牙食物（手指食物），比如黄瓜条、熟胡萝卜条、熟豌豆、硬的大枣、粗粮饼子等，不但可以刺激宝宝的味觉，磨薄阻挡出牙的口腔黏膜和肌肉组织，帮助快速出牙，对宝宝的大脑发育也非常有好处。

对于反应不严重的宝宝，可以喂些小米粥油，目的是不刺激肠胃黏膜，保护好后天之本——脾胃。吸收好是一切的根本，新手父母们不要本末倒置，弄坏了宝宝的胃，宝宝吃什么都不吸收，就等于身体没有了后备军，这仗没法打下去。

同时可以给宝宝吃点增强抵抗力的食物：大蒜粥（虚寒体质）、香菇粥（内热体质）等富含维生素C的食物。如果宝宝实在闹得厉害，南方很多地区有卖肥仔水的，对缓解宝宝出牙不适安全有效，不妨一试。

> **Rayman妈妈提示**
>
> 出牙期正是在口唇期内，孩子以口唇接触、感知世界，见到什么都想咬。稍微硬点的东西，只要安全卫生（一定要消毒好）都可以给宝宝。不过不建议给宝宝牙胶，什么味道都没有，还会导致宝宝味觉错位。

小米粥油（6个月以上宝宝适用）

食材：小米适量。

做法：小米与水小火熬至黏稠，稍微冷却后表皮凝结的一层胶状物质即为粥油。

功效：暖胃健脾、除湿、镇静、安眠。

大蒜粥（6个月以上宝宝适用）

食材：大米（其他谷物亦可），大蒜4～6瓣。

做法：将米与蒜（不拍或切，预防辣味溢出）清洗干净，小火熬至黏稠。同食。

功效：提高免疫力，适合虚寒体质的宝宝。大蒜素提高免疫、抗病毒的功效十分显著，整个煮熟后十分香糯，无辣味，适合免疫力低下的宝宝食用。

香菇粥（8个月以上宝宝适用）

食材：大米（其他谷物亦可），香菇4～6朵。

做法：将香菇用水泡发，清洗干净，去根，切成小块儿，与米一起小火熬至黏稠。同食。10个月以下的宝宝不要直接吃，可以喝汤。

功效：香菇性平味甘，能减轻胃肠负担，促进食欲，提高免疫，其中的麦角甾醇经过日光照射转成维生素D，有助于骨骼和牙齿的生长，对贫血、呼吸道黏膜炎症都有消炎镇静的功效。适合内热体质的宝宝。

17

口腔溃疡

中医、西医视角不同

西医认为，小儿口腔溃疡是由于小儿口腔黏膜薄而嫩，易被过热食物烫伤、过硬食物擦伤或进食时咬伤，继而发生感染，导致口腔溃疡。有的幼儿在腹泻或营养不良时也会发生口腔溃疡，如缺乏微量元素锌、铁、叶酸、维生素B_{12}等，可降低免疫功能，增加复发性口腔溃疡发病的可能性。一旦溃疡形成，所进食物的化学成分就会对溃疡面产生刺激，引起创面疼痛，此时小儿会表现出拒食、烦躁甚至发热的症状，直接影响孩子的身体健康。

中医认为，小儿过食肥甘厚味，致心脾蕴热、熏蒸口舌，或复感邪毒，瘀阻气血，腐蚀肌膜，易患本病。也就是说，容易口腔溃疡的孩子多是吃了过量的甘甜、辛热的食物。因为辨证比较复杂，如果长期溃疡反复发作，建议看中医后进行对症食疗。

例如：心火旺盛或脾胃积热的孩子可用竹叶粥食疗，以鲜竹叶8钱、石膏1两、米2两、砂糖适量同煮制成；阴虚火旺型可以二冬粥食疗，选用麦冬3钱、天冬3钱、玄参3钱、米2两及冰糖适量制成；脾胃虚寒型则可用理中粥，以党参、干姜、炙甘草、茯苓、糯米红糖制成。

预防很重要

对口腔溃疡的治疗方法虽然很多，但基本上都是对症治疗，目的主要是减轻疼痛或减少复发次数，但不能完全控制复发，所以宝宝口腔溃疡预防尤为重要。平常应注意保持口腔清洁，常用淡盐水漱口，生活起居有规律，保证充足的睡眠，坚持体育锻炼，饮食清淡，少食辛辣、厚味的刺激性食品，忌吃烧烤油炸类食品和油腻、辛辣及热性食品，如辣椒、生葱、生姜、大蒜、羊肉等，保持大便通畅，保持心情愉快，避免过度活动，多吃水果、新鲜蔬菜，多饮水等，以减少口腔溃疡发生的概率。预防重点在于补锌、铁、叶酸、维生素B_{12}等营养素。锌是帮助伤口快速愈合的；铁是制造血红素和肌血球素的主要物质，是促进B族维生素代谢的必要物质；叶酸也就是维生素B_{11}，有防止口腔黏膜溃疡、预防贫血的作用，但单一摄入任何一种B族维生素，效果远没有全部摄入B族维生素吸收效果好。

推荐食疗方

鸡蛋绿豆水（8个月以上宝宝适用）

食材：鸡蛋1个，绿豆适量。

做法：将鸡蛋打入碗内搅拌成糊状，绿豆放陶罐内冷水浸泡十多分钟，放火上煮沸约90秒（不宜久煮）。这时绿豆未熟，取绿豆水冲鸡蛋花饮用。每天早晚各1次。

功效：防暑消热，有修复人体组织的作用，治疗口腔溃疡效果好。

西瓜汁（8个月以上宝宝适用）

食材：西瓜1/2个。

做法：挖出西瓜瓤，挤取汁液。让患儿将西瓜汁含于口中，2～3分钟后咽下，再含新瓜汁，反复数次。（番茄汁也有同效。也可以将维生素C药片1～2片压碎，撒于溃疡面上，闭口片刻，每天2次。）

功效：清热解暑，治热症，如口腔溃疡等。

核桃壳水（8个月以上宝宝适用）

食材：核桃壳50克左右。

做法：将核桃壳用水煎汤口服，一日3次，连续3天。

功效：收敛，治疗口腔溃疡、胃溃疡。

18

缺钙

补钙，吸收是关键

母乳喂养的孩子，妈妈应该注意补钙，哺乳期间每天应保证摄入1200毫克钙。人工喂养的孩子，如果每天能喝800毫升的配方奶粉，就能够满足孩子对钙质的需要。如果孩子还是缺钙，首先要想到的不是给孩子吃何种钙剂，钙含量是多少，而是吸收的问题。同样是100毫克的钙，母乳中钙的吸收率为80%，配方奶粉中钙的吸收率为60%，食物中的钙如果搭配合理吸收率在50%左右，其他钙元素大多在30%左右，只不过占优势而已。但钙是矿物质，高单位、密集型摄入是非常不容易消化吸收和沉积的，这就是很多脾胃虚弱的孩子补钙效果不好的原因，而且非常容易导致孩子大便干结、消化不良，甚至导致脾胃不和。

如果出现孩子缺钙的问题，首先就应该找营养医师查找一下孩子的饮食结构中哪些食物搭配组合得不合理，影响了钙元素的吸收，比如，菠菜豆腐搭配，菠菜中的草酸和豆腐中的钙结合成草酸钙，不但影响钙质吸收，还非常容易形成结石。

排除了钙摄入量不足的因素，就可以考虑添加鱼肝油了，同时需要增加晒太阳的时间和孩子的活动量，促进钙的吸收。最后，才是针对孩子体质开出适合孩子胃肠吸收的钙剂。

选择钙剂的基本原则

为中国宝宝选钙剂（包括鱼肝油）应该注意以下几个问题：

重金属含量要低

国际营养协会早在2006年就出台了一个新规定，要求所有的GMP（Good Manufacturing Practice，世界上第一部药品从原料开始直到成品出厂的全过程的质量控制法规）认证生产厂家必须标注其生产的钙和鱼肝油产品中的重金属含量。如果钙剂（鱼肝油）生产厂家说自己的产品完全没有重金属，这是完全不可能的！即使最高的提炼合成制剂技术也不可能做到完全没有重金属，结论就是不是技术检测不出来，就是根本就没有考虑过这样的问题。

钙元素含量要高

钙元素含量当然多一点比较好，但也有个吸收率的问题。氨基酸螯合钙的吸收率在45%～50%，但没有6个月以下宝宝吃的。其他的，比如碳酸钙（不适合小孩子，适合新陈代谢快的运动员，因为碳元素沉积下来很麻烦）、醋酸钙、葡萄糖酸钙等吸收率都在30%左右，只是因为摄入量大、纯度高，总体吸收量就比较高而已。

钙磷比例要合适

书本上的数据说：当钙磷比例是2：1的时候，钙的沉积率和骨密度为最好。这是科学，但也是实验室里的数据，这种实验是在完全没有其他摄入和环境影响的情况下得出的结论。这种数据的弊端是直接忽略掉人类和地理环境的影响。现在，中国大部分适合人生存的地区已经划归为高磷区。为什么这样说呢？想一下，我们日常使用的是含磷洗衣粉，农作物使用的是磷肥，已经导致饮水、食物中磷含量偏高，如果再摄入2：1比例的钙磷制剂，很容易让孩子因为骨质钙磷沉积比例不合适而影响骨骼发育，严重的甚至会影响血液凝固、酸碱平衡、神经和肌肉等正常功能。所以，有的时候尽信书不如无书，现代父母决不能把自己和孩子变成"学知障"，一些专家、学者甚至本书作者所说的话，都希望家长们持质疑态度，考虑一下说得对不对，为什么是对的或者是错的。

在这里纠正一下家长们容易混淆的概念：国内一些医生和宣传厂家直接把维生素AD滴剂叫作"鱼肝油"，这在国际上是不规范的。真正的鱼肝油包括维生素A、维生素D的同时，更主要的是含有DHA、EPA、Ω-3、维生素E等多种营养素，其中的DHA、EPA、Ω-3等对大脑神经、视网神经的发育大有裨益。新手父母在购买的时候一定要看清楚成分表，如果单纯的含有维生素A、维生素D，这种营养素只能叫作维生素AD滴剂，而绝对不是鱼肝油。

还有一点需要注意：给婴幼儿吃的EPA和DHA的比例一定不能超过1∶1。国际上的鱼肝油分给老年人吃的，给中年男性、女性和婴幼儿等不同人群吃的。老年人所需的EPA比例一般是DHA的10倍左右，婴幼儿吃了容易出现血液和心血管等诸多问题；中年男性、女性服用的一般会含有微量激素和其他不适合孩子的营养素。

另外一个尖锐的问题是维生素A和维生素D中毒的情况时有发生，也就是鱼肝油服用过量（中毒）。维生素A和维生素D中毒的症状和佝偻病类似，如果孩子长期摄入鱼肝油但还是有佝偻病症状，就要检查是否是鱼肝油过量（中毒），停药后即可缓解。鱼肝油过量（中毒）也可能导致厌食。

推荐
食疗方

虾皮西葫芦饼（8个月以上宝宝适用）

食材：淡海虾皮500克，清水100毫升，西葫芦1个，面粉、牛奶各适量。

做法：将虾皮用适量清油（主要是富含维生素A、维生素D的植物性食用油，关于这点购买的时候可以参照食用油的营养配料表）煎熟；加100毫升清水放入食物粉碎机中加工成虾酱，装入密封容器备

300

用；西葫芦去皮、擦丝，加入面粉、牛奶、虾酱搅拌成糊状；平锅置火上，倒入油，将糊状物倒入平锅摊成软饼即可。

功效：虾皮补钙开胃；西葫芦含有多种维生素，能止渴止咳，除湿消肿。

骨头汤（6个月以上宝宝适用）

食材：各种动物骨髓、骨头适量。

做法：动物骨头里80%以上都是钙，但是不溶于水，难以吸收。因此，在制作成食物时可以事先敲碎它，加醋后用文火慢煮。吃时去掉浮油、放些青菜即可。鱼骨也能补钙，但要注意选择合适的鱼和合适的做法。干炸鱼、焖酥鱼都能使鱼骨酥软，更方便钙质吸收，而且可以直接食用。尽量食用海鱼，如果没有则可以选择河里的无鳞鱼为佳。

功效：脂肪含量低，适合补钙。

19

缺铁

孕妇9个月就应该开始重点补铁、补血，胎儿将会为出生储备足够量的铁。一般出生后4个月，宝宝从妈妈那里储备下的铁就会告竭。这个时候，宝宝的各个器官也做好吸收、运转生血食物的准备，含铁食物的添加就可以提上日程了。

中度以上贫血的孩子会出现眼白发蓝（贫血前兆），无精打采，容易疲乏，不爱活动，活动后呼吸急促、心率过速，消化功能减退，吃东西不香，皮肤苍白或者黄白不均，嘴或舌头疼痛等。如果出现以上症状，就需要父母调整饮食结构，加大补血补铁食物的摄入量了。

另外，因为生产过程中大量损耗血液和元气，母体一定是气血两虚的，很多妈妈没有奶水或者奶量很少就是因为这点，所以，妈妈产后补铁补血很关键。如果自身都不够，奶水里一定是没有的，光吃母乳的宝宝便会加速自身储备铁的消耗以适应生长发育的需求。所以，产后气血双补势在必行！

现代医学研究证明，只有二价铁离子才能被人体吸收。在酸性环境下，三价铁易转变为易溶于水的二价铁，所以，为了促进铁质的吸收，还应吃一些酸性的食物，如番茄、酸枣、酸黄瓜、酸菜等促进吸收。吸收铁时需要铜、钴、锰、维生素C的配合，富含这些营养素的食材同时食用效果更好。

饮食调养方法

含铁食物推荐

● 红枣：婴幼儿补铁首推红枣，红枣相较于蛋黄来说，铁的吸收率要高，而且不含胆固醇，铁、锌、维生素C同步更易吸收。大的红枣6～12个月的宝宝每天吃2个，1～3岁的宝宝每天吃3～4个，足够宝宝每天铁、锌的需要量了，而且红枣的健脾养胃功效非常卓著。

● 动物肝脏和瘦肉：每100克猪肝含铁25毫克，而且也较易被人体吸收。肝脏可加工成各种形式的儿童食品，如肝泥就便于婴儿食用。妈妈选择的时候要注意卫生情况。

● 鸡蛋黄：每100克鸡蛋黄含铁7毫克，尽管铁吸收率只有3%，但鸡蛋原料易得，食用保存方便，而且还富含其他营养素，所以它仍不失为婴幼儿补铁的较好来源。但鸡蛋黄胆固醇含量过高，建议1岁以上的孩子一周食用不超过3个。

● 动物血液：猪血、鸡血、鸭血等动物血液里铁的利用率为12%。如果注意清洁卫生，加工成血豆腐，对于预防儿童缺铁性贫血是一种价廉方便的食品。尽量选择放养而不是人工圈养的动物，有机的动物血液铁含量和圈养的动物血液铁含量相差3倍以上，蔬菜中的维生素C、铁等甚至相差5倍以上。

● 黄豆及其制品：每100克黄豆及黄豆粉中含铁11毫克，人体吸收率为7%，远较米、面中的铁吸收率为高。

● 芝麻酱：富含各种营养素，是一种极好的婴幼儿营养食品。每100克芝麻酱含铁58毫克，同时还含有丰富的钙、磷、蛋白质和脂肪，添加在多种婴幼儿食品中深受孩子们的欢迎。

● 绿色蔬菜：虽然植物性食物中铁的吸收率不高，但孩子每天都要吃它，所以蔬菜也是补铁的一个重要来源，例如芹菜、小白菜、生菜等。

● 木耳和蘑菇：这两种食物铁的含量很高，尤其是有机木耳，每100克含铁185毫克，自古以来人们就把它作为补血佳品。此外，海带、紫菜等水产品也是较好的预防和治疗儿童缺铁性贫血的食物。

此外，民间有传说："菠菜能补血。"菠菜的确有利于清理人体胃肠热毒，能养血、止血、敛阴、润燥，但菠菜的含铁量并不高，每100克仅含有铁2.5毫克，而同等量的芹菜则含有8.5毫克，并且草酸含量过高，和钙结合形成草酸钙，不能与豆腐、虾等高钙食物同食，否则影响对铁的吸收利用。一般营养医师不推荐给婴幼儿和缺钙、软骨病、肺结核、肾结石、腹泻的人食用。如果无法避免，需要尽可能与海带、蔬菜、水果等碱性食物同食，可促使草酸钙溶解排出，防止结石。其他含有草酸的食物有：苋菜、空心菜、芥菜、荞麦、甜菜、韭菜、竹笋、橘子、番茄、芦笋、油菜、草莓、核桃、杏仁果、腰果、巧克力、汽水等。请家长们注意合理搭配。

推荐食疗方

木耳红枣酱（6个月以上宝宝适用）

食材：木耳（水发）25克，枣（干）10克，红糖5克。

做法：将水发黑木耳择洗干净；大枣洗净，剔除枣核；锅内放清水煮开后加入大枣和木耳，再改用小火煮至酥软，然后加入红糖调味即可。

功效：木耳阴凉，红枣温热，这样的食物凉热调和原则适合正常体质的宝宝补血。

红枣龙眼小米粥（6个月以上宝宝适用）

食材：红枣（干）10克，龙眼5克，小米适量。

做法：红枣用热水泡到发涨后去皮和核，剁碎；龙眼去核放入锅内，与小米、红枣一起煮烂即可。与之类似的有红枣龙眼红糖水、芝麻糊等。

功效：热性食材，所以适合虚寒体质的宝宝补血。

鸭血豆腐汤（8个月以上宝宝适用）

食材：鸭血，豆腐，木耳，熟瘦肉，小白菜适量，鸡蛋1个，少量鸡汤，香油和葱花少许。

做法：将鸭血、豆腐切成细条；木耳、瘦肉、小白菜切成细丝。鸡汤烧开加入所有食材，中火煮15分钟，然后淋上鸡蛋液，加点儿香油和葱花即可。

功效：鸭血、木耳皆阴凉，适合内热体质的宝宝补血。

红枣银耳粥（8个月以上宝宝适用）

食材：红枣10克，发透银耳30克。

做法：红枣与银耳入盅同炖，水开后转小火炖15分钟关火温后食用。

功效：滋阴清热，润肠通便，补血。银耳阴凉，红枣温热，此粥适合健康体质的宝宝。

小米红糖粥（6个月以上宝宝适用）

食材：小米、红糖适量。

做法：小米慢火熬制15分钟，期间顺时针搅拌至黏稠。食用前加红糖适量搅拌均匀。

功效：益气补血，健脾胃，清虚热。

紫米（赤豆）红枣粥

食材：紫米（1岁以上宝宝适用）或赤豆（8个月以上宝宝适用）适量，红枣5~8枚。

做法：紫米（赤豆）浸泡24小时后慢火熬制20分钟，后关火焖30分钟。

功效：益气养血、安神滋补。

核桃姜汁粥（8个月以上宝宝适用）

食材：核桃5克，姜3～5片，大米30克。

做法：熟核桃压成粉，与姜、大米同煮后食用。

功效：补气养血，促进血液循环，使气色红润，适合虚寒体质的宝宝。

八宝粥（8个月以上宝宝适用）

食材：大米、黑米、紫米、糯米、玉米碎粒、龙眼、绿豆、花生、红枣、葡萄干、红腰豆、川贝、枸杞子、莲子、芡实、龙眼、百合片、黑豆、核桃、冰糖等（1岁之前的宝宝食用不可以加燕麦、荞麦、薏米等较硬的食材）。

做法：把需要浸泡的食材先泡上，需要洗净的材料洗干净；将全部食材放入锅里，加水，然后慢火煨煮至粥状即成。

功效：补心血，益气血，对贫血、脾虚食少、腹泻的孩子效果好。对妈妈产后补乳汁和血也有一定的效果。

20

缺锌

哪些孩子容易缺锌

大量流汗的孩子会随着体液流失大量的锌，所以爱出汗的孩子一定要补锌。也正因为此，夏天，无论孩子缺不缺锌都应该多吃含锌食物。厌食、头发黄、指甲出现白点、有异食癖、口腔溃疡的孩子要重点补锌。感冒、发热、呕吐、腹泻、服药等有可能损伤肠功能的情况下也要重点补锌。有瘀伤、烫伤、割伤、摔伤的情况下锌有助于伤口快速恢复。很多父母都在说给孩子补锌，但是微量元素中锌的过量摄入对孩子有非常严重的危害。锌的有效剂量与中毒剂量相差甚小，家长使用不当很容易导致过量，使体内微量元素平衡失调，甚至出现加重缺铁、缺铜、继发贫血等一系列病症。所以，当孩子出现缺铁、贫血、缺铜等症状时，一定要先看是不是锌摄入过量的问题，不要一味地补血补铁，导致整个饮食结构方向出现偏差。

家长们只要注意给孩子适当吃鱼、瘦肉、动物肝脏、鸡蛋等，养成好的饮食习惯，不挑食，不偏食，一般不会缺锌。如出现问题，最好在专业营养医师的建议下给孩子添加锌剂。

饮食调养方法

▍含锌食物推荐▍

母乳中锌的吸收率可达62％，初乳的含锌量很高，平均浓度为血清锌的

4～7倍，有条件的至少要哺乳3个月，人工喂养的婴儿，从4个月起，开始添加含锌量高、容易吸收的辅食，如蛋黄、肉糜、猪肝、大枣等。

食物中牡蛎、鲱鱼含锌量最高，每千克食物中含锌超过100毫克；其次是肉、肝、蛋类、蟹、花生、核桃、杏仁、芝麻每100克含锌20毫克～50毫克；麦类、鱼类、胡萝卜、土豆每100克含锌6毫克～20毫克。这些食物含锌量较高，可以作为补锌食用。据测定，动物性食物的含锌量高于植物性食物，且动物蛋白质分解后所产生的氨基酸能促进锌的吸收，锌的吸收率一般在50％左右，而植物性食物所含的植酸和纤维素可与锌结合成不溶于水的化合物，从而妨碍人体对锌的吸收，吸收率仅20％左右。锌的吸收较大程度依赖于铁、钙、磷的存在。为了防止锌的缺乏，应鼓励孩子多吃瘦肉、猪肝、鱼类和蛋黄等动物性食物，养成良好的饮食习惯，不偏食和挑食。

一般来说，动物性食物的含锌量均比植物性食物高。特别是海生贝壳类食物，含量更丰富。在植物性食物中，海带和紫菜的锌含量最多，豆类和花生米等坚果也有一定的含量，水果含量较少，但因为有维生素C的配合，吸收率相对会提高。所以，如果能够多吃全谷类、坚果、肉类和海鲜就能获得足够的锌。

含锌丰富的食物主要有：瘦猪肉、羊肉、动物肝、蟹肉、虾皮、鸡肉、鸡鸭蛋黄、带鱼、沙丁鱼、鲳鱼、黄鱼、紫菜、香菜、黄豆、白萝卜、胡萝卜、茄子、玉米面、小米、小麦、芹菜、土豆、大白菜、苹果、香蕉、蕨菜、香菇、口蘑、红枣、乌梅、山楂等。

西蓝花拌肝泥（8个月以上宝宝适用）

食材：西蓝花，胡萝卜，肝，盐、姜、橄榄油少许。

做法：将西蓝花、胡萝卜用水焯熟后切小丁或者小片；肝用盐水与姜同煮熟，用勺子擤成泥；将肝泥与西蓝花、胡萝卜、少量橄榄油、盐同拌即可。很多营养素都需要维生素C促进吸收，铁和锌也不例外。西蓝花中维生素C的含量是番茄的4倍，这样搭配锌的吸收率就大大提高了。

功效：促进消化，保护血液，补锌补铁。

酸梅汤（8个月以上宝宝适用）

食材：乌梅30克，山楂10克，甘草10克，清水1000毫升，冰糖或蜂蜜适量。

做法：将乌梅、山楂、甘草、清水一同投入锅内，煮沸30分钟（用高压锅煮10分钟，然后不开盖子焖1个小时）；过滤，制成浓缩的乌梅汁。1岁以内的宝宝用冰糖调味，1岁以上可以用蜂蜜，肺热的孩子适量用桂花酱。

功效：冰镇酸梅汤能消暑祛烦、安心补中、治痢截疟、生津止渴、消痰益精。夏天宝宝不爱吃饭跟缺锌有关，酸梅汤中的锌含量非常丰富，可以适量饮用。另外乌梅、山楂中的B族维生素含量也很丰富，对日常生活中缺乏B族维生素的孩子非常有好处。

牛肉海带汤（8个月以上宝宝适用）

食材：海带、牛肉、香油、盐适量。

做法：海带泡5分钟待用，牛肉切丝；在锅中放入香油，油热后放入牛肉和海带同炒，然后加入水、加盐炖10分钟即可。要是用骨头汤就可以不放牛肉丝。注意，普通海带换水浸泡2个小时以上即可去除三价砷（微毒）。具有同等功效的辅食还有海带拌白菜心、紫菜蛋卷、平菇海带汤、排骨（火腿）冬瓜海带汤、紫菜蛋汤等。

功效：养肝明目，健脾化痰。

21

铅中毒

铅中毒的危害

铅中毒的危害主要表现在对神经系统、血液系统、心血管系统、骨骼系统等方面终身性的伤害上。

▎铅对特定神经结构的毒害▎

● 使铅中毒者的心理发生变化，例如成人铅中毒后会出现忧郁、烦躁、性格改变等症状，而儿童则表现为多动。

● 铅中毒会导致智力下降，尤其是儿童会出现学习障碍，据报道高铅儿童的智商值平均比低铅儿童低4～6分。

● 铅中毒会导致感觉功能障碍，例如很多铅中毒的病人会出现视觉功能障碍，如视网膜水肿、球后视神经炎、盲点、眼外展肌麻痹、视神经萎缩、眼球运动障碍、瞳孔调节异常、弱视或视野改变，或嗅觉、味觉障碍等。

● 铅对周围神经系统的主要影响是降低运动功能和神经传导速度，肌肉损害是严重铅中毒的典型证明之一。

▎铅对血液系统的主要影响▎

● 抑制血红蛋白的合成。

● 缩短循环中的红细胞的寿命，这些影响最终会导致贫血。

▎铅对心血管系统的伤害▎

● 心血管病死亡率与动脉中铅过量密切相关，心血管病患者血铅和24小时尿铅水平明显高于非心血管病患者。

- 铅暴露能引起高血压。
- 铅暴露能引起心脏病变和心脏功能变化。

骨骼是铅毒性的重要靶器官系统，铅一方面通过损伤内分泌器官而间接影响骨功能和骨矿物代谢的调节能力，另一方面通过毒化细胞、干扰基本细胞过程和酶功能、改变成骨细胞—破骨细胞耦联关系直接干扰骨细胞的功能。

由此可见，铅中毒的危害后果非常严重。因此，预防和检测工作就变得非常重要。可是铅中毒是长期积累的结果，而且是看不见的，等发现孩子中毒已经影响发育了。目前最可靠的方法就是血检。

让孩子远离铅污染

一位有两个宝宝的妈妈，人比较细心，所有玩具、纸张等容易被铅污染的东西都特别注意，大儿子和小儿子也是一样的饮食、生活习惯和作息时间，但是1岁多的小儿子检查出铅超标，而大儿子就没有。这位妈妈感到很奇怪，不知道铅污染是从哪里来的。

当详细询问了两个孩子的情况，发现她的小儿子铅超标可能与经常坐在手推车里外出有关。这是新手父母经常忽略的一个死角，成人如果在马路边蹲到与宝宝一样高（1米以下）的位置，5分钟后即可有不适的感觉。因为，有害铅尘一般在1米以下位置浮动，铅及其化合物可通过呼吸道和胃肠道被吸收，尤其处于生长发育期的婴幼儿，对铅的吸收率远远高于成人，而婴幼儿排出重金属的能力又远远不如成人。

不要总埋怨孩子总是咽喉和肺部出问题，经常生活在这样的环境里，对孩子的呼吸系统真是高难度的挑战呢！

铅中毒都有哪些症状

成年人铅中毒后经常会出现疲劳、情绪消沉、心脏衰竭、腹部疼痛、肾虚、高血压、关节疼痛、生殖障碍、贫血等症状；孕妇铅中毒后会出现流产、新生儿体重过轻、死婴、婴儿发育不良等严重后果；儿童铅中毒经常会出现食欲不振、胃疼、失眠、学习障碍、便秘、恶心、腹泻、易疲劳、智商低下、贫血等症状。

推荐食疗方

山楂糕（8个月以上宝宝适用）

食材：山楂100克，冰糖50克，琼脂10克。

做法：将新鲜的山楂洗净，去果核、果柄；琼脂剪成小段用温水泡软。将山楂、琼脂和冷水放入锅中，大火煮至山楂熟烂、琼脂溶化。将山楂捣成果泥，加入冰糖，小火慢煮半小时左右，倒入模具或容器中凉凉，待山楂糕完全凝固后即可食用。

功效：山楂中富含维生素C，每100克山楂可以满足1~3岁宝宝一日全部维生素C的需求。维生素C与铅结合形成溶解度低的铅盐，可以减少铅的吸收，还可以作为强抗氧化营养剂保护解毒酶，促进铅的排出；山楂中钙、铁、锌含量很高，可竞争性地抑制铅的吸收；山楂中的膳食纤维和果胶也有助于铅的排出，同时具有健脾开胃的作用。

排铅套餐（8个月以上宝宝适用）

胡萝卜牛奶：胡萝卜50克，煮熟后取出压烂，调入牛奶200毫升服食。

金针菇虾肉饺：金针菇100克，煮熟去汤；虾皮50克，温水略洗；瘦肉200克。将上述三物共剁成泥，加调味品制成馅，包成饺子（或馄饨）煮食，可分数次食用。

蒜泥海带粥：大米50克，海带15克，切碎，大蒜两瓣捣烂；大米、海带加适量水先煮，待成粥后再加入蒜泥，稍煮片刻即成，可分数次食用。

金梅饮：金钱草10克，乌梅10克，甘草10克，煎汤去渣，约300毫升，分3次饮服。

甘草绿豆汤：甘草10克，绿豆50克，一起煮汤，使绿豆酥烂。不加糖，喝汤、吃绿豆。

金土鸡块汤：金钱草10克，土茯苓6克，用水煎汁至300毫升，去渣，加入鸡块150克（头、爪勿用）煮汤，加入调味品，吃汤及鸡块。

功效：对于铅中毒的孩子来说，这个套餐中的食物交替食用，连续吃1～2个月或更长时间，效果更加明显。

黑木耳（银耳）羹（8个月以上宝宝适用）

食材：黑木耳（银耳）20克，红枣5克，莲子5克，冰糖或红糖适量。

做法：黑木耳（银耳）用清水浸泡一天，然后切碎，也可用粉碎机粉碎；与红枣、莲子入炖锅炖1个小时至黏稠；内热体质的宝宝调入冰糖，寒性体质的宝宝调入红糖即可食用。

功效：黑木耳补气血、润肺、止血，其中的胶质可把残留在人体消化系统内的灰尘、杂质吸附集中起来排出体外，从而起到清胃涤肠的作用。同时，它还有帮助消化纤维类物质的功能，对无意中吃下去的难以消化的头发、谷壳、木渣、沙子、金属屑等异物有溶解与烊化作用。因此，它是城市污染环境下宝宝不可缺少的保健食品。它对胆结石、肾结石等内源性异物也有比较显著的化解功能。

22

打预防针前后

孩子的身体状况很关键

预防针就是注射用疫苗，是现代医学认为可以控制在人体接受的范围之内的微量病毒。病毒进入人体，使人体产生相应的抗体，以后就不会再得那种病了，这叫"获得性免疫"。获得性免疫主要还是借由人体对微量病毒的自愈能力，这就是说，孩子打预防针前的健康状况非常重要，只要孩子有任何不适，比如腹泻、呕吐、发热等免疫低下的症状，都不应该注射。

打预防针前后最需要水

虽然疫苗接种成功后可以获得终身免疫，但同样的过滤性病毒（过去人们用过滤的方法来查找致病因子，使用的是不能有细胞结构滤过的滤过装置，但后来发现，滤过液中仍然有可以致病的物质，那就是病毒。它不具有细胞结构，而且体积非常小，所以可以滤过，因此人们称这种致病物质为"过滤性病毒"）会潜伏在体内，日后会引致其他并发症。为免后患，接种过程中应小心饮食，将病毒彻底消除。打预防针前后应给予高热量、易消化、清淡爽口的饮食，忌吃燥热和滋补性的食物。

预防性疫苗部分可引起发热，它是人体自身对疫苗的一种防御性反应。当孩子发热时，由于基础体温升高，机体免疫力降低，胃肠的消化与吸收功能减退，会发生营养消耗增加和消化系统功能减弱的矛盾。因为无论是服用退热药还是自然退热，都是以发汗、泄热（中医叫作解表）的形式来实现的，孩子在发汗散热的同时会丢失大量水分和盐分。

因此，打预防针前后最需要的是水（医生告知不可饮水的时间段除外），其次才是营养物质。此时的饮食原则首先是供给充足的水分，其次补充大量维生素和矿物质，然后才是供给适量的热量及蛋白质，且饮食应以流质、半流质为主。打预防针后3天应该多喝些米粥，如有些胃口还可以吃些清淡的东西，比如菜汤面什么的，当然还要多喝水。另外吃些水果也很好，水果富含维生素C，有利于退烧降温（高热的时候不能吃太凉的食物），如西瓜、梨、苹果、番茄、葡萄、草莓等。

接种水痘疫苗饮食宜忌

应每天用下列材料煲汤：紫草、香菜、马蹄、白茅根、竹蔗、胡萝卜。若小孩有气喘、咳嗽等问题，不要用马蹄和胡萝卜。

忌食：生冷、油腻食物；发物，如鱼、虾、螃蟹、牛肉、羊肉、香菜、茴香、菌类等内含丰富蛋白质的食物，这些异体蛋白容易产生变应原，使机体发生过敏反应，导致病情加重；辛辣刺激性食物，如辣椒、胡椒、姜和蒜等香辛料，都会引起上火现象，不利于病情的早日康复。

西医主要是对症处理，瘙痒较重者可口服非那根，局部擦涂炉甘石洗剂；疱疹破裂者可涂1％龙胆紫，如有皮肤继发性细菌感染可适当选用四环素软膏局部涂抹或抗菌素等。中医可用银花12克、甘草3克，水煎连服3天；皮肤抓破处可用青黛散外敷。

小白菜香菇粥（8个月以上宝宝适用）

食材：小米50克，香菇（鲜）50克（肉质薄薄的比较好），小白菜、火腿丁适量，盐少许。

做法：将小米和香菇放入锅内，只放水和一点点盐一起煮；煮开后用小火炖15分钟；出锅前3分钟放入小白菜和火腿丁。趁热喝汤吃香菇。

功效：香菇提高抵抗力的效果非常明显，有补肝肾、健脾胃、益气血、益智安神之功效，还可化痰理气、益胃和中、解毒、抗肿瘤、托痘疹；小白菜有助于荨麻疹的消退。

糯米粥（8个月以上宝宝适用）

食材：糯米，干香菇5朵，鸡蛋1个。

做法：将糯米精选除去杂质后，清水浸泡7~12小时。将糯米中的水沥干后用60℃~85℃的火蒸40~60分钟，蒸煮熟透后置于晾晒物内先冷却干缩，后揉搓成粒状放至通风朝阳处晾晒，干燥无水分后即可贮藏。吃时可以用凉水浸泡一下，然后微微沥去水分。干香菇用温水泡发，去蒂，切成碎末。锅里放凉水，和糯米一起煮，大概八成熟的时候下香菇和鸡蛋（打成蛋花），并滴几滴食用油，继续煮到粥绵软即可。

功效：糯米本身滋补功效显著，加入可提高免疫力的香菇和鸡蛋等，滋味和营养都是一级棒。

23

肥胖

宝宝肥胖的危害

现代城市儿童肥胖已经发展到令人十分担忧的境地。如果儿童时期肥胖，成年后发生肥胖的概率比正常孩子高很多倍，发生高血压、动脉粥样硬化、冠心病、糖尿病等疾病的概率也较正常孩子高。而且有数据表明，婴幼儿时期体重超标10%，手眼协调能力和肢体协调能力将下降14.7%。这就是说，肥胖不仅对身体的影响很大，对智力和精细动作的发育影响也很大。

宝宝肥胖的主要原因

由于宝宝正处于快速生长发育时期，这个时期的减肥不能单纯依靠控制饮食，而需要从改变喂养习惯入手，纠正孩子的不良饮食方式，养成科学合理的饮食规律。

能量的摄入大于消耗

肥胖的孩子一般食欲特别好，吃得越多身体越胖；身体越胖，胰岛素抵抗现象就越严重。为了将血糖水平降下来，体内就会分泌更多的胰岛素，孩子也就越想吃东西，形成恶性循环。针对这种情况，应该采取少量多餐的进餐方式，将全天需要的总热量分成4~5份，以减轻胰腺的负担。有些孩子发胖的原因与进餐次数太少有关，一天只吃两顿饭。由于进餐时处于十分饥饿的状态，往往摄入的能量比消耗的能量要多，这种情况也应注意避免。

吃饭速度过快

正常情况下，进餐10～15分钟后大脑才能得到吃饱的信号。如果吃饭速度太快，就会出现虽然已经吃饱，但是自己却没有感觉到的情况，结果不知不觉就会多吃。另外，进食太快，还会因为咀嚼不细致而加重胃肠消化负担。因此，妈妈要教育孩子吃饭时细嚼慢咽，尽量将进餐的时间控制在15分钟左右。同时，家长要将荤菜切成小块，教会孩子用筷子夹菜，而不是用勺子舀，以便减少每次的进餐量。对于不能配合控制进食量的孩子，家长可将孩子一顿的食物全部盛在专门的分餐盘里，吃完盘子里的就不能吃其他东西了。

饮料喝得太多

一瓶500毫升的甜饮料相当于半两米饭或馒头等主食所提供的热量。同时碳酸饮料会加速骨质流失，同时食物添加剂，特别是阿斯巴甜中天门冬氨酸（非正常的游离状态）是刺激神经系统的毒素，可引起包括头痛、腹痛、视力障碍、抑郁、烦躁不安和长期疲劳等不良反应。因此，妈妈一定要在日常生活中帮助宝宝养成不贪恋饮料、口渴时喝白开水的好习惯。

强迫孩子多吃

在进食量方面，只要孩子吃饱就行，不要硬性规定孩子必须将碗中的饭菜全部吃掉。对于偏食挑食的孩子，要主动给孩子普及一些营养知识，使其了解平衡膳食的好处。

推荐食疗方

五谷豆浆（6个月以上宝宝适用）

食材：黄豆、花生、红枣、芝麻、亚麻籽、黑豆、绿豆、小米、薏米（1岁以上添加）各适量。

做法：将全部食材洗净，清水浸泡12个小时，另换干净的水，放入豆浆机打碎煮熟即可。煮豆浆时，豆浆表面产生的泡沫容易造成假沸现象，其实此时的温度不到100℃，而饮用未煮熟的豆浆会使人中毒，因此煮豆浆时务必保证煮沸5分钟以上才可饮用。豆浆不宜与果汁一同饮用，否则容易造成腹胀、不易消化。豆浆也不宜空腹饮用，最好搭配一些碳水化合物一同食用，比如馒头、面包等小点心，这样才能使豆浆中的营养物质被人体充分吸收。

功效：此方为高蛋白、低脂肪摄入的典型食疗方法，同时对元气不足导致新陈代谢功能低下的孩子很有裨益。

玉米白菜干海带汤（10个月以上宝宝适用）

食材：鲜玉米100克~150克，白菜干50克，海带30克，新鲜猪骨100克。

做法：将以上4种食材洗净，一起放入砂锅内，加适量清水煲汤饮用。

功效：白菜干味甜、甘淡，热量也较低。含有β-胡萝卜素、铁、镁，能提升钙质吸收所需要的成分。另外丰富的钾有利尿作用。海带的蛋白质、氨基酸、胡萝卜素及昆布素、甘露醇等同样具有消炎、软坚、利水作用。此二主料，如能常食，淡利水湿，去脂减肥。

凉拌百合芹菜（10个月以上宝宝适用）

食材：鲜芹菜250克，百合100克（用水泡发），胡萝卜100克。

做法：先将芹菜洗净切段，胡萝卜切丝，百合用水泡发，然后分别在水中焯过。再将以上3种食材一起拌匀，夏天加上少许醋以及适量食盐，拌匀食用，冬日可以用适量油炒过食用。

功效：百合味甘微苦，性微寒，入心肺二经，属清补之品。与胡萝卜、西芹配伍，可提高淋巴细胞转化率和增加体液免疫功能的活性，且整个食疗方具有较多的膳食纤维素可整肠清胃。

24

免疫力低下

6个月～3岁是免疫力不全期

免疫力好，孩子会很少生病，其他各方面表现都好。胎儿在妈妈的腹中可以从妈妈那里得到免疫保护，出生至6个月的宝宝可以从妈妈的乳汁中得到免疫物质，不容易生病。而6个月～3岁的婴幼儿，处于生理上的免疫功能不全期，免疫力低下，很容易患上流感、支气管炎、肺炎、哮喘、腹泻等疾病。如果反复使用抗生素等药物，会使胃肠道有益菌群遭到破坏，进一步降低孩子的免疫力，形成恶性循环，且可能影响其一生的健康。免疫力低下主要有以下几方面表现：

- 长得不高：孩子身体发育滞后，个子长不高。
- 长得不快：孩子智力发育水平低，反应慢。
- 长得不壮：孩子易过敏，对环境的适应能力较低，尤其在季节交替的时候，或者是寒冷的冬季，常常发生感冒、发热、反复呼吸道感染问题。

增强免疫力的科学方法

增强孩子的免疫力需要选对时期，而且必须持续进行，不能轻易中断。增强免疫力的最佳时期是6个月～3岁，如果这个时期过于大意，会对孩子将来的体质造成不良影响，不要等到孩子生病后再来干着急。

要想提高孩子的免疫力，首先要让孩子多锻炼。孩子的生长发育像自然界的其他事物一样，有着一定的客观规律性。一般出生后3个月可俯卧时用手臂支撑并抬头，4~6个月时会翻身，7~8个月时会爬，1周岁时才会站立或独立行走，父母应按此规律帮助孩子锻炼。适量的锻炼能促进人体的内循环和内分泌，使人体脏器的各项机能都维持在一个较高的水平，从而有效地提高人体的免疫力。小婴儿可以从逐步增多户外活动开始，即使刚满月的小宝宝都可以在每天上午九十点钟阳光柔和的时候到室外呼吸新鲜空气，晒晒太阳，时间以30分钟为宜，这样不仅可以呼吸新鲜空气，还能预防缺钙；大一点的宝宝可以进行一些简单的器械锻炼或做做体操。锻炼要遵循适度、持续和循序渐进的原则，以免宝宝因为身体劳累过度导致免疫力下降。

同时要合理膳食，营养搭配合理的饮食是完善人体免疫力的基本前提。1岁以下的宝宝以奶类食品为主食，因此坚持母乳喂养很重要。科学证实，母乳喂养的孩子抵抗力明显要比用其他方式喂养的孩子好。母乳是婴儿最理想的食物，它的营养比例恰当，易于消化、吸收和利用，另外还含有一些免疫因子，是婴儿生长发育最理想的营养品。妈妈奶水不足的宝宝要选择可以增强免疫力的婴幼儿配方奶粉。而1岁以上的大宝宝，虽然以辅食为主，但配方奶粉能补充日常膳食中不够全面的营养，依然是膳食中重要的一环。

另外，还可以给宝宝合理补充益生菌。益生菌的主要作用是帮助宝宝建立健康的胃肠道环境，帮助宝宝消化吸收营养物质，还可以补充B族维生素。高纯度（每克达到100亿以上）的益生菌对过敏体质的治疗也非常有帮助。国内益生菌品种有十几种，生产批准文号是J字头的在一些母婴用品店、超市里可以买到，Y准字头的则必须在药店或医院购买。益生菌不可用超过37℃的热水冲食，与抗生素类药物可以同时食用（会降低药效，同时保护胃肠黏膜），与食物要隔开1小时以上食用。免疫力低下的孩子最好在营养师的指导下持续食用2~3个月。但注意，不建议给宝宝用成人的乳酶生、健胃消食片代替益生菌，否则容易造成胃肠功能紊乱。

鳝鱼羹（8个月以上宝宝适用）

食材：淮山药100克，薏米100克，芡实50克，黄鳝（泥鳅）500克。

做法：鳝鱼要先用清水养几天，让其吐下泥沙杂物。做之前用粗盐抓去体表黏液。将淮山药、薏米、芡实和黄鳝同炖。一斤黄鳝大概能做出600毫升～800毫升的汤水，给宝宝一天2次适当饮用。

功效：中医认为黄鳝性温味甘，具有补中益气、补肝脾、除风湿、强筋骨等作用。民间有"小暑黄鳝赛人参"的说法，小暑前后一个月的鳝鱼最为滋补，可以预防夏季食物不消化引起的腹泻和夏季暑湿，对小儿先天不足导致的免疫力低下也有很好的补益作用。黄鳝不宜吃得太油腻辛辣，做法以炖煮为佳。如买不到黄鳝，也可用泥鳅代替。